中医类别全科医师岗位培训规划教材（第2版）

社区基本诊查技能

主　编　张永涛（北京中医药大学）

副主编　严惠芳（陕西中医药大学）

　　　　潘　涛（南京中医药大学）

　　　　黄　枫（广州中医药大学）

　　　　陶弘武（辽宁中医药大学）

编　委（以姓氏笔画为序）

　　　　王　玫（北京中医药大学）

　　　　王仁杰（昆明市盘龙区卫生和计划生育局）

　　　　刘丽杰（北京中医药大学）兼编写秘书

　　　　许卫华（中日友好医院）

　　　　李　雁（北京中医药大学）

　　　　李永伟（河南中医药大学）

　　　　张凤华（河北医科大学中医学院）

　　　　张晋岳（山西中医药大学）

　　　　傅梦清（首都医科大学）

全国百佳图书出版单位

中国中医药出版社

·北京·

图书在版编目（CIP）数据

社区基本诊查技能 / 张永涛主编 . —2 版 . —北京：
中国中医药出版社，2022.4（2024.5重印）
中医类别全科医师岗位培训规划教材
ISBN 978 – 7 – 5132 – 7384 – 8

Ⅰ . ①社… Ⅱ . ①张… Ⅲ . ①社区—中医诊断学—
教材 Ⅳ . ① R241

中国版本图书馆 CIP 数据核字（2022）第 017831 号

免费使用本书数字资源步骤说明
本书为融合出版物，相关数字化资源（PPT 和习题等）在全国中医药行业教育云平台"医开讲"发布。

资源访问说明
扫描二维码下载"医开讲"APP 或使用电脑端登录"医开讲网站"（www.e-lesson.cn）
注册登录，在搜索框内输入书名，点击"立即购买"，选择"全部"，点击"选择支
付"（0.00 元），显示支付成功。
点击 APP 首页下方"书架"按钮，找到本书，点击"继续学习"，即可阅读并使用数
字资源。

中国中医药出版社出版
北京经济技术开发区科创十三街 31 号院二区 8 号楼
邮政编码　100176
传真　010-64405721
廊坊市佳艺印务有限公司印刷
各地新华书店经销

开本 787×1092　1/16　印张 16.25　字数 310 千字
2022 年 4 月第 2 版　2024 年 5 月第 3 次印刷
书号　ISBN 978 – 7 – 5132 – 7384 – 8

定价　68.00 元
网址　www.cptcm.com

服 务 热 线　010-64405510　　微信服务号　zgzyycbs
购 书 热 线　010-89535836　　微商城网址　https://kdt.im/LIdUGr
维 权 打 假　010-64405753　　天猫旗舰店网址　https://zgzyycbs.tmall.com
官 方 微 博　http://e.weibo.com/cptcm

如有印装质量问题请与本社出版部联系（010-64405510）

中医类别全科医师岗位培训规划教材（第2版）

编审委员会

前　言

社区卫生服务是城市卫生工作的重要组成部分，大力发展社区卫生服务具有重要的历史意义和现实意义。2006年《国务院关于发展城市社区卫生服务的指导意见》，以及同年人事部、卫生部、教育部、财政部、国家中医药管理局联合下发的《关于加强城市社区卫生人才队伍建设的指导意见》提出了"全国地级以上城市和有条件的县级市要建立比较完善的城市社区卫生服务体系"，并实现"所有社区卫生专业技术人员达到相应的岗位职业要求"的目标。为落实国务院关于发展城市社区卫生服务的要求，国家中医药管理局、卫生部先后颁布了《中医类别全科医师岗位培训管理办法（试行）》和《中医类别全科医师岗位培训大纲（试行）》。

2008年，中国中医药出版社积极落实国家政策，推出了《国家中医药管理局中医类别全科医师岗位培训规划教材》共8种，不仅贯彻了国家政策，而且取得了广泛的社会效益和良好的经济效益。

2019年，中共中央、国务院《关于促进中医药传承创新发展的意见》指出：要"筑牢基层中医药服务阵地……健全全科医生和乡村医生中医药知识与技能培训机制"。2020年，国务院办公厅《关于加快医学教育创新发展的指导意见》又指出："加快培养'小病善治、大病善识、重病善转、慢病善管'的防治结合全科医学人才。系统规划全科医学教学体系……加强面向全体医学生的全科医学教育。"所以实施中医类别全科医师岗位培训，不仅是培养中医类别全科医师的重要环节，也是加强城市社区卫生人才队伍建设的重要举措，更是落实国家"实施健康中国战略"的必要手段。为此，中国医师协会全科医师分会、中国中医药出版社组织人员对原版教材进行了修订。《中医类别全科医师岗位培训规划教材》（第2版）共8种，本教材与时俱进，最大的特点是对于有需要的教材做了纸媒融合。本次修订得到了相关中医药院校的大力支持和专家学者的积极配合，在此深表谢意！愿本教材修订再版后早日问世，为全科医师的培训发挥更大的作用。

胡鸿毅　宋春生
2021年12月

编写说明

中医类别全科医师是社区工作中一支有中国特色的医疗队伍，他们肩负着保障社区群众拥有基本健康、享受便利基本医疗服务的重任，把党和政府的温暖直接送到群众家中，方便了群众就医，对缓解"看病贵、看病难"等问题将起到积极作用。

本书是《中医类别全科医师岗位培训规划教材》之一，编写内容除实验室检查部分进行了部分修改外，其余基本与第 1 版相同。本书主要内容涵盖中医、西医临床常用的诊断理论、方法和技术等，并将中医类别全科医师实际工作中必备的中医诊断、西医诊断知识进行了整合，一定程度上保留了原有中医诊断学、西医诊断学的主要内容和理论的相对完整性；但又以实用为主，重点介绍基本概念、常用理论、常用临床技能、常用检查方法的选择及其临床意义等，是一本非常适合中医类别全科医师学习、使用的实用性教材。

为了更好地帮助全科医师学习、理解所学内容，掌握学习要点，本次再版在原有内容基础上，每节都增加了 PPT 讲解和节后练习题，以帮助全科医师巩固掌握知识点。

本书规定课时 32 学时，其中，理论教学与临床实践各 16 学时。为使学员更好地掌握有关内容，建议按照大纲要求进行学习，以掌握基本概念、基本知识和基本技能为主，能熟练进行临床常用中西医操作，并能配合诊断需要，比较恰当地选择有关辅助检查方法。

参加本书编写的老师来自全国 12 个地区，11 所中医药大学、附属医院等，他（她）们有长期从事临床和教学的工作经验或全科工作经验，造诣较高，有相当高的代表性。毕竟我们对全科医师认识水平和自身业务水平有限，书中如有不足或错误，恳请广大读者不吝赐教，以备日后更正。

本书编写，得到北京中医药大学临床诊断学系及各参编院校等的大力支持，在此表示衷心的感谢。

《社区基本诊查技能》编委会

2021 年 12 月

目　录

第一章　中医四诊

（PPT）

第一节　望　诊

望诊是通过对人体全身或局部外在情况及其排出物的观察，借以了解健康或疾病状况的一种常用诊断手段。中医认为人体是一个有机整体，局部的病变可以影响全身，内脏的病变可以从五官、四肢、体表各方面反映出来，正如《丹溪心法》所说："欲知其内者，当以观乎外；诊于外者，斯以知其内。盖有诸内者必形诸外。"

望诊主要的检查内容是观察人体的神、色、形、态。舌诊是望诊的重点，其次是望神及望面色。

一、望神

神以先后天之精为物质基础，通过脏腑、组织的功能活动表现出来。中医认为神有广义和狭义之分。广义的神是指对人体生命活动各种外在表现的高度抽象与概括，可以说神就是生命；狭义的神仅指人体的精神、意识、思维活动。中医望神望的是包括狭义之神在内的生命活动的各种外在表现，即广义之神。

对神的判断，主要是通过观察神情、色泽、体态等表现而获得的，其中观察眼神的变化更为重要，同时还应结合神在气息、呼吸、反应等方面的表现综合判断。

（一）神的表现类型

1. 得神　表现为两眼灵活、明亮有神，神志清楚，反应灵敏，面色荣润，表情自然，呼吸调匀，肌肉不削，肢体活动自如等。表明正气未伤，脏腑功能良好，为健康人的表现，即便为患者，其病也轻浅，预后良好。

2. 少神　临床表现为精神不振、疲倦无力，甚或嗜睡，两目乏神，反映正气不足、心脾两亏或肾阳不足等。多见于素体正虚或病后恢复期。

3. 失神　分正虚失神与邪盛失神。

（1）正虚失神：临床表现为精神萎靡，呼吸气微或喘，面色晦暗，大肉已脱，动作失灵等，表明脏腑精气衰竭，预后不良，多见于久病重病。

（2）邪盛失神：临床表现为壮热，神昏谵语，循衣摸床，撮空理线，或卒倒目闭，双手握固，四肢抽搐等，表明邪气亢盛，内陷心包，或肝风夹痰，蒙蔽清窍等危候。多见于急危重症。

4.假神 指病情垂危阶段突然出现某些方面貌似有神的假象。如原已神志萎靡或昏迷，突然清醒，语言增多，想见亲人或想做些事情；本已目无光彩，突然浮光外露；本已面色晦暗，突然两颧泛红如妆等，提示病情恶化，危在旦夕，为脏腑精气衰竭殆尽，元气将脱，阴不敛阳，阴阳即将离绝，也称"回光返照""残灯复明"。

5.神乱 常见的表现形式有痴呆、抑郁、狂躁、卒然昏倒。

（1）痴呆：可见淡漠寡言，闭户不出，或焦虑恐惧，不敢独居，甚者愚笨呆傻、动作怪异等。多因先天不足，发育不良，或年老体衰，元神失养，神机失用。

（2）抑郁：表现为精神抑郁，表情淡漠，或情绪不宁，哭笑无常，或焦虑恐惧，不敢独处，或神志呆滞，喃喃自语，或语无伦次、少语等。多因气郁痰阻，蒙蔽心神所致。可见于郁病、癫病等。

（3）狂躁：表现为精神狂躁，甚者打人毁物，登高而歌，弃衣而走，逾垣跃屋，力逾常人等。多因气郁化火生痰，痰火互结，扰乱心神而成。常见于狂病。

（4）卒然昏倒：常表现为突然昏倒，意识丧失，四肢抽搐，口吐泡沫，目睛上视，叫声如羊，移时渐醒，醒后如同常人。多因肝风夹痰，蒙蔽心神所致。可见于痫病。

（二）望神注意事项

1.重视第一印象 神的表现在患者无意时流露最真，医生应注意与患者接触时的第一印象。

2.注意神形合参 神、形关系密切，一般形健则神旺，形弱则神衰。当然也有形神表现不一致者，如久病形体羸瘦但神志清楚、新病神昏谵语但形体不瘦等。故临证当形神相参，综合判断。

3.抓住主要表现 有些症状和体征对判断失神具有十分重要的意义。如神昏谵语、循衣摸床，卒倒神昏、手撒遗尿；骨枯肉脱、形羸色败；目光晦暗、戴眼反折等，一旦出现，多为病重失神之象。

二、望色

（一）概念

望色是医生观察患者面部颜色与光泽的一种诊察疾病方法，也称色诊。颜色属阴、主血，反映血液的盈亏与运行情况以及病性和病位。光泽属阳、主气，反映脏腑精气和津液的盛衰。因此，察颜色与望光泽须同时进行。

（二）常色与病色

1. 常色 是健康人面部的色泽，其特点是明润、含蓄。明润指面部皮肤光明润泽，是有神气的表现，提示脏腑功能正常；含蓄指面色红黄隐隐，是胃气充足，精气内含而不外泄的表现。

常色又分为主色和客色。①主色：是生来就有、基本不变的色泽。《医宗金鉴·四诊心法要诀》说："五脏之色，随五形之人而见，百岁不变，故为主色。"一般金型人肤色稍白，木型人肤色稍青，水型人肤色稍黑，火型人肤色稍红，土型人肤色稍黄。②客色：是指受季节、环境、饮食、运动等因素影响，而致面部色泽出现的正常变化，属于生理范围。

2. 病色 指疾病状态时面部的色泽表现，其特点是晦暗、暴露。晦暗指面部皮肤枯槁，晦暗而无光泽，反映脏腑精气已衰，胃气不能上荣。暴露指某种面色非常明显地显露于外，属病色外现、真脏色露。一般面色光明润泽，多属新病、轻病，表示脏腑精气未衰，胃气能够上荣于面，预后较好；面色枯槁，晦暗无光泽，多属久病、重病，表示脏腑精气已衰，胃气不能上荣于面，预后较差。正如《望诊遵经》所说："五色形于外，五脏应于内，犹根本之与枝叶也。"

（三）五色主病

青、赤、黄、白、黑五色常反映着不同的病位与病性。

1. 青色 主寒证、痛证、瘀血证、小儿惊风。面色淡青或青黑多为寒盛、痛剧所致；面色青灰，口唇青紫，并伴有四肢冰凉，脉微弱者多为心阳暴脱证，可见于真心痛的患者；小儿惊风证，常见小儿眉间、鼻梁、口唇四周发青；面色青，喜热饮，小便清长，多为腹中寒痛。

2. 赤色 主热证，也见于戴阳证。满面通红，口渴便秘者多属里热实证；面色苍白而两颧微红，伴午后低热，多属虚热证；久病患者，面色苍白时红时消，游移不定者，称为戴阳证，属病重。

3. 黄色 主湿证、虚证。身黄、面部、皮肤、白睛发黄者为黄疸。若黄色鲜明如橘色者是湿热证，又称阳黄；黄色晦暗如烟熏者是寒湿证，又称阴黄。新生儿出生后2～3天全身及面目皆黄为胎黄。若7～14天黄色自然消退为生理性；若出生后24小时内出现黄疸，黄色持续加深，持续两周以上不褪者为病理性，其病因有湿热、寒湿、瘀阻之分。面色淡黄，晦暗而无光泽者，称为萎黄，多属脾胃气虚，气血不足；面色淡黄，伴见体虚脉浮者，称黄胖，属脾气虚衰，湿邪内盛。

4. 白色 主寒证、虚证、失血证。面白而浮肿多为虚寒证。面色淡白，口唇四周色淡者多属血虚证；面色淡白，而无光泽者多属气虚证；面色突然苍白、出汗量多、四肢厥冷，脉微欲绝，多属阳气虚脱的亡阳证，或失血过多的脱血证。

5. 黑色　主肾虚证、寒证、瘀血证、水饮证。面色黧黑而暗淡者，不论病之新久多属肾阳虚；因阳虚火衰，水寒不化，血失温煦所致。面黑而干焦者多属肾阴虚；因虚火灼阴，肾精久耗，机体失养所致。黑色浅淡，仅见眼眶周围色黑者，多属肾虚水饮或寒湿带下；面色黑而晦暗，皮肤、爪甲紫黯者，多由瘀血日久所致。

（四）望色十法

望色十法是清代医家汪宏在《望诊遵经》的基础上补充和完善望色内容而提出的，其内容是：浮、沉、清、浊、微、甚、散、抟、泽、夭，分别与表、里、阴、阳、虚、实、新、久、轻、重相对应。

（五）望色的注意事项

1. 重视病色与常色的比较　病色与常色的比较应注意三个方面：①将患者与其所处周围人群中的常色相比较。②将病变部位的颜色与其自身对应部位的肤色进行比较。③若患者素体肤色较深、不易辨别病色，或面色与病性、病位不一致时，应注意与其他诊法互参，以防误诊、漏诊。

2. 注意色泽的动态变化　疾病在发展过程中，随着病情的变化，患者的面部色泽也会发生相应的改变。因此，观察患者面部色泽的动态变化，可以推测疾病的变化。

3. 注意非病理因素对望色的影响　如光线、起居、情绪、饮食等因素。

三、望形态

形态即形体与动态。形体指人的外形、体质；动态指人的动静姿势。望形态是通过观察患者形体与姿势动态来进行疾病诊断，判断脏腑气血的盛衰，阴阳邪正的消长，以及病势的顺逆和邪气之所在。

（一）望形体的内容

望形体主要是观察形体强弱胖瘦、体质类型等情况。必要时，还应结合局部望诊，综合分析，才能作出正确的诊断。

1. 形体强弱

（1）强壮：表现为骨骼粗大，胸廓宽厚，肌肉充实，皮肤润泽，精力充沛，食欲旺盛等。说明脏腑精气充盛，抗病力强，即病易治，预后较好。

（2）体弱：表现为骨骼细小，胸廓狭窄，肌肉瘦削，皮肤枯槁，精神不振，食少乏力等。说明脏腑精气亏虚，抗病力弱，有病多迁延难愈，预后较差。

2. 形体胖瘦　观察形体的胖瘦，应注意与精神状态、食欲食量结合综合判断。

体胖多食，肌肉坚实，神旺有力者为形气有余，精气充足，身体健康；体胖食少，肉松皮缓，神疲乏力属形盛气虚，为阳气不足，痰湿偏盛，易患痰饮、中风等病；形瘦颧红，皮肤干焦者，属阴血不足，内有虚火；久病卧床不起，骨瘦如柴者为脏腑精气衰竭，津液干枯，属病危。另外古人总结的"肥人多中风""瘦人阴虚，多劳嗽"也值得临床诊病借鉴。

3. 体质 一般将人体体质分为阴脏人、阳脏人和阴阳平和人三种类型。

（1）阴脏人：体型矮胖，头圆颈粗，肩宽胸厚，体姿多后仰，喜热恶凉，大便多溏，患病易从阴化寒、寒湿内停。

（2）阳脏人：体型瘦长，头长颈细，肩窄胸平，体姿多前屈，平时喜凉恶热，大便多燥。患病易从阳化热，致伤阴伤津。

（3）阴阳平和人：特点介于上两者之间，大多数人属此体质类型。平时无寒热喜恶之偏，大便不燥不溏，自身调节功能强，不易感受外邪，或即便患病也易于治愈，一般多长寿。

（二）望姿态

正常人动作协调，体态自然。当心神及筋骨、经络发生病变，可使肢体动静失调，或不能运动，或处于强迫被动体位。一般坐而喜仰，胸胀气粗者，多属肺实气逆；坐而喜俯，少气懒言者，多属肺虚体弱。卧时面常向外，躁动不安，身轻能自转侧多属阳证、热证、实证；卧时面常向里，喜静懒动，身重不能转侧，多属阴证、寒证、虚证。

患者但卧不得坐，坐则晕眩，多属气血大虚或脱血夺气。患者但坐不得卧，卧而气逆者，多属咳喘肺胀或胸腹水饮。蹙额捧头，俯不欲仰者多为头痛；以手护腹，俯身前倾多为腹痛。唇、睑、指、趾颤动，多见于外感热病，为动风先兆；卒然跌倒，不省人事，口角歪斜，半身不遂属中风病；卒倒神昏，口吐涎沫，四肢抽搐，醒后如常，属痫病。

此外，望姿态时，有些病理姿态在自然体位时不易觉察，可吩嘱患者做些必要的动作和体位改变，使病理姿态充分暴露，有助于临床正确诊断。

四、局部望诊

局部望诊是在全身望诊的基础上，根据病情和诊断的需要，对患者的某些局部进行深入、细致的观察。局部病变可以影响全身，全身病变可以表现于局部，局部与全身的病变有着密切的联系，所以，局部望诊和全身望诊应互相结合，综合分析，以求对疾病做出正确诊断。

局部望诊的内容包括望头面、五官、躯体、四肢、二阴、皮肤等。

（一）望头面部

1. 望头 应注意观察头的大小、外形、囟门、动态以及头发的色泽与分布等情况。

（1）望头形：无论头形偏大或偏小，凡智力发育正常者，一般无病理意义。小儿头形过大或过小，并伴智能低下者，多因先天禀赋不足，肾精亏虚。头形过大，可因脑积水引起。望小儿头部，须重点注意观察颅囟。若小儿囟门凹陷，称为囟陷，多属虚证；囟门高突，称囟填，多为实热证；若小儿囟门（一般出生后2～4个月闭合）迟闭，称为解颅，是肾气不足，发育不良的表现。

（2）望头动态：头摇不能自主，不论成人或小儿，多为肝风内动，或气血虚衰，脑神失养所致。

（3）望发：正常人发色黑，浓密而润泽，是肾气充盛的表现。发稀疏不长，是肾气亏虚；发黄干枯，或久病落发，多为精血不足；头发片状脱落，头皮暴露者，为血虚受风所致；青少年落发，多因肾虚或血热；青年白发，伴有健忘、腰膝酸软者，属肾虚；小儿发结如穗，多见于疳积。

2. 望面部

（1）面肿：面部浮肿，按之凹陷，多见于水肿病。颜面部红肿，灼热疼痛，压之褪色，称"抱头火丹"，多为火毒上攻所致。

（2）腮肿：腮部一侧或两侧出现以耳垂为中心的肿起，边缘不清，疼痛拒按者，见于痄腮，多为外感温毒之邪所致，儿童多发，属传染病。

（3）口眼㖞斜：口眼㖞斜而无半身瘫痪者，为风邪中络；若口角歪斜并伴有半身不遂者，为中风病。

（二）望五官

1. 望目 主要望目的神、色、形、态。

（1）目神：人之两目有无神气，是望神的重点。两眼黑白分明，视物清楚，两目有光彩，精神充沛者，是眼有神、无病或病轻、易治疗；若白睛混浊，黑睛晦滞，视物模糊，目无精彩，是眼无神、久病或病重、难治。

（2）目色：如目眦红而肿痛，多为心火；白睛赤为肺火；白睛出现红络，为阴虚火旺；眼胞红肿而湿烂为脾有湿热；全目赤肿，迎风流泪，为肝经风热；白睛、皮肤色黄，多为湿热或寒湿证；目眦血络色淡白，多属血虚证或失血证；目眶周围见黑色为脾肾虚或水湿内停。

（3）目形：目窠浮肿、眼皮光亮有水气光泽，为水肿病。老年人下睑浮肿，多为肾气虚衰；目窠凹陷，多属阴液亏损，或精气不足；眼球突出伴有喘满气逆者，属肺胀，多为痰浊阻肺、肺气不宣、呼吸不利所致；眼球突出伴有颈前微肿，急躁易怒者称为瘿病，多因肝郁气结痰凝所致。

（4）目态：目睛上视，瞪目直视，不能转动，多见于精脱神衰，脏腑精气将绝，属病危；横目斜视、口眼牵动，多属肝风内动；单睑下垂，多因脾气虚或外伤所致；双睑下垂，多因先天不足，脾肾双亏；两侧瞳孔完全散大，对光反射消失，多属肾精衰竭，为濒死危象，但也可见于某些药物中毒等。

2. 望耳　主要观察耳的色泽、形态及有无分泌物。

（1）色泽：正常耳部色泽微黄而红润。耳轮色淡白多属气血不足；耳轮色青而黑多见寒证、痛证；耳轮焦黑干枯，是肾精不足，不能上荣，为病重，可见于温病后期耗伤肾阴及下消证；耳背有红络丘疹，耳根发凉，多是麻疹先兆。

（2）形态：正常人耳部肉厚而润泽，是先天肾气充足之象。若耳郭厚大，是形气盛；耳郭薄小，乃形气亏虚。耳肿大是邪气实；耳瘦削为正气虚；耳薄而红或黑，属肾精亏损；耳轮焦干多见于下消证；耳轮甲错多见于久病血瘀；耳轮萎缩是肾气竭绝之危候。

（3）耳道分泌物：耳内流脓是为脓耳，为肝胆湿热、蕴结日久所致。耳内长出小息肉，其形如羊奶头者，称为"耳痔"；形如枣核，努出耳外，按之疼痛者，称为"耳挺"；皆因肝经郁火，或肾经相火，胃火郁结所致。

3. 望鼻　主要是观察鼻之色泽、形状。

（1）色泽：鼻色红黄隐隐，明润有光泽，表明胃气充足，为无病或病轻。鼻头色赤者，多属肺、脾热盛；鼻头色白者，多属气虚血少；鼻头色青，腹中痛，属阴寒内盛；鼻头色微黑者，多属肾虚，为水饮内停所致。鼻头枯槁者，多因脾胃虚衰，胃气不能上荣，属重病。

（2）形态：鼻头红肿生疮，多属胃热或血热。鼻头或鼻翼部生红色粉刺者，称为"酒渣鼻"，因胃火熏肺，血壅肺络所致。鼻孔内赘生小肉，撑塞鼻孔，气息难通，称为"鼻痔"，多由肺经风热凝滞所致。鼻翼扇动频繁呼吸喘促者，称为"鼻煽"。如久病鼻扇，是肺肾精气虚衰病危的征象；新病鼻扇，多为肺热。

（3）鼻内分泌物：鼻流清涕，多属外感风寒；鼻流浊涕，多属外感风热，或肺胃热邪炽盛；鼻流浊涕而腥臭，为鼻渊，多因外感风热或胆经蕴热。

4. 望口与唇　主要观察口唇的色泽与形状。

（1）望唇：唇部色诊的临床意义与望色相同，但因唇黏膜薄而透明，故其色泽较之面色更为明显。唇以淡红而鲜润为正常。若唇色深红，多属实证、热证；唇色深红而干焦者，多属里热炽盛，津液亏损；唇色嫩红多属气血不足，阴虚火旺；唇色淡白多属气血两虚，血不上荣；唇色青紫多属血瘀证；嘴唇干枯皱裂，属津液已伤；唇口糜烂，多为脾胃积热，热邪灼伤。

（2）望口：口腔黏膜出现灰白色小溃疡，周围红而痛，称为"口疮"，若满口糜烂者，称为"口糜"，多因脾胃热盛，热邪熏蒸。若小儿口腔满布白斑如雪片，称为鹅口疮，多因心、脾两经湿热蕴结，上蒸于口所致。常见的病态口形有：①口噤：指口闭而难张，牙关紧闭，属实证。如口闭不语，兼四肢抽搐，多为痉病或惊风；如兼半身不遂者，为中风病重证。②口撮：指上下口唇紧聚。常见于小儿脐风或成人破伤风。③口僻：指口角或左或右歪斜。多因风痰阻络，见于中风证。④口张：指口开而不闭，属虚证。如口张出气但出不入者，是肺气将绝之候。

5. 望齿与龈　望齿重点观察色泽以及有无松动或脱落等情况；望龈应注意龈的色泽、形态等变化。

（1）望齿：牙齿洁白润泽，是津液内充、肾气充足的表现。牙齿干燥，为胃津受伤，不能上荣；齿燥如石，为胃肠热盛，津液大伤；齿燥如枯，为骨肾精津枯竭，不能上荣于齿；牙齿松动稀疏，齿根外露，多属肾虚或虚火上炎；睡中咬牙啮齿，多为胃热或虫积。

（2）望龈：齿龈淡红而润泽为正常。如齿龈色淡白者，多属气血不足，血虚不荣；红肿伴有出血者，多属胃火上炎；齿龈微红、微肿而不痛，或兼齿缝出血者，多属肾阴不足，虚火上炎；龈色淡白而不肿痛，齿缝出血者，为脾虚不能摄血；牙龈腐烂，流腐臭血水者，是牙疳病。

6. 望咽喉　主要观察咽喉部位的色泽、形态以及有无脓点、假膜等。

咽喉红肿而痛，多属肺胃积热；红肿而溃烂，有黄白腐点为热毒深极所致；若鲜红娇嫩，肿痛不甚者，为阴虚火旺；如咽部两侧红肿突起如乳突，称乳蛾，为肺胃热盛，外感风邪凝结所致；如咽间有灰白色假膜，擦之不去，重擦出血，随即复生者，称白喉，因其有传染性，故又称"疫喉"，多为外感热邪毒疫所致。

（三）望躯体

躯体的望诊包括颈项、胸胁、腹部、腰背部。

1. 望颈项　颈项的望诊，应注意外形和动态变化。

（1）外形变化：颈前结喉之处，有肿物如瘤，可随吞咽移动，皮色不变无疼痛，缠绵难消，且不易溃破，称为"瘿瘤"，多因肝郁气结痰凝所致，或与地方水土有关。颈侧颌下，肿块如垒，累累如串珠，称为瘰疬，多由肺肾阴虚，虚火内灼，炼津为痰，结于颈部，或外感风火时毒，夹痰结于颈部所致。

（2）动态变化：如颈项软弱无力，称为项软，常见于小儿，多属肾精亏损或脾胃虚弱、发育不良所致。后项强直，前俯及左右转动困难者，称为项强；若头项强痛不舒，兼恶寒发热等症，多因外感风寒，太阳经脉瘀滞所致；若项部强直，不能前俯，兼壮热头痛，甚者神昏抽风，则属温病火热内盛，筋脉失柔或热极生风所致。睡醒之后的项强不便，多为落枕。

2. 望胸胁　应注意观察外形变化，了解心、肺的病变和宗气的盛衰。

正常人胸部外形两侧对称，呼吸时活动自如。如小儿胸骨前突，如鸡之胸廓，称为鸡胸，多因先天不足，后天失调，骨骼失于充养；若胸似桶状，肋间隙增宽，常伴有咳喘，多为久病咳喘，损及肺肾，以致肺气壅滞所致；患者肋间饱胀，咳嗽引痛，多由饮停胸胁所致，常见于悬饮病。

3. 望腹部　腹部望诊主要观察腹部形态变化。

腹皮绷急，胀大如鼓者，称为鼓胀。其中，叩音如鼓，无移动性浊音，按之不坚者为气臌，多因肝郁气滞而成；叩之音浊，有移动性浊音，伴下肢浮肿者，属水臌，多为脾肾阳虚，水湿内停；如脘腹坚满，腹内结块，青筋暴露，面部青筋血缕者，属血臌，为肝脾瘀血，络脉凝滞所致；患者腹部凹陷如舟状，形瘦如柴者，多属胃肠功能衰竭，见于久病，元气大伤，病情多危重。

4. 望腰背部　主要观察其形态。

如脊骨后突，背部凸起的称为驼背（又称龟背），常因小儿时期，先天不足，后天失养，肾气不充，脊柱变形所致；若患者头项强直，腰背反折如弓者，称为角弓反张，属肝风所致，常见于破伤风或痉病；痈、疽生于脊背部位的统称发背，系火毒内蕴所致；腰部疼痛，转侧不利者，称为腰部拘急，多因寒湿侵袭，经气不畅，或外伤闪挫，血脉凝滞所致。

（四）望四肢

主要观察四肢、手足的形态和动态有无异常。

手足拘急，屈伸不利者，多因寒凝经脉；屈而不伸者，为筋脉挛急；伸而不屈的，为关节强直。手足抽搐多属痉病，多因邪热亢盛，肝风内动所致；手足震颤不定，多属气血亏虚，肝筋失养，虚风内动；四肢肌肉萎缩，多因脾气亏虚，营血不足，四肢失荣所致。

膝部红肿热痛，屈伸不利，多为热痹，因外感风湿，久而化热所致；若膝部肿大而股胫消瘦，形如鹤膝，称为鹤膝风，多因寒湿久留，气血亏损所致。

手指挛急，不能伸直者，称"鸡爪风"；指、趾关节肿大变形，屈伸不便，属痹证，多因风湿久蕴，肝肾亏虚所致。

（五）望二阴

1. 望前阴　（内容略）必要时，在男科、妇科专科检查。医生检查异性患者时，应在护士或家属陪同下进行。

2. 望后阴　注意观察有无脱肛、痔瘘和肛裂。

肛管、直肠黏膜或全层，或乙状结肠向下移位，脱出肛外，称为脱肛，属脾虚中气下陷。肛门内外有赘生物突出者为痔疮，发生于齿状线以下者称外痔；发生于齿状线以上者为内痔；内外皆有，称混合痔。痔为肠中湿热蕴结或血热肠燥，肛门部血脉瘀滞所致。肛门有裂口，疼痛，便时流血，称肛裂，多因血热肠燥或阴虚津亏，以致大便燥结，坚硬难排而形成。

（六）望皮肤

1. 色泽变化

（1）皮肤发赤：皮肤色红，如染脂涂丹，为丹毒。可发于全身任何部位，初起鲜红如云片，往往游走不定，甚者遍身。发于头面者称抱头火丹；发于躯干者称丹毒；发于胫踝者称流火。多因心火偏旺，风热乘袭所致。

（2）皮肤发黄：皮肤、面目、爪甲皆黄称为黄疸。若黄色鲜明如橘子色，多因脾胃或肝胆湿热所致；黄色晦暗如烟熏者，多因寒湿瘀滞所致。

2. 形态变化

（1）皮肤改变：皮肤虚浮肿胀，按有压痕者为水肿，多属水湿泛滥。皮肤干瘪枯燥，多为津液耗伤或精血亏损；皮肤干燥粗糙，状如鳞甲称肌肤甲错，多为瘀血阻滞，肌失所养。

（2）斑疹：斑色红，点大成片，平摊于皮肤下，摸不应手。斑有阳斑与阴斑之别，若斑深红或紫红，兼有身热、面赤、脉数等实热证表现者为阳斑，多因外感热邪，内迫营血所致。色淡青或淡紫，隐隐稀少，兼有面白、脉虚等气虚表现者为阴斑，多因脾气虚衰，血失统摄所致。疹形如粟粒，色红而高起，摸之碍手。疹有麻疹、风疹、瘾疹等之别。若疹色桃红，形似麻粒，尖而稀疏，先见于耳后发际，渐延及颜面、躯干、四肢，疹发透彻后按出现顺序逐渐消退者是麻疹，多因外感风热时邪所致，冬末春初多见，是儿科常见传染病。疹色淡红，细小稀疏，皮肤瘙痒者为风疹，多因外感风邪所致。疹色淡红或淡白，瘙痒，搔之融合成片，高出皮肤，时隐时现者为瘾疹，多因外感风邪、寒邪、热邪，郁于肌肤而成；或因肠道蛔虫，或食入鱼、虾、蟹等致肠胃不和，风火湿热内生，郁于肌肤而发。

（3）水疱：皮肤出现白色小疱疹，晶莹如粟，高出皮肤，擦破流水，多发于颈胸部，四肢偶见，面部不发，兼有身热不扬等湿热证表现者，称为白㾦，多因外感湿热之邪，郁于肌表所致。皮肤出现粉红色斑丘疹，很快变成椭圆形小水疱，晶莹明亮，浆液稀薄，皮薄易破，先后出现，大小不等，兼有轻度恶寒发热表现者，称为水痘，多因外感湿热之邪所致，属儿科常见病证。口角唇边、鼻旁出现成簇粟米大小水疱，灼热痒痛者称为热气疮，多因外感风热或肺胃蕴热所致。周身皮肤出现红斑，迅速形成丘疹、水疱，破后渗液，出现红色湿润之糜烂面者称为湿疹，多因湿热蕴结，郁于肌肤所致。

（4）痈、疽、疔、疖：均为发于皮肤体表部位有形可诊的外科疮疡疾患。四者的区别是：凡发病局部范围较大，红肿热痛，根盘紧束的为痈，多因湿热毒邪蕴结，气血瘀阻所致。若漫肿无头，根脚平塌，肤色不变，不热少痛者为疽，多因气血亏虚，阴寒凝滞所致。若范围较小，初起如粟，根脚坚硬较深，麻木或发痒，继则顶白而痛者为疔，多因外感火热毒邪，蕴结于肌肤所致。起于浅表，形小而圆，红肿热痛不甚，容易化脓，脓溃即愈为疖，多因湿邪热毒蕴结所致。

（七）望排泄物与分泌物

排泄物与分泌物都是各有关脏腑生理活动和病理活动的产物，因此，望排泄物能测知其有关脏器的盛衰以及感受邪气的性质。一般排泄物色白、质稀者多属虚证、寒证；凡色黄或赤、质稠者多属实证、热证。

1. 望痰、涎、涕、唾　外感病中，痰清有泡沫的是风痰；色白而较清稀的是寒痰；痰多色白，咯之易出的是湿痰；痰稠黏色黄的是热痰；痰少而黏且难咯出，或痰中带血丝的是燥火。咳唾腥臭脓痰或脓血的是肺痈；多涎喜唾多属胃寒；痰中带血，色鲜红者，为热伤肺络。鼻流浊涕多是外感风热；鼻流清涕多为外感风寒；久流浊涕，腥臭难闻者为鼻渊；口流清涎者，多属脾胃虚寒；口中唾黏，多属脾胃湿热。

2. 望呕吐物　呕吐物稠浊有酸臭味属胃热；呕吐物较清稀无臭味属胃寒；呕吐物酸腐，夹杂不消化食物，多属食积；呕吐黄绿苦水，多为肝胆湿热或郁热；呕吐鲜血或紫暗有块，夹杂食物残渣，多属胃有积热或肝火犯胃，或胃腑有瘀血。

五、望舌

舌象是反映体内变化的重要外在指标，它能客观地反映机体正气盛衰，病邪深浅，邪气性质，病情进退，是辨证的重要依据，并可以帮助判断疾病的预后与转归。

（一）舌与五脏的关系

以五脏划分，舌尖属心肺，舌边属肝胆，中心属脾胃，舌根属肾。

（二）舌诊的内容

舌诊的主要内容为望舌质（也称舌体）和舌苔。

正常舌象为"淡红舌、薄白苔"，运动灵活自如。但也有正常人而舌象异常者。正如《辨舌指南》所说："无病之舌，形色各有不同，有常清洁者，有稍生苔层者，有鲜红者，有淡白色者，或为紧而尖，或为松而软，并有牙印者……此因无病时，各有禀体之不同，故舌质亦异也。"特殊情况时，也有病重而舌象无大变化者。临证时应四诊合参，做出正确诊断。

1. 望舌质 舌质可反映脏腑气血的虚实。望舌质的主要内容是观察舌色、舌形以及舌态。

（1）舌色：①淡白舌：舌色较淡红舌浅淡，甚至全无血色。主虚证、寒证或气血两虚。②红舌：较淡红舌色深，甚至呈鲜红色。主热证，实热证时兼见舌苔黄厚，虚热证时舌苔少，无苔或有裂纹。③绛舌：呈深红色舌质，主内热深重。主病有外感、内伤之分。外感病为热入营血；内伤舌红少苔、无苔或有裂纹多为阴虚火旺；苔少而津润者，为血瘀。④青紫舌：舌色发青或青紫，主寒凝阳郁和瘀血。

（2）舌形：指舌体的形状。①老嫩：老是指舌质纹理粗糙，形色坚敛苍老，见于实证；嫩是指舌质纹理细腻，形色肥胖娇嫩，多见于虚证。②胖大：指舌体较正常大，伸舌满口。多为水湿痰饮阻滞所致。③肿胀：指舌体肿大满嘴，甚至不能闭口、不能缩回者。病因有三：一是心脾有热，舌多鲜红肿胀，甚至有疼痛；二是素善饮酒，又病温热，邪热夹酒毒上壅，多见舌紫而肿胀；三是因中毒而致血液凝滞，舌肿胀并且青紫晦暗。④瘦薄：多因气血阴液不足、不能充盈舌体所致。⑤齿痕：舌边缘见牙齿痕迹。主脾虚湿盛。⑥裂纹：舌面上可见各种形态、深浅不一的裂痕。主病有三：一是血虚不润，可见淡白舌而有裂纹；二是脾虚湿侵，可见舌淡白胖嫩、边有齿痕；三是热盛伤阴、阴虚液涸，表现为舌红绛而有裂纹。⑦点刺：点是指鼓起于舌面上的星点，刺是指舌面上的颗粒高起如刺，摸之刺手，多见于舌的边尖部分。点刺出现是因为热毒炽盛，深入血分。红点主温毒入血，或热毒乘心，或湿热蕴于血分；白点是脾胃气虚而热毒攻冲，是将糜烂之兆；黑点多为血中热甚，气血壅滞。⑧瘀斑：是舌面上大小不等的青紫色或紫黑色斑点，不突出于舌面；它是外感热病，热入营血，气血壅滞或内伤病血瘀表现。⑨光滑：指舌面光洁如镜，也叫镜面舌。为胃气枯竭、胃气大伤所致。⑩舌下络脉：正常情况下，舌底络脉隐约可见。舌底络脉出现青紫曲张为气滞血瘀所致。

（3）舌态：是指舌体的运动状态，包括软、硬、颤、纵、歪、缩、吐弄等。

2. 望舌苔

（1）苔色：①白苔：常见于表证、寒证。特殊情况下也主热证，多为"粉白苔"。②黄苔：常见于里证、热证。淡黄热轻，深黄热重，焦黄为热结。③灰苔、黑苔：两者主病性质相同，但程度前者相对较轻，后者较重，常见于里热证或热极；也见于寒湿证，或寒盛。

（2）苔质：①厚薄：透过舌苔能隐约看到舌体为薄苔，不能见到舌体为厚苔。薄苔是正常舌苔，但也见于外感表证，或内伤轻病；厚苔是胃气夹湿浊邪气熏蒸所致，主邪盛入里，或内有痰饮湿食积滞。②润燥：正常舌象舌面润泽。水分过多，扪之湿而滑利，甚至伸舌流涎为"滑苔"，滑苔为寒为湿，常见于阳虚而痰饮水湿内停者；舌面望之干枯，扪之无津为"燥苔"，燥苔主热盛伤津、阴液亏耗，以及阳虚气不化津，燥气伤肺。特殊情况下，也有湿邪苔反燥，热邪苔反润者，所以，临证应四诊合参。③腐腻：苔质颗粒疏松，如豆腐渣堆积舌面，揩之可去，称为"腐苔"，苔质颗粒细腻致密，揩之不去，刮之不脱，称为"腻苔"。腐苔为阳热有余，多见于食积痰浊，也见于内痈和湿热口糜。腻苔属阳气被遏，多见于湿浊、痰饮、食积、湿热、顽痰等。④偏全：舌苔布满全舌为"全"，否则为"偏"。全苔主邪气散漫，多为湿痰阻滞中焦之证；偏外苔（舌尖为外）是邪气入里未深而胃气先伤；舌苔偏于一侧为邪在半表半里，多为肝胆湿热。⑤剥落：舌苔全部退去称为"光剥舌"或"镜面舌"；舌苔剥落不全，剥落处与残存苔界限明显，称为"花剥苔"，是胃之气阴两伤所致。⑥消长：舌苔由厚变薄为消，由无到有、由薄变厚为长。消长反映邪正相争过程，可帮助判断疾病的进退转归。舌苔由少变多、由薄变厚，一般说明邪气渐重，主病进；反之，为病退。舌苔消长以逐渐变化为佳，骤增骤退多为病情暴变的征象。突然增厚，说明正气暴衰，邪气急剧入里；厚苔骤然消退，多为胃气暴绝的反映。⑦真假：以有根无根作为判断舌苔真假的标准。"有根苔"是指舌苔紧贴舌面、难以刮去，属真苔；"无根苔"是指苔不着实，浮在舌面，刮之即去，属假苔。辨舌苔真假可判断疾病轻重及预后。疾病初期、中期，舌苔有根比无根为重；后期，有根苔比无根苔好，说明胃气尚存。

（三）舌诊的注意事项

1. 光线　以自然光线最佳，晚上或暗处可通过日光灯照明观察。

2. 姿势　最好正坐位，尽量张口，自然将舌伸出口外。

3. 观察顺序　一般按照先舌苔，后舌体，从舌尖到舌根的顺序全面观察舌象。

4. 其他影响因素　①饮食影响：一些食物或药物可能影响舌苔色泽，如含服话梅可能使舌苔变黑；服用核黄素舌苔染黄等。②季节因素：正常舌象随季节而有所变化。夏季舌苔多厚；秋季多薄而干；冬季常湿润。③年龄与体质：老年人因气血偏虚，常见舌有裂纹；瘦人舌体多偏瘦、舌质偏红；胖人舌体多大、质淡等。④刮舌与揩舌：为了观察舌苔有根、无根，或舌的润燥，松腐与坚敛等而进行的操作，方法是：用消毒的刮舌板或压舌板，以适中的力量，自舌根至舌尖慢慢刮，可连续3～5次；或用消毒的纱布，卷在食指上，用生理盐水湿润后，从舌根至舌尖，连续揩抹4～5次。

（四）常见舌象及其临床意义

1. 淡白舌兼各色舌苔　①淡白舌透明苔（舌苔极薄，淡白湿亮如无苔）：主脾胃虚寒。②淡白舌白干苔：主脾胃热滞，或热结津伤。③淡白舌黄裂苔：主气虚津少，或气虚津少夹湿。④淡白舌黑燥苔：主阳虚寒甚。

2. 淡红舌兼各色舌苔　①淡红光莹舌（光莹无苔）：常见于胃肾阴虚或气血两虚之人。②淡红舌偏白滑苔：主病邪入半表半里，或病在肝胆，湿浊化燥伤阴，或阴虚而胃停宿垢。③淡红舌白腻干苔：主风寒外束，热蕴营血；或热盛伤津，而脾胃湿滞。④淡红舌根白尖黄苔：为热在上焦，或外感风热在表，或风寒化热，将欲传里。⑤淡红舌黄黑苔：为痰湿郁热，有化燥伤阴之势，或为脾胃湿热蕴结。

3. 红绛舌兼各色舌苔　①红舌浮垢苔（苔质颗粒粗厚、苔色晦暗垢浊）：主正气虚，湿热未净。②红舌白滑苔：若舌质苍老，主里热夹湿；舌质娇嫩浮胖，主阳虚湿盛。③红舌黑滑苔：主虚寒证。④边红中黑润苔：见于寒热兼夹的病变，主病有三：一是里寒外热；二是外感暑热，内停生冷；三是肝胆热而胃肠寒。⑤舌根红尖黑苔：主心热内炽。⑥红瘦舌黑苔：主津枯血燥。⑦绛舌薄白苔：见于素体阴虚火旺，复感风寒之邪，绛舌出现在表证之前；或表邪未解，热入营血，绛舌逐渐形成。⑧绛舌黄苔：黄白苔主气营两燔；黄润苔主病有四：一是阴虚夹湿，二是血热夹湿，三是营热湿重，四是热初入营；黄黏腻苔主阴虚营热兼痰饮。⑨红绛舌黄瓣苔（苔黄而干，中间有裂纹，形似花瓣）：主胃肠热结。⑩红绛舌类干苔：病因有二：一是湿热伤津，湿邪不断上溢；二是气虚夹湿，湿气上渗。

4. 青紫舌兼各色舌苔　①紫舌白腻苔：主病有二：一是酒毒内积，风寒入里；二是湿热内盛。②青紫舌黄滑苔：主病有二：一是寒凝血脉；二是食滞脾胃。

第二节　闻　诊

闻诊是指医生通过听患者的声音和嗅气味以诊察病情的方法。

一、听声音

（一）常见声音异常

1. 音哑与失音　表现为声音重浊而粗，高亢洪亮，烦躁多言，多属实证、热证；声音轻清、细小低弱，静默懒言，多属虚证、寒证。声音嘶哑或失音，若见于新病骤起者，多因外感风寒束肺或风热犯肺而致肺气不宣；若久病而声音嘶哑或失音，多为肺肾阴亏或气阴不足。

2. 鼾声　如昏睡不醒，鼾声不断，多因热入心包，或中风入脏之危证。

3. 呻吟　身有痛处或胀满时，口中发出哼哼声。多为头痛、胸痛、腹痛、齿痛。

4. 惊呼 小儿阵发性惊呼，声尖而高，面容恐惧，唇周发青，或有手足抽搦，多为惊风证；小儿阵哭拒食，辗转不安，多因腹痛所致；小儿夜啼，可因惊恐、虫积、饥饱不调所致。

5. 喷嚏 是肺气上冲于鼻而成，常见于外感病初起，兼有流涕，是肺气宣通之征。若偶因异常气味刺激，也可发作喷嚏，并非病态。

6. 太息 时而发生长吁短叹的声音，称为"叹息"（古称太息）。多因肝郁气滞所致。若时常发出以吸气为主的深呼吸，多属气虚证。

（二）常见语言异常

主要是听辨语言的表达能力、是否流利、吐词是否清晰等。

静默懒言，多属虚证、寒证；烦躁多言，多属热证、实证；神志不清，语无伦次，声音粗壮者，称谵语，为热邪扰乱心神之实证，常伴有发热、神志昏蒙，烦躁，多见于温病邪入心包病证，或伤寒阳明腑实证；神志不清，声音细微，语多重复，时断时续，为心气大伤的虚证；喃喃自言自语，逢人则止，称独语；语言颠倒、错乱，自知说错，不能自主，称"错语"；两者均为心气不足，神失所养的虚证；精神狂躁，声嘶力竭，狂言滥语者属狂言，多见于痰火扰心的狂病；语言謇涩，舌体强硬，多见于中风病。

（三）常见呼吸异常

呼吸声高气粗而促，发病较急，多见于外感邪气或痰热犯肺，多属实证、热证；呼吸声低气微而慢，发病较缓，多见于内伤正气不足或肺肾气虚，多属虚证、寒证。呼吸急促而气息微弱，往往是元气大伤的危重证候。呼吸困难，喘息急促，甚则鼻翼扇动，张口抬肩，难以平卧者为气喘。气喘分虚与实两类，实喘发作急，呼吸喘促，胸满，声高气粗，出气不爽，以呼出为快，是病邪壅塞肺气，肺气失宣所致；虚喘发病缓慢，呼吸喘促，气怯声低，吸少呼多，动则喘更甚，是肺肾虚损，气失摄纳所致。若喘时喉中有哮鸣音者，称为哮，哮是素有痰饮又外感邪气，外邪引动内因而成，也见于进食过多酸咸生冷而诱发。临床上哮与喘常同时出现，故也称哮喘。呼吸短促，上气不接下气者，称为短气。短气有虚实之分，若呼吸短促，气息微弱者，属虚证，多因肺气亏虚或元气大虚所致；若呼吸短促，声息粗壮者属实证，多因痰饮、气滞、瘀血所致。呼吸微弱，语声低微无力，无明显短气的称为少气，属虚证。

（四）咳嗽

中医称有声无痰为咳；有痰无声为嗽；有痰有声为咳嗽。咳嗽皆因肺气上逆所致。

一般而言，凡暴咳，咳声高亢为肺实；久咳少气，咳声低微，甚则无力作咳，为肺虚。干咳、咳声清脆多是燥热；咳声重浊，痰色清白，鼻塞不通，多因外感风寒；咳有痰声，痰多易咳出，多因痰湿阻肺；咳嗽阵发，咳时气急，连声不绝，缓解时声如鸡啼者，称为"顿咳"，也称"百日咳"，属实证，多见于小儿，常因外感时邪，阻塞气道，肺失清肃所致；若咳声嘶哑如犬吠，多属肺肾阴虚，火毒攻喉，见于白喉。

（五）常见胃肠异常声音

1. 呕吐 中医称有声无物为干呕；有物无声为吐；有声且有物自口中吐出者为呕吐。呕吐皆因胃气上逆所致。

若呕吐势徐缓，声音微弱，吐物清水痰涎，多为虚证、寒证；呕吐来势较猛，呕声响亮有力，吐物痰黏黄，或酸苦，多属实证；呕吐酸腐，多因暴饮暴食，过食肥甘厚味，食滞胃中所致。

2. 呃逆 古代曾称为"哕"，俗称"打呃"。是指有气上逆从咽喉出，发出一种不由自主的冲击声音，其声呃呃者。一般呃声低沉而长，气弱无力多属虚寒；呃声频发，高亢而短，响而有力多属实热。新病呃逆，声响有力，多因邪客于胃，胃气上逆；久病呃逆，声低无力气怯，则属重症，是胃气衰败的征兆。偶然因匆促进食，吞咽较急，突发呃逆者，不作病论。

3. 嗳气 古称"噫气"，俗称"打饱嗝"，是因胃气上逆，出于喉间而发出的声音，因肝气犯胃，胃脘气滞或脾胃虚弱，胃气上逆所致。

二、闻气味

1. 口气 正常人说话时不会发出臭气。若口气臭者，多为消化不良、龋齿、口腔不洁；酸臭或酸馊气味，多为内有食积；口气腐臭秽浊，多为内有溃腐疮疡或牙疳等。

2. 汗气 汗有腥臭味者多为湿热蕴蒸而致。

3. 痰、涕气味 咳唾浊痰脓血，味腥臭者为肺痈；鼻流浊涕、黄稠而腥臭者为鼻渊。

4. 二便气味 大便酸臭为肠有积热；大便溏而腥为肠寒；矢气奇臭为宿粪停滞胃肠；小便色黄浊臭，多为湿热。

5. 经带气味 经带气味臭秽，多为湿热；带下清稀味腥膻，多为虚寒。

6. 腐臭或尸臭气味 病室或病体可闻及腐臭或尸臭气味者，多为脏腑衰败；有血腥臭，多为大失血；有尿臊气为水肿病晚期；有烂苹果样气味见于消渴病。

第三节　问　诊

问诊是医生通过向患者或陪诊者有目的地进行询问，以了解疾病的发生、发展、治疗经过等临床资料，为辨证论治和临床诊断提供依据的一种诊病方法。

问诊与其他三诊相比较，获取的病情资料最广泛、最全面，既包括患者既往健康和患病情况，又有疾病的现在表现；既有患者本人的病情资料，也有家族相关人员的健康与病情资料；既可了解社会、环境因素与疾病的关系，也可了解精神、心理等因素对疾病的影响，所以问诊具有其他三诊无法替代的重要作用，在诊断疾病的过程中具有重要的作用。

一、问诊的方法及注意事项

（一）态度和蔼，耐心倾听

问诊时医生的态度对于医患交流能否顺利地进行至关重要。医生应具备良好的医德，询问口气应和蔼可亲。对患者的叙述要耐心细致地倾听，必要时也可通过语气、表情等方式予以反馈，尽量创造轻松愉快的交流气氛，以赢得患者的信赖。这不仅是决定问诊所获资料真实可靠的基本条件，也是发展良好医患关系的重要前提。

（二）围绕主诉，全面询问

主诉是患者就诊时所陈述的最痛苦症状（体征）及其持续时间。主诉通常反映疾病的主要矛盾。抓主诉，就是抓疾病的主要矛盾，抓住了主诉，就抓住了主要矛盾。确切的主诉常可作为某系统疾病或某病诊断的向导，也是进一步调查、认识、分析、处理疾病的重要线索和依据。通过主诉常可确定询问或检查的主次，初步估计病情的轻重缓急及救治原则。所以，学会准确地确定或提炼主诉，并围绕主诉有目的地展开深入询问，是临床医生必须具备的基本技能。

（三）忌用暗示语和医学专用术语提问

临床问诊时，医生用语要通俗易懂，不能暗示或逼问患者，以免所获病情资料与实际情况不符。同时，医生的询问切忌杂乱无章，以免使患者惶惑不解或厌烦。

（四）边问边辨，问辨结合

问诊时，医师要从患者主诉的症状进行思考、分析，并根据中医辨证理论，结合其他诊法获得的信息，追踪新的线索，做到边问边辨，边辨边问，问辨结合，从而减少问诊的盲目性，有利于疾病的正确诊断。

（五）危重患者，抢救为先

对于危重患者，切忌按照问诊的一般常规进行，必须重点、扼要询问，或边抢救边询问知情者，待病情缓解后再做详细问诊，切勿因循规问诊而延误救治。

二、问诊的内容

问诊的内容包括一般项目、主诉、现病史、既往史、个人史、婚姻生育史、家族史等方面。

（一）一般项目

一般项目包括姓名、年龄、性别、婚姻、民族、职业、籍贯与住址、就诊时间等。

询问一般项目有很重要的临床意义。准确记录患者姓名、民族、职业、籍贯、住址等，可以了解患者的生活习惯和工作环境，有助于诊断一些与生活地区、工作环境有关系的地方病、职业病或传染病；住址可作为追踪观察病情的依据，便于与患者或家属进行联系，或对患者的病情发展进行追访调查。

正确记录年龄、性别有助于诊断和用药。如小儿为稚阴稚阳之体，抗病力较差，易患传染病；青壮年气血充盛，抗病力强，患病多属实证；老人脏腑气血衰弱，抗病力减弱，易患虚证。妇、儿、青壮年与老年在治疗用药剂量上有所不同。妇女有月经、带下、胎妊、产育等方面的生理现象；男子则有遗精、滑精、阳痿、早泄等特有病变。

（二）主诉

主诉是患者就诊时最明显的症状、体征及持续时间，是本次就诊的主要原因。抓准主诉后，要围绕主诉问深问透，如主诉产生的原因、部位、性质、程度、时间等。通过主诉常可初步估计疾病的范畴、类别及病势的轻重缓急，因此，主诉具有重要的诊断价值，是认识、分析处理疾病的主要线索和依据，临床上要善于围绕主诉，进行深入而细致地询问。

（三）现病史

现病史是病史中最重要的部分，包括所患疾病的发生、发展及诊治经过。内容包括以下几个方面：

1. 发病情况与伴随症状　主要包括起病的缓急；是否有明显的发病原因或诱因；发病的环境与时间；是否有传染病接触史；伴随症状等。了解发病情况，对于辨别疾病的起因、部位及性质等具有重要的意义。一般来说，起病急，病程短者多为外感病，属实证；发病缓慢，反复发作，经久不愈者多为内伤病，属虚证或虚实夹杂证。

2. 病变过程 一般按发病时间的先后顺序进行询问，主要询问患者从发病到就诊时病情发展变化的情况，症状的性质、程度有无明显变化，是否存在变化的原因或诱因，变化有无规律性，何时出现新的症状等。通过询问病程经过，有助于了解疾病的演变情况及发展趋势。

3. 诊治经过 要询问发病后到就诊前所接受过的诊断与治疗情况。如疾病初起曾到何处就医、做过何种检查、检查结果如何、如何诊断与治疗，效果如何等。了解诊治经过，对当前的诊断和治疗有重要的参考和借鉴作用。

4. 现在症状 现在症状是辨病与辨证的基本依据，现在症状虽然属于现病史的范畴，但其包括内容较多，故单独叙述。

（四）既往史

既往史包括患者平时的身体健康状况和过去的患病情况，包括外伤史、手术史、预防接种史、过敏史等，按先后顺序记录。既往的健康状况常与现在疾病有一定的联系，如既往素体健壮者发病多为实证；既往素体阴虚者，易感温燥之邪而多为热证；素体阳虚者，易受寒湿之邪而罹患寒证等。

（五）个人史

个人史主要包括出生地、居住地及居住时间、生活与工作环境、烟酒嗜好、饮食起居、精神情志及有无冶游史等。

1. 生活经历与饮食起居 饮食嗜好与不良的生活起居习惯可导致相关疾病的发生。如嗜食肥甘，易患痰湿；偏食辛辣，易患热证；贪食生冷，易患寒证；饮食无节，嗜酒过度，易患胃病、肝病等；好逸恶劳懒动，气血多滞，易生痰湿；劳累过度，房事不节，易耗伤精气，常患诸虚劳损。

2. 精神情志 情志失调是引起疾病的重要原因之一。仔细询问患者的性格特征，有助于疾病的诊断与治疗。如患者平素性格内向，易患抑郁、焦虑等精神疾患；情志受刺激者，易出现肝气郁结、肝郁化火等证候的表现。根据情志的致病特点对疾病进行辨证，治疗时除运用药物治疗外辅以心理疏导，对疾病的诊治有重要意义。

（六）婚姻史与月经生育史

询问其是否结婚、结婚年龄、性生活情况、配偶健康情况及有无传染病、遗传病等。对女性患者要记录其经、带、胎、产的情况。如初潮年龄、月经周期、行经天数，经血的量、色、质、有无痛经、末次月经日期、闭经日期、绝经年龄等情况。对已婚妇女还应询问妊娠次数、生育次数，以及流产次数、早产和难产计生育情况等。对男性也应询问有无生殖系统疾病。

（七）家族史

家族史的内容包括与患者有血缘关系的直系亲属（如父母、子女、兄弟姐妹等）的健康与患病情况，应特别询问有无患同样疾病者，有无与遗传有关的疾病等。必要时应注意询问亲属的死亡原因。询问家族史，能为诊断现患疾病提供重要依据。

（八）问现在症

现在症是临床辨证的主要依据，应着重询问与中医辨证有关的内容。明代医家张景岳在总结前人问诊经验的基础上写成了《十问歌》，简明扼要地概括了问现在症的内容，即："一问寒热二问汗，三问头身四问便，五问饮食六胸腹，七聋八渴俱当辨，九问旧病十问因，再兼服药参机变，妇女尤必问经期，迟速闭崩皆可见，再添片语告儿科，天花麻疹俱占验。""十问歌"虽然简单明了，便于记诵，但在临床运用时，必须根据患者的具体情况，灵活询问，且不可机械套问。

1. 问寒热　寒与热是临床常见症状，问诊时应询问有无寒或热的感觉。寒是指患者自觉寒冷；热是指患者体温升高或自觉发热而体温不高。

问寒热应首先询问有无怕冷或发热的症状，如有寒热症状，则应进一步询问寒热轻重的程度、特点、出现的时间、持续时间及有关兼症等。临床常见的寒热症状有恶寒发热、但寒不热、但热不寒、寒热往来四个类型。

（1）恶寒发热：指自觉怕冷并且体温升高，多提示外感表证，可见于外感病的初起。恶寒重，发热轻，多属表寒证；发热重，恶寒轻，多为表热证。发热，恶风，汗出，脉浮缓，多属表虚证。

临床上还可以根据寒热的程度，推测邪正盛衰。一般邪正俱盛者，恶寒发热皆较重；邪轻正盛者，恶寒发热均较轻；邪盛正虚者，多恶寒重而发热轻。

（2）但寒不热：指感觉寒冷，而不发热。见于里实寒证，新病恶寒可见于外感病初起尚未发热时；久病畏寒多属于里虚寒证。

（3）但热不寒：指发热，不觉冷或反而恶热，可见于里热证。由于发热的轻重、时间、特点不同，可有壮热、潮热、微热之分。①壮热：指患者高热（体温39℃以上），持续不退，甚至不恶寒，反恶热者。多为里热内盛、蒸达于外的里实热证，患者常伴有面赤、大汗、烦渴饮冷等症。②潮热：指发热如潮汐之有定时，即按时发热，或定时热甚者。分为阳明潮热、湿温潮热、阴虚潮热三种情况。阳明潮热：热势较高，日晡热甚（日晡，即申时，为下午3～5时），常伴有腹满硬痛，拒按，大便秘结，口渴，舌苔黄干等，见于阳明腑证；湿温潮热：身热不扬（肌肤初扪不觉热，扪之稍久，即感灼手者），午后热势加剧，常伴有头身困重，胸闷呕恶，苔黄腻等症，多见于湿温病；阴虚潮热：午后或夜间发热，感觉热自骨内向外透发，常伴有颧红，盗汗，口燥咽干，舌红少苔，见于阴虚证。③微热：热势不高（体温多在38℃以下），持续时间较长，多为内伤所致。临床上有气虚发热、阴虚发热、气郁发热三种情况。气虚发热：一般热势不高，劳累则甚，常伴有神疲乏力，腹胀便溏，舌淡脉虚等症，多为脾气虚弱所致；阴虚发热：表现为午后或入夜低热，常伴有颧红，盗汗，口燥咽干，舌红少苔；气郁发热：表现为情志不舒，持续低热，常伴有急躁易怒，胸闷胀痛，脉弦，多为肝郁化火所致。

（4）寒热往来：寒与热交替出现，是邪正相争于半表半里，互为进退的病理反应。可见于少阳证、疟疾及温病。临床上常见两种类型。①寒热往来，发无定时：即寒热交替而作，无时间规律，常伴有口苦，咽干，目眩，脉弦，多见于少阳证。②寒热往来，发有定时：即寒战和壮热交替发作，有时间规律，并伴有头痛、口渴引饮、大汗等，多见于疟疾。

2. 问汗　即询问有无汗出及汗出的情况。汗液的形成与阳气盛衰、津液盈亏等因素相关。因此，对汗的询问有助于了解体内阳气的盛衰、脏腑功能状态、津液的盈亏及运行状况。

问诊中应着重了解有无汗出、出汗的时间、部位、多少及伴见症状等。

（1）无汗：表证无汗，多为表寒证；里证无汗，多属里寒证。但应分清虚实，若新病里证无汗，多为里实寒证；久病虚证多属里虚寒证。

（2）有汗：表证有汗多为表热证或表虚证（太阳中风证）。里证汗出异常者，有寒热虚实之分，根据汗出的不同特点归纳如下：①自汗：白天经常汗出，活动尤甚，常伴疲劳乏力、气短畏寒，阳气虚损，多为气虚、阳虚证。②盗汗：指夜间睡着后出汗，伴有发热、颧红、心烦、失眠多梦、口干舌燥，为阴虚内热所致，为阴虚证。③绝汗：指重病之人汗出不止，多见于亡阳、亡阴证。若冷汗淋漓如水、面色苍白、肢冷脉微，属亡阳之汗；若汗热而黏、烦躁烦渴、脉细数疾，属亡阴之汗。④战汗：指患者先有全身寒战，表情痛苦，几经挣扎而后汗出者，称为战汗。多见于温病或伤寒邪正剧烈斗争时，是疾病发展的转折点。若汗出热退，脉静身凉，提示邪去正复，疾病向愈；若汗出而身热不退，烦躁不安，脉来急促，提示邪盛正衰，病情恶化。

（3）局部有汗：问局部汗出情况，有助于了解相关脏腑的功能状况及病性的寒热虚实。①头汗：也称"但头汗出"。头面汗多，兼见胸闷心烦，面赤口渴，舌红苔黄等，为上焦热盛；头面汗多，兼见身重脘痞，烦热口渴，纳呆，舌红苔腻等，为湿热蕴结中焦；头额汗出如珠而黏，兼见四肢厥冷，脉微欲绝等，为元气将脱，虚阳上越，津随阳泄。②手足心汗：手足濈然汗出，兼见身热，腹胀便秘，脉洪数，为阳明腑证；手足心汗出，兼见五心烦热，咽干口燥，脉细数，为阴虚内热。③心胸汗：心胸汗出，多为虚证。若兼见心悸失眠，食少便溏，神疲倦怠等，为心脾两虚；兼见心悸心烦，失眠多梦，腰膝酸软等，为心肾不交。④阴汗：男女外生殖器及其周围汗出过多者称为阴汗，多由下焦湿热蕴蒸所致。

3. 问疼痛 疼痛产生的病因、病机十分复杂。临床询问疼痛时，应注意询问疼痛的部位、性质、程度、时间、喜恶和主要兼症等。

（1）问疼痛的性质：引起疼痛的病因、病机不同，其疼痛表现的性质、特点也不同，故询问疼痛的性质与特点，有助于辨别疼痛的病因、病机。①胀痛：指疼痛伴有胀满的感觉，多属气滞，常见于肺、肝、胃肠气滞之证，或肝阳上亢或肝火上炎的病证。②刺痛：指疼痛如针刺的感觉，多为瘀血阻滞所致，临床上常见于头部及胸胁、脘腹等部位。③冷痛：指疼痛伴有冷感而喜暖，或得热减轻，遇寒加重，多因寒邪所致，临床上常见于腰脊、脘腹及四肢关节等部位。一般新病者、脉象沉迟有力或沉紧者多属实寒证；久病者，脉象沉迟无力多属虚寒证。④灼痛：指疼痛伴有灼热感而喜凉，或遇凉减轻，得热加重者，多属火热为患，临床上常见于咽喉、口舌、胁肋、脘腹、关节等部位。一般新病脉象弦数、滑数、洪数，舌红苔黄者多属实热；久病脉细数，舌红少苔或无苔者多属虚热。⑤重痛：指疼痛伴有沉重感觉，多因湿邪困阻气机所致，见于湿证，多见于头部、四肢及腰部。⑥酸痛：指疼痛伴有酸楚的感觉，多因受风、湿邪侵袭，气血运行不畅，或肾虚、气血不能荣润组织所致，常见于四肢、腰背、关节或肌肉部位。⑦绞痛：指疼痛剧烈如绞割，多因瘀血、气滞等有形实邪或寒邪凝滞不通，严重闭阻气机所致。如瘀血痹阻心脉引起的真心痛；结石阻滞肾系引起的小腹或腰部绞痛；蛔虫阻滞胆道引起的胆绞痛等。⑧空痛：指疼痛伴有空虚感觉，喜揉喜按，多因精血不足，气机不畅，临床上常见于头部及腰腹。⑨隐痛：指疼痛隐隐，尚可忍耐，但绵绵不休，多因精血亏虚，或阳气不足，机体失养所致，临床上常见于头、脘腹、胁肋、腰背、少腹等部位。⑩窜痛：指疼痛的部位游走不定。多因气滞或风邪所致。临床一般将胸、胁、脘、腹疼痛而走窜不定者称为窜痛；多因气滞所致；将肢体关节疼痛而游走不定者称为游走痛，多因风邪所致。⑪固定痛：指疼痛部位固定不移。多因瘀血或寒湿、湿热阻滞。⑫掣痛（又称引痛、彻痛、抽痛）：指疼痛伴有抽掣牵引的感觉，多因经脉阻滞不通，筋脉失养而成。

（2）问疼痛的部位：疼痛在全身各部位都可能出现，询问疼痛部位，可以帮助判断病变所在的脏腑、经络。①头痛：指整个头部或头的某一部分疼痛，外感、内伤皆可引起头疼。一般凡外感邪气、痰瘀内阻等所致头痛属实证；凡肾精亏虚、气血不足，髓海失充所致头痛为虚证。突然头痛，痛无休止，伴有恶寒发热，多为外感实证；头痛时发时止，自觉空虚，劳累后加重，或伴有眩晕，多为内伤虚证。根据头痛的部位，可确定病变所在经脉。头项痛者，属太阳经；前额连眉棱骨痛者，属阳明经；两侧头痛者，属少阳经；巅顶痛者，属厥阴经；头痛连齿者，属少阴经。②胸痛：胸前"虚里"部位作痛，痛引臂内，病位在心；胸膺部位作痛，病位在肺；胸痛喘促，发热咳嗽、痰黄而稠，为肺热；虚里憋闷刺痛，为瘀阻心脉；胸痛而咳吐脓血、腥臭痰者，多属肺痈；胸痛咯血，伴潮热、盗汗，属于肺痨。③胁痛：指胁的一侧或两侧疼痛，常与肝胆病变有关。胁肋胀痛，太息易怒，为肝郁气滞；胁部隐痛，绵绵不休，为肝血不足；胁肋胀痛，纳呆厌食，身目发黄，为肝胆湿热；胁肋刺痛，或胁下触及肿块，固定不移而拒按者，多属气滞血瘀。④胃脘痛：指上腹部、剑突下的疼痛，多与胃病相关。一般进食后加剧者，多属实证；进食后痛势缓解，多属虚证；胃脘冷痛，得热缓解，为寒证；胃脘灼痛，口臭便秘，为胃火炽盛；胃脘胀痛，嗳腐吞酸，矢气恶臭，多属食滞。⑤腹痛：问腹痛除详细询问确切部位，还应结合腹痛性质，以确定其病性的寒热虚实及病因病机。若大腹胀痛，喜温喜按，多为脾胃虚寒；小腹胀痛，小便不利，多为膀胱气滞；妇女小腹胀痛或刺痛，随月经周期而发，多属胞宫气滞血瘀；少腹冷痛，牵引阴部，多属寒滞肝脉。⑥背痛：指后背脊骨或两侧疼痛。督脉行于脊里，两侧为足太阳膀胱经所过之处，两肩背部又有手三阳经分布。脊背部疼痛而不可俯仰，多因督脉损伤；背痛连项者，多因风寒之邪客于太阳经脉；背疼痛连肩，多为风湿阻滞，经气不利。⑦腰痛：指腰部正中或两侧疼痛，腰为肾府所在部位。因此，问腰痛的确切部位、性质，可判断腰痛的病因、病机。腰部酸软无力疼痛，多属肾虚；腰部冷痛重着，遇寒冷阴雨天加重，多属寒湿痹病；腰部刺痛拒按，固定不移，为瘀血阻络。⑧四肢痛：指四肢的肌肉、筋脉、关节等部位疼痛，临床上常因风寒湿三邪侵袭人体所致。应注意询问其性质及兼症进行综合分析，如游走性疼痛多属风痹；疼痛较剧，遇寒加重多属寒痹；肢体沉重，绵绵作痛多属湿痹；四肢关节红肿热痛多属热痹。⑨周身痛：指头身、腰背及四肢皆疼痛。感受外邪或久病内伤均可引起周身痛，因此，询问周身痛的性质和时间长短，可判断外感或内伤。新病周身痛者多属实证，多因外感风寒、风湿或湿热所致；久病周身痛者多属虚证，常因气血亏虚，筋脉失养所致。

4.问头身胸腹 指问头身、胸腹部位除疼痛以外的其他不适感觉及其特点和兼症等。常见有头晕、胸闷、心悸、胁胀、脘痞、腹胀、身重、麻木等。

（1）头晕：指患者自觉头部有眩晕之感，轻者闭目即止，重者则感觉自身或景物旋转，不能站立。询问头晕，应了解诱发或加重头晕的原因及伴见症状等。临床上头晕而重，如物缠裹，苔腻者，多因痰湿内阻，清阳不升；头晕胀痛，口苦易怒，脉弦数者，多属肝火上炎，肝阳上亢；头晕刺痛者，多属瘀血阻络；头晕神疲、乏力、舌淡脉弱者，多属精气血亏虚等。

（2）胸闷：指患者有痞塞、满闷之感，多与心、肺气机不畅有关。临床上胸闷、心悸、气短，动则加剧者，为心气不足，心阳不振；胸闷，咳喘痰多者，为痰浊阻肺；胸闷气喘，少气不足以息者，多为肺肾气虚。

（3）心悸：患者自觉心跳，悸动不安，不能自主的一种症状，多为心或心神病变。根据心悸表现的不同，临床又有惊悸与怔忡之分。因受惊而心悸，谓之惊悸；无明显外因，心中惕惕悸动不安者，谓之怔忡。心悸多为心胆气虚、胆郁痰扰、心气心阳亏虚、心阴心血不足、心脉痹阻、水气凌心等。

（4）胁胀：指一侧或两侧胁肋部有胀满感，胁肋胀多见于肝胆的病变。胁胀易怒，脉弦，多因肝气郁结；胁胀口苦，舌苔黄腻，多因肝胆湿热。

（5）脘痞：指胃脘部窒塞满闷的感觉，是脾胃病变的反映，多因气机阻滞所致。临床上有虚实之分。伴嗳腐吞酸者，多为食滞胃脘；伴食少、便溏者，多为脾胃气虚；伴饥不欲食、干呕者，多为胃阴亏虚；伴纳呆、苔腻者，多属湿邪困脾；伴胃脘振水音，多为饮邪停胃。

（6）腹胀：指腹部胀满不舒的感觉，多因饮食不节，或情志所伤，或虫积蓄血，致使肝、脾、肾功能失常，气、血、水互结，聚于腹内而成。一般有虚实之分，喜按者为虚，拒按者为实。

（7）身重：指身体感觉沉重酸困，多因湿邪内阻而致，也可因温热之邪，耗伤气阴所致。

（8）麻木：指患者肌肤感觉减退，甚至消失，也称不仁，多见于头面、四肢等部位。麻木多因气血亏虚、肝风内动或痰瘀阻络所致。

5. 问耳目

（1）耳鸣与耳聋：耳鸣指感觉耳内鸣响，重者影响听觉；耳聋指听力减退，甚者听觉丧失。二者临床有虚实之分。突发耳鸣，声大如雷，按之尤甚，或新起耳病暴聋者，多属实证，常因肝胆火盛，上扰清窍或痰瘀阻滞清窍所致。耳鸣如蝉，按之可减者，或仅并见聋者多属虚证，常因脾虚气陷，或肝肾阴虚，肝阳上扰；或肾精亏虚，髓海不充，耳失所养。

（2）目痒：指眼睑、内眦或目珠有痒感，轻者揉拭则止，重者极痒难忍，有虚实之分。目痒如虫行，伴畏光流泪、灼热者，多属实证，因肝经风火上扰。目痒势缓者多属虚证，因精血亏虚，目失濡养。

（3）目痛：指单目或双目疼痛的感觉，有虚实之分。痛剧者属实，痛缓者属虚。目胀痛，伴面红目赤，急躁易怒者，多因肝火上炎所致。伴羞明眵多者，多因风热之邪上行。伴干涩少眵者，多因阴虚火旺所致。

（4）目眩：指视物旋转动荡，或眼前如有蚊蝇飞动之感，又称眼花，有虚实之分。伴头晕胀，面赤口渴者，由风火上扰清窍所致。伴胸闷，脘痞，苔腻者，为痰湿上蒙清窍。伴乏力，气短，食少便溏者，多由中气下陷，清阳不升所致。伴腰酸，耳鸣健忘者，为肝肾不足，目窍失养所致。

（5）目昏、雀盲、歧视：目昏指视物昏暗不明，模糊不清；雀盲指白昼视力正常，每至黄昏后视物不清，夜间尤甚，也称为"雀目""夜盲"；歧视指视一物为二物而不清。三者均为视力不同程度的减退，常为肝血不足，肾精亏虚，目失充养所致，多见于年老、体弱之人。

6. 问睡眠　主要是询问睡眠的时间长短、入睡的难易、有梦无梦以及其他兼症。睡眠异常临床常见失眠和嗜睡两类。

（1）失眠：指入睡困难或睡中易醒，醒后难以入睡或易惊醒，或彻夜不眠，常伴有多梦。有虚实之分。实证多因火热、痰热内扰心神，或食积胃脘所致；虚证多因阴血亏虚，或心胆气虚，心神失养所致。

（2）嗜睡（又称多寐）：指睡意很浓，经常不由自主地入睡。如困倦嗜睡，伴头目昏沉，胸闷脘痞，肢体困重者，属痰湿困脾，清阳不升所致；若饭后嗜睡，神疲倦怠，食少纳呆者，多为中气不足，脾失健运所致；若伴畏寒肢冷，倦怠喜卧者，为阳虚阴盛。

7. 问饮食口味　饮指饮入水液；食指摄入的食量；口味指口腔中的味觉。问饮食口味，应注意询问有无口渴及其程度、饮水的多少、喜冷喜热，有无食欲、食量多少、食物的喜恶，以及口中有无异常味觉、气味等。

（1）口渴与饮水：口渴的有无与程度、饮水的多少，与体内津液的盈亏和输布、脏腑气化功能及病证的寒热虚实密切相关。口渴多为机体津液未伤，多见于寒证、湿证或无明显燥热病证。口渴欲饮为体内津液损伤，临床上多见于外感温热病、阴虚证、湿热证、痰饮内停、瘀血内停及热入营分证等。

口干微渴，鼻唇干燥，兼发热、咽喉肿痛、脉浮数者，多见于外感温热病初期；大渴喜冷饮，伴有壮热面赤、汗出、脉洪大而数者，多属里实热证，多见于温病极期；口渴多饮，伴小便量多、能食易饥、机体渐瘦者，多为消渴病；口燥咽干而不多饮，伴有五心烦热、颧赤盗汗、舌红少津者，多属阴虚证；渴不多饮，伴有身热不扬、脘闷苔黄腻者，多属湿热证；口渴欲饮，饮水量少或饮入即吐，伴有头晕、目眩者，多属痰饮证；口干但欲漱水而不欲咽，伴面色黧黑、肌肤甲错、舌紫暗或有瘀斑者，多属瘀血内停。

（2）食欲与食量：食欲指进食的要求、快感；食量指进食的多少。询问患者的食欲与食量，对于判断脾胃功能的强弱，以及疾病的轻重和预后具有重要意义。①食欲减退：指食欲不振，食量减少，又称不欲食、纳呆、纳少，是疾病过程中常见的病理表现，常见于脾胃病变。若食欲减退，伴有面色萎黄，神疲乏力，腹胀便溏者，多属脾胃气虚；食欲减退，伴有头身困重、肠鸣腹泻、舌苔厚腻者，多属湿盛困脾；伴脘腹胀闷、嗳腐食臭者，多属食滞胃脘。②厌食：指厌恶食物，甚至恶闻食味，又称恶食。厌食伴有嗳气酸腐、脘腹胀满、舌苔厚腻者，多属饮食内停；厌食油腻，伴有脘腹胀闷、呕恶便溏、肢体困重者，多属脾胃湿热；厌食油腻，伴胁肋灼热胀痛、口苦泛呕、身目发黄者，为肝胆湿热。③消谷善饥（又称多食易饥）：指食欲过于旺盛，食量增多，食后不久即感饥饿。多食易饥伴有多饮多尿、形体消瘦者，属消渴病；多食易饥伴有大便溏泄者，多属胃强脾弱。④饥不欲食：指虽有饥饿感，但不欲食，或进食不多，多因胃阴不足，虚火内扰所致。⑤偏嗜食物或异物：指嗜食某种食物，或非食物。由于地域与生活习惯不同，也可有饮食偏嗜，一般不会引起疾病。但若偏嗜太过，则有可能导致病变，如偏嗜肥甘，易生痰湿；偏食生冷，易伤脾胃；过食辛辣，易病燥热等。另外，偏嗜异物如胶泥土、生米等常提示蛔虫证。

此外，在疾病过程中，食欲、食量的变化，还可反映脾胃功能状况和病情轻重与预后。若食欲逐渐不振，食量渐减，是脾胃功能逐渐衰退的表现，提示病情加重。食欲、食量渐增，提示脾胃功能渐复，病情减轻；若重病患者，本无欲食，突然欲食或暴食，称为"除中"，是脾胃之气将绝的危象。

（3）口味：口味主要反映脾胃的消化功能状况，如口淡多为脾胃气虚；口苦多见于心火上炎，肝胆火盛；口甜多见于脾胃湿热或脾气亏虚；口酸多见于肝胃不和及伤食；口咸多与肾虚及寒水上泛有关；口涩多为燥热伤津，或脏腑阳热偏盛，气火上逆；口黏腻多由湿浊停滞、痰饮、食积等所致。

8.问二便 询问二便可以了解机体消化功能和水液代谢以及病性的寒热虚实。询问时应着重了解二便的性状、颜色、气味、时间、便量、次数、感觉及兼症等。

二便的颜色、气味内容，已分别在望诊、闻诊中讨论，这里着重介绍二便的性状、次数、便量及排便感等内容。

（1）大便：①便次异常：便秘指便质燥结，便次减少，排便困难，排便时间延长者；或排便次数正常，但便质干燥而难以排出；或便质并不坚硬而排便困难者。便秘伴口渴、舌红、脉数者多为热邪炽盛，肠燥便秘；若伴身寒肢冷、脉沉紧者多为寒邪阻遏，腑气不通；伴面色淡白、头晕眼花、口干咽燥、脉沉细者多为血少津亏；若排便困难，便后倦怠乏力，汗出者，多为气虚推动无力所致。泄泻指便次增多，便质稀薄不成形，甚至便如水样。若黎明前腹痛作泻，泻后痛减，伴畏寒肢冷，腰膝酸软者称为"五更泻"，多为脾肾阳虚；泻下不爽，肛门灼热者多为湿热蕴结大肠；泻下臭秽，嗳腐吞酸多为食滞内停；泻下清稀，腹部冷痛，苔白腻者多为寒湿。一般新病泻急者，多属实证；久病泻缓者，多属虚证。②便质异常：完谷不化多见于脾胃虚寒，或肾虚命门火衰；溏结不调多属脾胃气虚；便血多因胃、肠脉络受损所致；便中夹有脓血黏液，多见于痢疾，为湿热蕴结，肠道气血瘀滞腐败；便血紫暗，为远血，多因胃肠瘀血，或脾不统血所致；先血后便，血色鲜红，为近血，多为热邪内盛，肠风下血，或肛门局部撕裂或脉络瘀血所致。③排便感异常：肛门灼热多因大肠湿热下注，或大肠郁热，下迫直肠所致，见于湿热泄泻；里急后重，多因湿热内阻，肠道气滞所致，为湿热痢疾的主症之一；排便不爽，多因湿热蕴结，肠道气机不畅；或肝气犯脾或食滞胃肠，以致肠道气机不畅所致；滑泻失禁若见于久病年老体弱，或久泻不愈者，多因脾肾虚衰，肛门失约所致；若新病腹泻势急难以控制，为邪气过盛，内迫大肠所致。肛门气坠多属脾虚中气下陷，常见于久泻或久病泻痢不愈的患者。

（2）小便：小便正常与否，反映着机体津液的盛衰与脏腑气化功能状态。询问时要了解尿量、尿次以及排尿时有无异常的感觉。①尿次异常：小便频数，短赤急迫，多为湿热蕴结膀胱，气化失职所致；久病尿清长而频数，或夜尿频多，属肾阳虚，膀胱失约所致；癃指小便不畅，点滴而出；闭指小便不通，点滴不出。癃闭有虚实之分：久病多属肾阳气虚弱，气化无权；新病多为湿热、瘀血、结石阻滞等。②尿量异常：尿量增多为虚寒证；尿量减少多因热盛或汗多伤津，或因吐泻损伤津液所致。③排尿感异常：尿道涩痛多因湿热蕴结下焦，膀胱气化不利所致，常见于各种淋证；余沥不尽多因肾气不固，膀胱失约所致，常见于老年或久病体衰者；小便失禁多属肾气亏虚，下元不固，或下焦虚寒，膀胱失煦，不能约束；遗尿多因肾气亏虚，膀胱失约；若神昏而小便自遗者，属危重证候。

9. 问男子　询问其有无精液排泄及阴茎勃起的异常情况。

（1）阳痿：指男子阴茎不能勃起，或勃起不坚，或坚而不久，致使不能进行房事的病症。阳痿若伴腰膝酸软、畏寒肢冷者，多属肾阳不足，命门火衰；伴心悸失眠、纳呆腹胀者，多属心脾两虚；伴精神抑郁易怒者，多属肝气郁结；伴肢体困重、苔黄腻者，多属湿热下注。

（2）遗精：指不经性交，精液自行遗泄的病症。伴腰膝酸软、头晕耳鸣者，多因肾气虚损，精关不固；伴失眠多梦、腰膝酸软、颧赤潮热者，多属阴虚火旺，心肾不交；伴纳呆腹胀、心悸失眠者，多属心脾两虚；伴小便黄赤，苔黄腻者，多属湿热下注所致。

10. 问妇女　询问其月经、带下、妊娠、产育等方面的情况。在非妊娠、产育期患病时，一般重点询问月经、带下情况。

（1）问月经：了解月经的周期，行经的天数，月经的量、色、质，有无闭经或行经腹痛，末次月经日期，以及初潮或绝经年龄。①经期异常：月经先期指月经连续提前两个周期以上，并每周期提前7天以上。多因脾肾亏虚，或阳盛血热、肝郁血热、阴虚火旺，以致热扰冲任，血海不宁所致。月经后期指月经连续错后两个周期以上，并每周期延后7天以上。多因营血亏损，或阳气虚衰，以致血海空虚所致；或气滞不行、寒凝血瘀、冲任受阻。月经先后不定期指经期不定，月经提前或延后7天以上，并连续两个月经周期以上。多因肝气郁滞，瘀血阻滞，或脾肾亏虚，冲任气血失调所致。②经量异常：月经量明显多于既往而周期基本正常者称为月经过多，多因血热妄行，冲任受损；或肾气亏虚，冲任不固；或瘀阻胞络，血不归经所致。月经过少指月经量明显少于既往，甚至点滴即净；或经期缩短不足两天，经量也少者。多因精血不足，或气血两虚，或寒凝血瘀，经血不至所致。崩漏指非正常月经期间，阴道内忽然大量出血或淋漓不止。出血量多者称为崩；出血量少，淋漓不止者称为漏。崩与漏在病势上有缓急不同，但发病机制基本相同，可相互转化。多因热伤冲任，迫血妄行；或脾肾亏虚，冲任不固，血失统摄；或瘀血阻滞冲任，血不循经。闭经指成年女子月经未潮，或已行经而又中止达3个月以上者。多因脾肾亏虚，气血不足；或气滞、寒凝、瘀阻；或痰湿阻滞胞宫，冲任不通所致。③经色、经质异常：经色淡红质稀，多属气血虚；经色深红质稠，多属血热；经色紫暗，夹有血块，兼小腹冷痛者，多属寒凝血瘀。④痛经：指经期或行经前后，周期性出现小腹疼痛，或痛引腰骶，甚至剧痛难忍者。若经前或经期小腹胀痛、刺痛拒按，多属气滞血瘀；经期小腹冷痛，得温稍减，多属寒凝或阳虚；月经后期或行经后小腹隐痛，喜按揉者多属气血两虚，冲任失养。

（2）问带下：带下指妇女阴道内分泌的少量无色、无臭的分泌物。具有润泽阴道、防御外邪入侵的作用。若带下量过多，或伴有颜色、质地、气味等异常改变，为病理性带下。常见的病理性带下有：①白带：带下色白量多、质稀、无臭，多属脾肾阳虚，寒湿下注所致。带下色白、质稠、状如凝乳，或呈豆腐渣样，伴阴部瘙痒者，多属湿浊下注所致。②黄带：带下色黄量多、质黏、臭秽，多属湿热下注所致。③赤白带：白带中混有血液，赤白相间，多因肝经郁热，或湿热下注所致。

第四节　切　诊

切诊是指医生用手对患者体表某些部位进行触、摸、按、压，从而获得病情资料的一种诊察方法。其内容分脉诊和按诊两部分。

一、脉诊

脉诊是医生用手指切按患者体表较浅部位动脉的搏动，以了解病情，判断病证的一种方法。脉动应指的形象称为脉象，脉象的形成与心脏的搏动、脉道的通利、气血的盈亏以及各脏腑间的功能协调直接相关；因为人体的血脉贯通全身，内连脏腑，外达肌表，周流不休，故脉象能反映全身脏腑和精气神的整体状况。

（一）脉诊的部位

脉诊的部位是寸口（又称气口，或脉口），其位置在腕后高骨（桡骨茎突）内侧桡动脉所在部位。

（二）寸口脉的三部定位及其脏腑的分候

1. 寸口脉的三部定位　寸口脉分寸、关、尺三部，通常以桡骨茎突为标记，其内侧（手掌侧）动脉搏动部位即为关，关前（腕侧）搏动部位为寸，关后（肘侧）搏动部位为尺。左右两手均分寸、关、尺三部，共为六部脉。

2. 寸、关、尺分候脏腑　左寸候心、膻中；左关候肝、胆、膈；左尺候肾、小腹；右寸候肺、胸中；右关候脾、胃；右尺候肾、小腹。

（三）寸口诊脉的方法和注意事项

1. 时间　①清晨是诊脉的最佳时间，但不能拘泥。重要的是诊脉时应尽量使患者保持平静，诊室内外环境安静，以减少干扰。②切脉的操作时间，每手不少于1分钟，以3分钟左右为宜。诊脉时，医生必须思想集中，全神贯注，仔细体会指下的感觉，以便正确识别脉象。

2. 体位　被检查者取坐位或仰卧位，前臂自然向前平伸，高度应与心脏位置同一水平，手腕伸直，自然仰掌，手指自然弯曲；在腕关节下垫上脉枕，以便于切脉。按照一般习惯，被检查者坐于医生诊桌的右侧。

3. 指法

（1）定位与布指：诊脉下指时，首先用中指定关，即医生用中指按在患者掌后高骨内侧动脉处以定关脉部位，然后用示指按关前动脉处以定寸脉部位，无名指按关后动脉处以定尺脉部位。三指呈弓形，指头平齐，以指腹按触脉体，体会脉动的感觉，探查脉象。布指疏密要和患者的身高相适应，身高臂长者，布指宜疏，身矮臂短者布指宜密。小儿寸口部位甚短，可用一指定三关的诊脉方法进行。

（2）举按寻：在诊脉过程中医生为了更好地体会患者的脉位深浅或寸、关、尺某部的脉象，常需要变化指下力量，采取举、按、寻、总按或单按的方法。用指轻按在皮肤上叫举，又叫浮取或轻取；用指重按在筋骨间叫按，又叫沉取或重取；指力从轻到重，从重到轻，左右前后推寻，以寻找脉动最明显的部位或特征称为寻。三指平布，用力一致，称为总按；在总按基础上常须用某一指单按，重点体会某一部脉象特征，称为单按。临床上总按、单按常配合使用。

（四）脉象要素及平脉的形态特点

1. 脉象要素　脉象的辨识主要依靠手指的感觉，体会脉搏的部位、至数、力度和形态等。目前临床对脉象普遍按照八要素分析归纳，即部位（指脉动显现部位的浅深）、至数（指脉搏的频率）、长度（指脉动应指的轴向范围）、宽度（指脉动应指的径向范围大小，即手指感觉到脉管的粗细）、力度（指脉搏搏动应指力量的强弱）、流利度（指脉搏应指的流利通畅程度）、紧张度（指脉管的紧急或弛缓程度）、均匀度（包括两个方面，一是脉动节律是否均匀；二是脉搏力度大小是否一致）八个方面。这些特征的不同程度变化的组合，就表现为形形色色、各式各样的脉象形态。因此，掌握上述要素，对于准确地识别脉象具有十分重要的意义。

2. 平脉及其特点　平脉是指正常人的脉象。其形态是三部有脉，一息四到五至（相当于 70 ~ 80 次 / 分），不浮不沉，不大不小，从容和缓，柔和有力，节律一致，尺脉沉取有一定力量，并随生理活动和气候环境的不同而有相应正常变化。这些即为平脉的特点，即有胃（脉象和缓，从容流利）、有神（柔和有力，节律整齐）、有根（尺脉有力，沉取不绝）。

脉象变化受季节、气候、地域环境、年龄、性别、体质强弱、情志因素、饮食劳逸等因素的影响而发生变化，这种变化是机体适应内外环境改变而产生的自身调节反应，并非病理脉象。

另外，也有的人由于桡动脉解剖位置变异，使脉位不见于寸口，而从尺部斜向手背，称为斜飞脉；若脉出现在寸口的背侧者则称反关脉。这些都属脉位变异，不属病脉。

（五）常见病理脉象及其临床意义

病理脉象是指疾病反映于脉象的变化，也称病脉。本书主要介绍浮、沉、迟、缓、数、滑、涩、虚、实、细、洪、微、弱、弦、紧、结、代 17 种常见病脉。

1. 浮脉 ①脉象特点：举之有余，按之不足。指感特征：脉搏显现部位浅表，轻触脉诊部位即可感觉脉跳；加压后脉搏跳动不如加压前明显。②临床意义：主表证，亦主虚证。浮脉若见于形体消瘦之人或夏秋之时，切忌一概以病而论，应当考虑是否与形体胖瘦、季节气候对脉象影响有关。

2. 沉脉 ①脉象特点：举之不足，按之有余。指感特征：轻取、中取时脉不明显，重取时脉象有力；加压到一定程度后（按到骨骼）脉搏跳动最明显；搏动长度可及三部，脉宽大小等不拘。②临床意义：主里证，有力为里实，无力为里虚；沉而数者为里热；沉而迟者为里寒。另外，沉脉也可见于肥胖者。

3. 迟脉 ①脉象特点：脉来迟慢，一息不足四至（脉动每分钟不足60次）。②临床意义：迟脉主寒证，有力为寒积；无力为虚寒；迟脉也可见于经常锻炼者。

4. 缓脉 ①脉象特点：应指缓慢，松懈不聚，一息四至。②临床意义：主湿病，脾胃虚弱。

5. 数脉 ①脉象特点：脉来急促，一息五至以上而不满七至。②临床意义：主热证，有力为实热，无力为虚热。儿童及常人在运动和情绪激动时均可触及。

6. 滑脉 ①脉象特点：往来流利，应指圆滑，如盘走珠。②临床意义：主痰饮，食滞，实热。妊娠妇女滑脉是气血充盛而调和的表现，不作病脉论。

7. 涩脉 ①脉象特点：形细而行迟，往来艰涩不畅，脉势不匀。②临床意义：主伤精，血少，气滞血瘀，夹痰，夹食。精血亏虚而致涩脉多呈细涩无力；气滞血瘀或食痰胶固而致涩脉多涩而有力。

8. 洪脉 ①脉象特点：脉体宽大，充实有力，来盛去衰，状若波涛汹涌。指感特征：浮取搏动明显，脉搏跳动有力，脉管粗大，大起大落，有来盛去衰的感觉；脉宽大于正常，脉长超逾三部。②临床意义：主气分热盛，亦主邪盛正衰。若夏季脉象稍显洪大，则为夏令之平脉。

9. 细脉 ①脉象特点：脉细如线，应指明显。指感特征：感觉脉管纤细，脉宽小于正常。②临床意义：主气血两虚，诸虚劳损，又主湿病。

10. 虚脉 ①脉象特点：三部脉举之无力，按之空虚。②临床意义：主虚证，见于气血两虚及脏腑诸虚者。

11. 微脉 ①脉象特点：极细极软，按之欲绝，若有若无。②临床意义：主气血大虚，阳气衰微。

12. 弱脉 ①脉象特点：极软而沉细。指感特征：轻取、中取时脉不明显，重取时可感觉脉动；具有细脉、沉脉特征，但脉动力弱。②临床意义：主阳气虚弱，气血不足。

13. 实脉 ①脉象特点：三部脉举按均有力。②临床意义：主实证。脉来迟而有力多为实寒；迟而无力多为虚寒。

14. 弦脉 ①脉象特点：端直以长，如按琴弦。指感特征：切脉时感觉脉管紧张度较高，有按在琴弦上的感觉；浮、中、沉三候均可见弦脉，但以中、沉取多见。②临床意义：主肝胆病，诸痛，痰饮，疟疾。弦脉若见于春季多为生理性弦脉。老年多见弦脉，为生理性退化表现。

15. 紧脉 ①脉象特点：绷急弹指，状如牵绳转索。指感特征：感觉脉管紧张度高，脉宽较大，有按在绷直的绳上的感觉。②临床意义：主寒证，痛证，宿食。

16. 结脉 ①脉象特点：脉来缓慢，时有中止，止无定数。指感特征：每分钟脉搏搏动少于90次，存在无规律间歇。②临床意义：主阴盛气结，寒痰血瘀；亦主气血虚衰。因邪盛致脉气阻滞而结者，则脉来指有力；因虚而致脉气不续而结者，则脉来应指无力。

17. 代脉 ①脉象特点：脉来一止，止有定数，良久方还。指感特征：切脉时有间歇，间歇有规律。②临床意义：主脏气衰微，亦主疼痛、惊恐、跌仆损伤等病证。因脏气衰微，脉气不续而致代脉，脉势多软弱；若因疼痛、惊恐、跌仆损伤引起暂时性脉气逆乱，不相续接而致代脉必应指有力。

（六）相兼脉与主病

相兼脉是指两个或两个以上单一或复合脉象相兼出现。这些相兼脉象的主病，一般就是组成该相兼脉象的各单一脉象主病的总和。例如，浮脉主表，数脉主热，浮数脉即主表热；浮脉主表，紧脉主寒，脉浮紧则主表寒；沉迟而有力之脉主里实寒证等。临床常见相兼脉及其主病举例如下：

浮紧脉　多为外感风寒之表寒证。

浮缓脉　多为风邪伤卫，营卫不和，太阳中风证。

浮数脉　多为风热袭表的表热证。

浮滑脉　主表证夹痰，常见于素体痰盛而又感受外邪者。

沉迟脉　主里寒证，常见于脾肾阳虚、阴寒凝滞的病证。

弦数脉　主肝热证，常见于肝郁化火或肝胆湿热等病证。

滑数脉　主痰热、痰火、湿热或食积化热。

洪数脉　主气分热盛，多见于外感热病的中期。

沉弦脉　主肝郁气滞、寒滞肝脉或水饮内停。

沉涩脉　主血瘀，常见于阳虚寒凝者。

弦细脉　主肝肾阴虚、血虚肝郁或肝郁脾虚。

沉缓脉　主脾虚而水湿停留。

细数脉　主阴虚火旺。

弦滑数　见于肝郁夹痰、风阳上扰或痰饮内停等证。

二、按诊

按诊是医生用手直接触摸或按压患者某些部位，以了解局部冷热、润燥、软硬、压痛、肿块或其他异常变化，从而推断疾病的部位、性质和病情轻重等情况的诊察方法。具体方法见体格检查部分之基本检查法。

（习题）

第二章 常用辨证方法

第一节 八纲辨证

八纲，即表、里、寒、热、虚、实、阴、阳八个纲领。八纲辨证即表里、寒热、虚实、阴阳辨证。八纲辨证是根据病情资料，辨别疾病病变部位深浅，病邪性质及盛衰，人体正气强弱，并运用八纲进行综合分析，归纳出的一种用于分析各种疾病共性的辨证方法，八纲辨证是各种辨证论治体系的总纲，是辨证论治的理论基础之一，具有执简驭繁、提纲挈领之妙。

八纲是从各种具体证候中抽象出来的带有普遍规律的共性，它能把错综复杂的临床表现，分别概括为表证、里证、寒证、热证、虚证、实证，再进一步归纳为阴证、阳证两大类。虽然八纲辨证主要将各种证候概括为四对纲领性证候，但是这并不意味着只是把临床上的证候划分为八个孤立的区域，而是可有相互兼夹、错杂，可有中间状态，并且随病变发展而不断变化。只有将八纲联系起来对病情予以综合性的分析，才能对证候有比较全面、正确的认识。因此，临床诊病时既要掌握八纲的基本证候，也要把握八纲之间的相互联系。八纲证候间的相互关系主要可归纳为证候相兼、证候错杂、证候真假、证候转化四个方面。

一、表里辨证

表里辨证是辨别病位深浅及病势趋向的一对辨证纲领，主要适应于外感病辨证。

（一）表证

表证是指六淫、疫病等邪气，经口鼻、皮毛侵入机体，正邪相争于肌表所表现的证候。本证以起病急、病位浅、病程短为特点，多见于外感疾病的初期阶段。由于体质强弱不同，感受的邪气不同，因此表证的临床表现亦不相同。表证一般以新起恶寒发热并见，苔薄，脉浮，内部脏腑的症状不明显为辨证要点。表证分为表寒证、表热证、表虚证、表实证 4 种类型。

1.表寒证（又称伤寒证） 是指风寒外袭，邪正相争于肌表所表现的临床证候。临床表现：恶寒重、微发热，无汗，头痛项强，周身酸痛，苔薄白而润，脉浮紧。

2.表热证（外感风热证） 是指湿热（风热）之邪侵犯肺卫所表现的临床证候。临床表现：发热、微恶风寒，有汗或少汗，头痛，口渴，咽痛，舌边尖红，苔薄白而干或微黄，脉浮数等。

3.表虚证 是指风邪侵袭肌表，或卫外功能不固所表现的临床证候。临床表现：发热，恶风，自汗或汗漏不止，脉浮缓无力等。

4.表实证 是指邪盛正不衰、邪束肌表，正气抗邪所表现的临床证候。临床表现：发热、恶寒、身痛、无汗，舌质淡红，舌苔薄白，脉浮有力等。

（二）里证

里证是指病变部位在内，即脏腑、气血、骨髓等受病所反映的一类证候，常见于外感疾病的中后期或内伤病。临床表现主要以脏腑症状为主，无新起恶寒发热并见，起病可急可缓，一般病情较重、病程较长。临床有里寒证、里热证、里虚证、里实证 4 种证型。

1.里寒证 是指寒邪客于脏腑，或因阳气亏虚所表现的临床证候。临床表现有畏寒喜暖，面色苍白，口不渴或渴喜热饮，腹痛腹泻，小便清长，舌苔白而润，脉沉迟等。

2.里热证 是指外邪入里化热，或邪热直接侵犯脏腑，或五志化火所表现的临床证候。临床表现有发热，不恶风寒反恶热，口渴引饮，烦躁汗出，大便秘结，小便短赤，舌质红或绛，苔黄燥，脉洪数或沉数等。

3.里虚证 是指脏腑气血阴阳不足，功能减退所表现的临床证候。临床可见神疲，倦怠乏力，少气懒言，心悸，食欲减少，腹痛喜按，大便溏，舌淡胖嫩，苔白，脉沉弱等。

4.里实证 是指外邪入里，结于胃肠，或脏腑功能失调所表现的临床证候。临床可见腹胀满或疼痛，大便秘结，小便赤，苔厚，脉沉实等。

（三）半表半里证

半表半里证是指外感病邪由表传内，尚未入里，或里邪外透但尚未达表，邪正相争于表里之间所表现的证候。临床表现：往来寒热，胸胁苦满，心烦喜呕，默默不欲饮食，口苦，咽干，目眩，脉弦等。

（四）表证、里证与半表半里证的鉴别

表证、里证、半表半里的辨别，主要是通过审察寒热症状，有无内脏证候以及舌象、脉象等变化加以鉴别。

1. 临床症状

（1）寒热症状：发热、恶寒并见属表证；但热不寒或但寒不热属里证；寒热往来属半表半里证。

（2）其他症状：表证以头身疼痛，鼻塞或喷嚏等为常见症状，内脏证候不明显；里证以内脏证候，如咳喘、心悸、腹痛、呕泻为主症，鼻塞、头身痛等非其常见症状；半表半里证则有往来寒热，胸胁苦满，口苦咽干等特有表现。

2. 舌、脉　表证及半表半里证舌苔变化少，里证舌苔变化较多；表证多见浮脉，里证多见沉脉，半表半里证多见脉弦。

3. 病程及病情轻重　一般表证起病急、病情轻、病程短；里证起病可急可缓，一般病情较重、病程较长等。

（五）表证与里证的关系

1. 表里同病　是指表证和里证同时出现。表里同病常见情况有：初病见表证，表证未罢又出现里证；或本为内伤，又加外感或表里同时受邪。

表里同病往往寒热虚实并见，常见的有表寒里热、表热里寒、表虚里实、表实里虚、表里俱寒、表里俱热、表里俱虚、表里俱实等。

（1）表寒里热证：表寒、里热症状同时存在。由外邪传里化热而表寒未解，或本有内热又感寒邪所致的证候。临床表现：恶寒发热，头痛，身痛，口渴引饮，心烦，腹胀满，便秘，小便赤等。

（2）表热里寒证：是指表有热、里有寒的一种证候。常见于素有里寒而复感风热；或表热证未解，误下以致脾胃阳气损伤的病证。临床表现：发热汗出，头痛，咽肿，四肢不温，大便溏泄，小便清长，舌体胖，苔稍黄等。

（3）表虚里实证：内有痰瘀食积，但卫气不固所表现的证候。临床表现：自汗恶风，腹胀拒按，纳呆，便秘，苔厚等。

（4）表实里虚证：素体虚弱，复感外邪所表现的证候。临床表现：恶寒发热，无汗，头痛身痛，时或腹痛，纳少或吐等。

（5）表里俱寒证：是指外感寒邪又内伤生冷，或平素脾肾阳虚复感风寒所致的证候。临床表现：恶寒，无汗，头痛身痛，又兼有腹痛、泄泻、四肢清冷等里寒证。

（6）表里俱热证：是指表热、里热症状同时存在。表证未解，邪热入里，或原有里热又感温邪所表现的证候。临床表现：发热头痛，时微恶风寒，面赤口渴，心烦气喘甚则神昏，谵语，便秘尿黄，舌红苔黄，脉浮数有力等。

（7）表里俱虚证：营卫肌表和脏腑气血俱见虚弱的征象，见于热病误下、误汗引起的证候。临床表现：自汗，恶风，头晕，心悸，少气懒言，神疲乏力，脉弱等证。

（8）表里俱实证：是指表证未解兼有宿食，或兼内有积热、积水、停痰等所表现的证候。临床表现：恶寒，发热，无汗，头身疼痛，腹胀痛，拒按，二便不爽，脉实等。

2. 表里出入（又称表里传变） 是指表与里的相互转化。一般而言，由表入里多提示病情转重；由里出表多预示病情减轻。掌握病势的表里出入变化，对于预测疾病的发展与转归，及时改变治法，及时截断、扭转病势，或因势利导，具有重要意义。

（1）表邪入里（又称表证入里）：是指由于邪气过盛，或正气不足，或护理不当，或失治、误治等因素而致邪传入里，多见于外感病的初中期阶段。如先有恶寒发热、头痛项强、脉浮等表证的证候，继而恶寒消失，出现不恶寒、反恶热、口渴引饮、舌红苔黄、脉洪数时，表示表邪已入里化热而成里热证。

（2）里邪出表：某些里证，由于治疗及时、护理得当，机体抵抗力增强，病邪从里透达于外，称为里邪出表，表明邪有出路，病情有向愈之兆。如麻疹患儿热毒内闭，则疹不出而见发热、喘咳、烦躁，若治疗得当，麻毒外透，则疹出烦热、喘咳消除；外感温热病中，见发热、烦渴、躁扰不宁，若治疗得当，热随汗出，则热退身凉，烦躁减轻。这就是疾病向愈，其中的疹子透发、汗出就是里邪外达的表现。

二、寒热辨证

寒与热是指疾病的性质。所以寒热辨证是辨别疾病性质的两个纲领。寒证与热证是反映疾病在发展变化过程中阴阳的偏盛与偏衰。一般阴盛或阳虚可表现为寒证，阳盛或阴虚可表现为热证。

（一）寒证

寒证是指感受寒邪，或阳虚阴盛所表现的具有冷、凉特点的证候。临床将寒证分为表寒证和里寒证，实寒证和虚寒证。

1. 表寒证 见表里辨证。

2. 里寒证 见表里辨证。

3. 实寒证 是指机体感受寒邪或过服生冷寒凉所致的临床证候。

临床可见畏寒喜暖，面色苍白，四肢不温，腹痛拒按，肠鸣腹泻，或痰鸣喘嗽，口淡多涎，小便清长，舌苔白润，脉迟或紧。

4. 虚寒证（又称阳虚证） 是指正气不足，阳气虚衰所表现的临床证候。

临床可见精神不振，面色淡白，畏寒肢冷，腹痛喜温喜按，大便溏薄，小便清长，少气乏力，舌质淡嫩，脉微沉迟无力。

（二）热证

是指感受热邪，或脏腑阳气亢盛，或阴虚阳亢，导致人体功能活动亢进所表现的具有温、热特点的证候。临床分为表热证、里热证、实热证和虚热证。

1. 表热证　见表里辨证。

2. 里热证　见表里辨证。

3. 实热证　是指风热入侵或外邪化热入里，邪盛正气未衰，邪正相争所表现的证候。

临床表现：发热，恶热喜冷，面赤，烦躁不宁，汗出，口渴引饮，痰涕黄稠，腹痛拒按，小便短赤，大便秘结，舌质红，苔黄燥，脉洪数等。

4. 虚热证　是气血阴液亏虚，不能制阳所表现的证候。

临床表现：低热，潮热盗汗，失眠多梦，五心烦热，口燥咽干，两颧潮红，小便黄，大便量少，舌红少苔或无苔，脉细数等。

（三）寒证与热证鉴别

寒证与热证通常可以从寒热情况，口渴与否，面色，四肢，二便，以及舌象和脉象等方面去鉴别。寒证恶寒喜热，热证恶热喜冷；寒证口不渴，热证渴喜冷饮；寒证面色苍白，热证面色红赤；寒证四肢冷，热证四肢温；寒证大便稀溏，小便清长，热证大便秘结，小便短赤；寒证舌淡苔白腻，热证舌红苔黄；寒证脉迟或紧，热证脉数等。

（四）寒证与热证关系

某些疾病在病情的危重阶段，可以出现一些与疾病本质相反的"假象"，掩盖着病情的真相。所谓"真"，是指与疾病内在本质相符的证候；所谓"假"，是指与病理本质不相符的某些表现。对于证候的真假，必须认真辨别，才能去伪存真，抓住疾病的本质，对病情做出准确判断。

1. 寒热真假　是临床上常见的危重证候，当病情发展到寒极或热极的时候，有时会出现一些与其寒、热本质相反的"假象"表现，如"寒极似热""热极似寒"，即所谓的真寒假热、真热假寒，这些证候常在病情危重时出现，当仔细观察，以免误诊。

（1）真热假寒：是指内有真热而外见某些假寒的"热极似寒"证候。是由于阳热邪气内盛，阳气郁闭于内而不能达于外，格阴于外，故又称为"阳盛格阴"。

临床表现：常有四末厥冷，恶寒甚，寒战，神志昏沉，面色紫暗，脉沉迟，似为寒证的表现，但其必有高热，胸腹灼热，口鼻气灼，口臭息粗，口渴引饮，小便短黄，舌红苔黄而干，脉有力等里实热证表现。

（2）真寒假热：是指内有真寒而外见某些假热的"寒极似热"证候。真寒假热实际是阳虚阴盛而阳气浮越，故又称虚阳浮越证，亦有称阴盛格阳证、戴阳证者。

临床表现：常有自觉发热，欲脱衣揭被，面色浮红如妆，神志躁扰不宁，咽痛脉浮大或数等颇似阳热证的表现，因其本质为阳气虚衰，所以胸腹无灼热，可见下肢厥冷，小便清长（或尿少浮肿），或下利清谷，舌淡等里虚寒的证候，面红非满面通红，口渴但不欲饮，咽虽痛但不红肿，疲乏无力，便秘而便质不燥，脉浮大或数但按之必无力等。

（3）寒热真假的鉴别：辨别寒热证候的真假，关键是看小便清与黄，胸腹是否灼热等内在的寒热表现，肢厥、面红等表面的证候多属"假象"。一般胸腹灼热者为热证，胸腹部冷而不热者为寒证。清代吴又可《温疫论》中指出："捷要辨法，凡阳证似阴，外寒而内必热，故小便血赤；凡阴证似阳者，格阳之证也，上热下寒，故小便清白长，但以小便赤白为据，以此推之，万不失一。"确为临床经验之谈。

2. 寒热转化　寒热在疾病发展过程中，不是一成不变的，在一定条件下是可以互相转化的。"寒极生热，热极生寒。"寒证与热证的相互转化，是由邪正力量的对比决定的，其关键在机体阳气的盛衰，寒证转化为热证为阳气旺盛，多是正气来复，病多易治；热证转化为寒证为阳气衰惫，邪盛正虚，正不胜邪，病多难愈。

（1）寒证化热：是指原为寒证，后出现热证，热证出现而寒证随之消失的证候。

寒证化热常见于外感寒邪未及时发散，机体阳气偏盛，阳热内郁寒邪化热，形成热证。如：感受风寒出现恶寒发热，无汗，头身疼痛，舌苔薄白，脉浮紧等表寒证症状，继而出现发热，恶热，汗出，口渴欲饮，舌红苔薄黄，脉滑数等里热证的表现；或因使用温燥之品太过，亦可使寒证转化为热证。如寒湿痹病，初为关节冷痛、重着、麻木，病程日久，或过服温燥药物，而变成患处红肿灼痛等热证的表现。

（2）热证转寒：是指原为热证，后出现寒证，寒证出现而热证随之消失的证候。

由于邪毒内盛，或因失治、误治，以致耗伤正气，正不胜邪，功能衰败，阳气耗散，故而转为虚寒证，甚至出现亡阳的证候。如疫毒痢初期，高热，面赤，烦渴，泻痢不止，舌红，脉数的患者由于泻痢不止，阳气大伤，而急骤出现四肢厥冷，面色苍白，舌淡，脉微等阳虚寒证的表现。

3. 寒热错杂　是指在同一位患者身上不同病变部位同时出现寒与热两种证候。临床常见的寒热错杂证有：表寒里热证、表热里寒证、上寒下热证和上热下寒证。

（1）表寒里热证：见表证与里证的关系。

（2）表热里寒证：见表证与里证的关系。

（3）上寒下热证：是指患者在同一时间内，上部表现为寒，下部表现为热的证候。临床表现既有恶心，泛呕清水，脘腹疼痛等上寒的症状；又有大便燥结，小便短赤等下热的症状。

（4）上热下寒证：是指患者在同一时间内，上部表现为热，下部表现为寒的证候。临床表现既有头痛目赤，或咽喉疼痛、咳吐黄痰等上热症状，又有腹痛喜按、大便稀薄、小便清长等下寒症状。或既有胸中烦热、频频欲吐等上热症状，又有腹痛喜按、大便稀薄等下寒症状。

三、虚实辨证

虚指正气不足，实指邪气盛实。虚实辨证是辨别机体正气强弱与邪正盛衰的两个纲领。

由于邪正斗争是疾病过程中的根本矛盾，阴阳盛衰及其所形成的寒热证候，也存在虚实之分。同时虚实可相互转化，也可出现虚实错杂的证候。

（一）实证

实证是指人体感受外邪，或疾病过程中阴阳气血失调，体内病理产物蓄积，以邪气盛、正气不虚为基本病理，表现为有余、亢盛、停聚特征的各种证候。

1. 临床表现　由于外邪性质不同，致病的病理因素不同以及病邪侵袭、停积部位不同，临床表现各不相同。一般是新起、暴病多实证，病情急剧者多实证，体质壮实者多实证。临床常见证候有发热，烦躁，痰涎壅盛，腹胀痛拒按，甚至神昏谵语，大便秘结或下利，里急后重，小便不利，舌质苍老，舌苔厚腻，脉洪有力等。

2. 临床常见实证　临床常见实证有表实证、里实证、实热证、实寒证（见表里辨证、寒热辨证内容），以及气滞血瘀、痰饮、水饮等病证（详见各章节内容）。

（二）虚证

虚证是指人体阴阳、气血、津液、精髓等正气亏虚，表现以不足、松弛、衰退为特征的各种证候。

1. 临床表现　临床一般久病、重病、耗损过多、体质素弱者多虚证。临床常见证候有面色苍白或萎黄，精神萎靡，倦怠乏力，少气懒言，大汗淋漓，形寒肢冷，心悸怔忡，自汗盗汗，五心烦热，消瘦颧红，口咽干燥，舌质或胖或瘦，或淡嫩，或嫩红，舌苔薄白或无苔等，脉象以虚脉为主。

2. 临床常见虚证　临床常见的虚证有气虚、血虚、阴虚、阳虚（见气血津液辨证及阴阳辨证）；此外，还应分清表虚与里虚（详见表里辨证）以及虚寒与虚热等（详见寒热辨证）。

临床各脏腑的虚证表现极不相同，详见脏腑辨证各节内容。

（三）虚证与实证鉴别

单纯实证、虚证临床较少见，虚实夹杂较多见。虚实的鉴别可从以下几方面进行。

1. 病程 新病多实，久病多虚。

2. 病性 外感多实，内伤多虚；病情急者多实，病情和缓者多虚。

3. 症状 精神萎靡，声低息微，喜按，胸腹胀满，按之不痛，胀满时减，五心烦热，午后微热，畏寒而得衣近火则减多属虚；精神亢奋，声高气粗，患处拒按，胸腹胀满按之疼痛，胀满不减，蒸蒸壮热，恶寒而添衣加被不减者多属实。

4. 年龄 年轻者多实，高龄者多虚。

5. 切诊 患处拒按多属实，患处喜按多属虚。

6. 舌、脉象 舌质红绛，苔厚腻黄燥，脉沉实有力多属实；舌质嫩，苔少或无苔，脉象无力多属虚。

临证时当综合分析，不可一概而论。

（四）虚证与实证关系

1. 虚实错杂 凡虚证中夹有实证，或实证中夹有虚证，以及虚实并见的，都属虚实错杂。

（1）实证夹虚：实证夹虚多见于实证中正气受损的患者，亦可见于素体虚弱而复感外邪者。其特点以实邪为主，正虚为次。如外感伤寒，经汗、吐、下后，心下痞满，噫气不除，此为胃有痰湿而胃气受损的实中夹虚之证。

（2）虚中夹实：虚中夹实多见于实证日久，正气耗伤，余邪未尽；也可见于素体大虚，而复感邪气者。临床特点以虚为主，实邪为次。如春温病晚期，由于邪热劫烁肝肾之阴而出现邪少虚多的证候。症见低热不退，口干，舌质干绛，治疗以滋阴为主，兼清余邪。

（3）虚实并重：虚实并重多见于严重的实证，迁延日久，正气大伤，实邪未减的患者，或原来正气甚弱，复感严重的邪气者。特点为正虚与邪实均明显，病情严重。

2. 虚实转化 是指疾病的虚实性质发生相反的转变。提示邪与正之间的盛衰关系出现了本质性变化。实证转虚为疾病的一般规律，虚证转实常常是证候的虚实夹杂。

（1）实证转虚：是指本为实证，由于病邪久留，损伤正气，后来表现为虚证。一般病程日久，或失治误治，正气伤而不足以御邪，皆可形成实证转化为虚证。

（2）虚证转实：是指正气不足，脏腑功能减弱，以致气血阻滞，痰、瘀、毒等蓄积，进一步加重了虚证，使实证亦盛，而表现出以实为主的证候。

虚证转实，即因虚而致实，并非病势好转，而是病情的进一步发展。如心阳气虚日久，温煦失职，推运无力，则可血行迟缓而成瘀，在原有心悸、气短、脉弱等心阳气虚证的基础上，出现心胸绞痛、唇舌紫暗、脉涩等症状，此时心的血瘀与气虚比较，血瘀已成为当前矛盾的主要方面，实际是在虚证基础上发展为以实为主要矛盾而虚证并未消失的证候。从该证的本质而论，当属虚实错杂的关系。

3. 虚实真假　虚证与实证，都有真假疑似的情况。《内经知要》所谓"至虚有盛候""大实有羸状"，就是指证候的虚实真假。

（1）真实假虚：是指疾病本质为实证，但临床反见某些虚羸现象的证候。

临床表现：神情默默，倦怠懒言，身体羸瘦，脉象沉细等。虽默默不语却语时声高气粗；虽倦怠乏力却动之觉舒；肢体羸瘦而腹部硬满拒按；脉沉细而按之有力等。故病变的本质属实，虚为假象。

（2）真虚假实：是指本质为虚证，反见某些盛实现象的证候。

临床表现：可有腹部胀满，呼吸喘促，或二便闭涩，脉数等表现。但腹虽胀满而有时缓解，或触之腹内无肿块而喜按；虽喘促但气短息弱；虽大便闭塞而腹部不甚硬满；虽小便不利但无舌红口渴，并伴有神疲乏力，面色萎黄或淡白，脉虚弱，舌淡胖嫩等证候。

（3）虚实真假鉴别：虚实真假之辨，关键在于脉象的有力无力、有神无神，其中尤以沉取之象为要点；其次是舌质的嫩胖与苍老，言语呼吸的高亢粗壮与低怯微弱；患者体质状况、病之新久、治疗经过等，临床上反映于虚实方面的证候，往往虚实夹杂者更为常见，即既有正气虚的方面，又有邪气实的方面，病性的虚实夹杂与虚实真假难以截然区分。临床辨证时，应区分虚实的孰轻孰重，并分析其间的因果关系。

四、阴阳辨证

阴与阳是指疾病的类别。阴阳辨证是概括证候类别的一对纲领，是八纲辨证的总纲。阴、阳分别代表事物相互对立的两个方面，所有疾病的性质、临床证候可归属于阴阳两个主要方面，它统括其余六个方面。由于阴阳是对各种病情从整体上作出最基本的概括，因此，根据阴与阳的基本属性，可以对疾病的症状、病位、病性、病势等进行阴阳分类，由此可见，阴阳辨证在疾病辨证中具有重要地位。

（一）阴证和阳证

1. 阴证　凡符合"阴"的一般属性的证候，称为阴证。如以抑制、沉静、衰退、晦暗等表现的里证、寒证、虚证，以及症状表现于内的、向下的、不易发现的，或病邪性质为阴邪致病、病情变化较慢等，均属阴证范畴。

临床表现：不同的疾病，表现不同。常见症状有：面色暗淡，精神萎靡，身重蜷卧，畏冷肢凉，倦怠无力，语声低怯，纳差，口淡不渴，大便腥臭，小便清长或短少，舌淡胖嫩，脉沉迟、微弱、细等。

2. 阳证 凡符合"阳"的一般属性的证候，称为阳证。一般常见兴奋、躁动、亢进、明亮等表现的表证、热证、实证，以及症状表现于外的、向上的、容易发现的，或病邪性质为阳邪致病、病情变化较快等，均属阳证范畴。

临床表现：不同的疾病，表现出的阳证证候不尽相同。常见症状有：恶寒发热，面色赤，肌肤灼热，烦躁不安，语声高亢，呼吸气粗，喘促痰鸣，口干渴饮，大便秘结或有奇臭，小便短赤涩痛，舌红绛，苔黄黑生芒刺，脉浮数、洪大、滑实。

3. 阴证与阳证鉴别 阴证与阳证鉴别要点可见于表里、寒热、虚实证候的鉴别之中，亦可从望、闻、问、切四诊角度进行对照鉴别。

（1）望诊：阴证面色苍白或暗淡，身重蜷卧，倦怠无力，精神萎靡，恶寒畏冷，喜温，舌淡胖嫩，舌苔润滑；阳证面色潮红或通红，身热，恶热，喜凉，狂躁不安，口唇燥裂，舌红绛，苔黄燥或黑而生芒刺。

（2）闻诊：阴证语声低微，静而少言，呼吸怯弱，气短；阳证烦而多言，呼吸气粗，喘促痰鸣。

（3）问诊：阴证大便溏泄气腥，食少乏味，不渴或喜热饮，小便清长或短少；阳证大便干硬，或秘结不通，或有奇臭，恶食，口干渴引饮，小便短赤。

（4）切诊：阴证腹痛喜按，身寒肢凉，脉沉、细、迟、无力等。阳证腹痛拒按，肌肤灼热，脉浮、洪、数、大、滑、有力等。

（二）辨阴阳虚损证

真阴不足和真阳不足，是指肾阴和肾阳不足，是人体脏腑阴阳亏虚所产生病变和证候的概括。

1. 真阴不足证（即阴虚证） 指精血、津液亏虚，阴不制阳而出现的证候。

临床表现：消瘦，手足心热，骨蒸盗汗，口燥咽干，心烦，头晕眼花，耳鸣，腰膝酸软，大便秘结。舌红少苔，脉数无力等。

阴虚证可发生在每个脏器组织，常见有肺阴虚证、心阴虚证、胃阴虚证、肝阴虚证、肾阴虚证、肝肾阴虚证、心肾阴虚证、肺肾阴虚证等，临床表现为阴虚症状＋所涉及脏腑症状。

2. 真阳不足证（即阳虚证） 指体内阳气衰减，阳不制阴而出现的证候。

临床表现：神疲乏力，面色㿠白，唇舌色淡，少气懒言，自汗，畏寒肢冷，不欲食，大便稀溏或五更泄泻，阳痿精冷，舌淡苔白而润，脉大无力等。

阳虚可见于不同脏器组织，临床常见者有心阳虚证、脾阳虚证、肾阳虚证、心肾阳虚证、脾肾阳虚证等。以阳虚及所涉及的脏腑表现共见为辨证要点。

（三）亡阴证与亡阳证

1. 亡阴证 是指体液大量耗损，阴液大伤而欲竭所表现出的危重证候。亡阴常与心、肝、肾等脏腑有关。亡阴若救治不及，势必阳气亦随之而衰亡。

临床表现：面色潮红，汗多黏腻如油，身热肢温，唇舌干燥，口渴欲饮，烦躁不安，呼吸短促，小便极少，舌红而干，脉细数无力等。

亡阴可以是在病久阴液亏虚基础上的进一步发展，也可因壮热不退、大吐大泻、大汗不止、严重烧伤致阴液暴失而成。由于阴液欲绝，或仍有火热阳邪内炽，故见汗出如油，脉细数疾，身灼烦渴，面赤唇焦等一派阴竭而阳热亢盛的证候。

2. 亡阳证 是指体内阳气极度衰微而表现出阳气欲脱的危重证候。

临床表现：大汗淋漓，面色苍白，或畏寒喜热，四肢厥冷，精神萎靡，舌淡而润，脉浮数而空，或脉微欲绝等。

亡阳一般是在阳气由虚而衰基础上的进一步发展，但亦可因阴寒之邪极盛而致阳气暴伤，还可因大汗、失精、大失血等阴血消亡而阳随阴脱，或因剧毒刺激、严重外伤、瘀痰阻塞心窍等而使阳气暴脱。临床所见的亡阳证，一般是指心肾阳气虚脱。由于阴阳互根之理，故阳气衰微欲脱，可使阴液亦消亡。

3. 亡阴证与亡阳证鉴别

亡阴汗多黏腻如油，汗热味咸，口渴欲冷饮；亡阳大汗淋漓，汗冷味淡，不渴，喜热饮。亡阴证身热肢温；亡阳证四肢厥冷。亡阴证舌红而干；亡阳证舌淡而润。亡阴证脉细数，按之无力；亡阳证浮数而空，甚则脉微欲绝。

总之，阴阳消长是相对的，亡阴者，因阴虚则阳亢，表现虽为热象，但仍属虚证。亡阳者，因阳衰则寒，表现为寒证，以虚阳外越，故脉见浮数而空，甚则脉微欲绝。诊断时必须细心加以鉴别。

第二节　气血津液辨证

气血津液辨证是分析气、血、津液病理变化的一种辨证方法。气血津液的生成，有赖于脏腑的正常功能活动，同时它又是脏腑功能活动的物质基础，在病理上脏腑发生病变，可以影响到气血津液的变化；而气血津液的病变，也必然要影响到脏腑的功能。因此，气血津液辨证与脏腑辨证密切相关，气血津液辨证应与脏腑辨证互相参照。

一、气病辨证

气的病证很多，《素问·举痛论》说"百病生于气也"，指出了气病的广泛性。根据气病不同病理特点，临床将气病分为：气虚证、气陷证、气脱证、气滞证、气逆证、气闭证等。

1. 气虚证 是指机体气虚推动无力，以致全身脏腑组织功能活动减退所表现的证候。

（1）临床表现：神疲乏力，少气懒言，气短声低，或头晕目眩，自汗，动则加重，舌淡嫩，苔白，脉虚弱等。

（2）辨证要点：气短、乏力、神疲、脉虚等全身功能活动低下表现。

2. 气陷证 是指气虚无力升举，清阳之气下陷所表现的证候。常由气虚进一步发展而成，为气虚的一种特殊表现形式。

（1）临床表现：头晕眼花，少气倦怠，脘腹有坠胀感，久痢久泄，或脱肛或子宫脱垂或其他内脏下垂等，舌淡苔白，脉弱无力等。

（2）辨证要点：气虚表现 + 内脏下垂。

3. 气脱证 是指元气极度亏虚，急骤外泄的危重证候。

（1）临床表现：猝然昏倒，声低息微，汗出不止，口开目合，面色苍白，口唇青紫，二便失禁，舌淡，苔白润，脉微弱等。

（2）辨证要点：气脱多是气虚的进一步发展，若由大失血所致者，称为"气随血脱"。亡阳以肢厥身凉为主要特征，气脱以气息微弱欲绝为主要特征，若气脱与亡阳同时出现，则称为阳气虚脱。

4. 气滞证（又称气郁证） 是指体内某一部位或某一脏腑，经络气机阻滞，运行不畅所表现的证候。

（1）临床表现：局部的胀痛，或疼痛攻窜移动随病变部位而不同，疼痛性质可为胀痛、窜痛、攻痛，症状时轻时重，部位不固定，按之一般无形，痛胀常随嗳气、肠鸣、矢气等而减轻，或症状随情绪变化而增减，如食积胃脘胀痛，气阻心脉之心痛等。舌象可无明显变化，脉象多弦等。

（2）辨证要点：局部胀痛，疼痛部位不固定。

5. 气逆证 是指气机升降失常，逆而向上所表现的证候。气逆证常与肺、胃、肝三脏有关。

（1）临床表现：肺气上逆则见咳嗽频作，呼吸喘促；胃气上逆则见恶心，呃逆，嗳气，呕吐；肝气上逆则见头晕，目眩，晕厥，吐血等。

（2）辨证要点：肺气上逆临床以咳嗽，气喘为辨证要点；胃气上逆以恶心，呕吐，呃逆，嗳气为辨证要点；肝气上逆则以头痛，眩晕等常因情志因素所致为辨证要点。

6. 气闭证 是指邪气阻闭神机或脏器、官窍，以致该部位气机发生严重的闭阻不通而形成的急重证候。

（1）临床表现：突然昏厥，神志不清，牙关紧闭，呼吸气粗，声高，或二便闭塞，脉沉弦有力等。

（2）辨证要点：突发昏厥或神明失用，九窍不通。

二、血病辨证

血行百脉之中，外荣四肢百骸，内注五脏六腑，以养全身。根据血的病理生理特点，血病分为：血虚证、血脱证、血瘀证、血热证、血寒证。

1. 血虚证 指血液亏虚，不能濡养脏腑、经络及全身组织所致的虚弱证候。

（1）临床表现：面色淡白或萎黄，眼睑、口唇、舌质、爪甲色淡，头晕目眩，两目干涩，心悸怔忡，健忘，神疲，手足发麻，或妇女月经量少、色淡、延期甚或经闭，舌淡苔白，脉细无力等。

（2）辨证要点：面、睑、唇、舌色白及全身虚弱证候为辨证要点。

2. 血脱证 是指突然大量出血或长期反复出血，以致血液亡脱而形成的危重证候。

（1）临床表现：面色苍白，头晕，眼花，心悸，气短，四肢逆冷，大汗淋漓，舌色枯白，脉微欲绝等。

（2）辨证要点：严重失血病史与面色苍白、心悸、脉微等血液的脱失表现并见为辨证要点。

3. 血瘀证 是指脏腑功能失调，血行受阻，或离经之血未能及时消散或排出体外所致的证候。

（1）临床表现：痛如针刺，痛有定处，拒按，常在夜间加剧；肿块在体表呈青紫色；在腹内者，坚硬按之不移，称为癥积；出血反复不止，色泽紫暗，中夹血块；肌肤甲错，口唇、爪甲紫暗，舌紫暗或有瘀斑，脉涩等。瘀血阻滞于不同脏器、组织而有不同的证名，如心脉瘀阻证、瘀阻脑络证、胃肠血瘀证、肝经血瘀证、瘀滞胸膈证、下焦瘀血证、瘀滞肌肤证、瘀滞脉络证等，并表现出各自脏器、组织的证候特点。

血瘀与气滞可互为因果，或同时为病，而形成气血瘀滞证；血瘀可与痰、热等合并为病，形成痰瘀互结证、瘀热互结证；瘀血内阻可导致血虚、水停等病理改变。

（2）辨证要点：痛如针刺，痛有定处，拒按，肿块，唇、舌、爪甲紫暗，脉涩等。

4.血热证　是指外感热邪，侵犯血分，或脏腑火热炽盛，热迫血分所致的证候。血热证既可见于外感病，也可见于妇科月经病与外科疮疡病以及其他杂病之中。

（1）临床表现：身热夜甚，或潮热，口渴，面赤，心烦，失眠，躁扰不宁，甚或狂乱、神昏谵语，或见各种出血，色深红，或斑疹显露，或为疮痈，舌绛，脉数疾等。

（2）辨证要点：出血及热象表现共见为辨证要点。

5.血寒证　是指寒邪客于血脉，凝滞气机，血行不畅所表现的证候。血寒证属实寒证的范畴，寒滞肝脉证、寒凝胞宫证、寒凝脉络证等均属于血寒证。

（1）临床表现：畏寒，手足或少腹等患处冷痛拘急，得温痛减，肤色紫暗发凉；或为痛经，月经愆期，经色紫暗，夹有血块，唇舌青紫，苔白滑，脉沉迟弦涩等。

（2）辨证要点：手足或局部冷痛，肤色紫暗。

三、气血同病辨证

人体气与血之间具有相互依存、相互资生、相互为用的密切关系。气病或血病发展到一定的程度，往往影响到另一方的生理功能而发生病变，从而表现为气血同病的证候。

临床常见的气血同病证候有气虚血瘀证、气滞血瘀证、气血两虚证、气不摄血证及气随血脱证等。

1.气虚血瘀证　是指气虚无力运血，血行瘀滞而出现的证候。本病多由久病或年高气虚，渐致瘀血内停而引起。另外，中风病后出现的半身不遂、语言謇涩，如兼有气虚的证候也属此证型。

（1）临床表现：体倦乏力、少气懒言，疼痛如刺，或胸胁刺痛不移而拒按，面色淡白或晦涩，舌淡暗或有瘀斑，脉沉涩等。

（2）辨证要点：气虚与血瘀表现共见为辨证要点。

2.气滞血瘀证　是指气机郁滞而致血行不畅所出现的证候。本证多因情志不遂，或外邪侵袭，或跌仆外伤所致。

（1）临床表现：胸胁胀闷、窜痛，急躁易怒，或兼胁下痞块，刺痛拒按，妇女可有闭经、痛经，或经色暗紫夹有血块，舌质紫暗，或有瘀斑，脉涩等。

（2）辨证要点：气滞表现与血瘀表现共见为辨证要点。

3.气血两虚证　是指久病，耗伤气血或气虚不能生血所出现的证候。

（1）临床表现：体倦乏力，少气懒言，头晕目眩，自汗，心悸失眠，面色淡白或萎黄，舌淡而嫩，脉细弱等。

（2）辨证要点：气虚和血虚表现共见为辨证要点。

4.气不摄血证　是指气虚不能统摄血液，气随血耗而出现失血的证候。

（1）临床表现：体倦乏力，少气懒言，眩晕自汗，吐、衄、便血，崩漏，皮下瘀斑，面白无华，舌淡，脉细等。

（2）辨证要点：气虚和出血表现共见为辨证要点。

5.气随血脱证　是指阳气随出血而亡脱的证候。本证多见于肝、胃、肺本有宿疾，而脉道突然破裂，或外伤或崩中等引起的急性大量出血。

（1）临床表现：大出血时突然出现面色苍白，四肢厥冷，大汗淋漓，甚至昏厥，舌淡，脉微欲绝，或浮大而散等。

（2）辨证要点：出血与亡阳证表现共见为辨证要点。

四、津液病辨证

津液是指人体正常水液的总称，有滋养脏腑、润滑关节、濡养肌肤等作用，其生成与输布，主要与脾的运化、肺的通调、肾的气化功能有密切关系。根据津液的病理生理特点可分为水饮停聚（痰证、饮证、水肿）和津液不足证。

（一）水饮停聚

凡外感六淫，内伤七情，影响肺、脾、肾输布排泄水液功能者，皆能成为水液停聚的病证。主要包括痰证、饮证及水肿。

1.痰证　是指痰浊停聚于脏腑、经络、组织之间所引起的病证。

（1）临床表现：痰浊停滞的部位不同，临床表现也不相同。①痰阻于肺，可见咳嗽喘促、胸闷咯痰。②痰阻于胃，可见脘闷不舒、纳呆恶心、呕吐痰涎。③痰阻清窍则见头晕目眩。④痰蒙心神，可见神昏、癫、狂等。⑤痰阻经络，可见肢体麻木、半身不遂、乳癖等。⑥痰结皮下，可见瘰疬、瘿瘤、痰核。⑦痰阻于咽喉，可见梅核气。

（2）辨证要点：痰证辨证以咳吐痰涎，痰量多，喉中痰鸣，舌苔腻，脉滑等为要点。

2.饮证　是指水饮停滞于脏腑、组织之间，气机受阻所出现的证候。根据饮停主要部位的不同，将饮分为：痰饮（饮停于胃肠）、悬饮（饮停于胸胁）、溢饮（饮停于四肢）、支饮（饮停于肺）。

（1）临床表现：①痰饮：脘腹胀满而痛，胃中有振水声，呕吐痰涎清稀，口不渴或渴不欲饮，头目眩晕，或肠间水声辘辘，舌苔白滑或黄腻，脉弦滑等。②悬饮：胸胁胀痛，咳唾、转侧、呼吸时疼痛加剧，气短息促，舌苔白，脉沉弦等。③溢饮：肢体疼痛而沉重，甚则肢体浮肿，小便不利，或见发热恶寒而无汗，咳喘痰多泡沫，舌苔白，脉弦紧等。④支饮：咳喘胸满，甚则不能平卧，痰如白沫、量多，久咳面目浮肿，舌苔白腻，脉弦紧等。

（2）辨证要点：①痰饮以胃肠有水声，脘腹胀满为辨证要点。②悬饮以胸胁胀满疼痛、咳唾引痛为辨证要点。③溢饮以身体疼痛而沉重，甚则肢体浮肿为辨证要点。④支饮以喘咳、吐清稀泡沫痰为辨证要点。

3. 水肿　是指水湿邪气停聚体内，泛溢于肌肤所引起的面目、四肢、胸腹甚至全身浮肿的病证。临床分为阳水与阴水。

（1）阳水：水肿性质属热、属实者为阳水。多因外感风邪或水湿浸注，或湿热内蕴，或疮疖余毒未尽等因素引起。临床常见两个证型：①风水相搏证：指风邪侵袭，肺失宣降，不能通调水道，水湿泛溢肌肤所表现的证候。本证多由外感风邪，肺卫受病，宣降失常，通调失职，以致风遏水阻，风水相搏，泛溢肌肤而成。临床表现：眼睑头面先肿，继而遍及全身，小便短少，来势迅猛，皮肤薄而亮，并兼有恶寒，发热，无汗，舌苔薄白，脉浮紧。或兼见咽喉肿痛，舌红，脉浮数。水肿骤起，先从眼睑头面开始，小便短少，兼卫表症状为本证辨证要点。②湿邪困脾证：是指水湿浸淫，脾土受困而致脾胃运化失职，水泛肌肤而致水肿。临床表现：全身水肿，来势较缓，按之没指，肢体沉重困倦，小便短少、脘闷纳呆、泛恶欲吐、舌苔白腻，脉沉；若化热则小便少黄，舌红苔黄腻，脉沉数或滑数。全身水肿及脾胃运化失职表现共见为辨证要点。

（2）阴水：是指机体阳气虚衰，蒸化无力，以致水湿内停，泛溢于肌肤所形成的病证。其性质属本虚标实。临床表现：水肿，腰以下为甚，按之凹陷不起，小便短少，脘闷腹胀，纳呆便溏，面色㿠白，神倦肢困，舌淡，苔白滑，脉沉。或水肿日益加剧，小便不利，腰膝酸冷，四肢不温，畏寒神疲，面色㿠白或灰滞，舌淡胖苔白滑，脉沉迟无力。水肿缓慢，从足开始，腰以下肿甚为辨证要点。

（二）津液不足证

津液不足又称津亏、津伤。津液不足证是指由于津液亏少，脏腑组织器官失去其濡养所出现的证候，属内燥证。

1. 临床表现　肌肤、口、鼻、唇、舌、咽不同程度的干燥现象及小便短少，大便秘结，舌红少津、脉细数等。

2. 口唇舌咽干燥，尿少便干为辨证要点。

第三节　脏腑辨证

脏腑辨证是指在认识脏腑生理功能、病变特点的基础上，对四诊所收取的疾病资料进行综合分析，进而确定其所属脏腑证型，为临床治疗提供依据的一种辨证归类方法，是中医辨证体系中重要的组成部分。

脏腑辨证包括脏病辨证、腑病辨证、脏腑兼证辨证三个部分，其中脏病辨证是脏腑辨证的主要内容。

一、肝与胆病辨证

（一）肝生理功能与病变表现

肝藏于右胁内，具有主疏泄、主藏血的功能，开窍于目，其体在筋，其华在爪。其经脉分布于两胁，下抵少腹，绕于阴部。肝病时肝脏疏泄不畅，肝不藏血，阴血亏虚，筋脉失养，进而动风化火，故临床主要表现为情志抑郁，急躁易怒，胸胁、乳房、少腹胀痛或窜痛，肢体震颤，手足抽搐，目赤肿痛，月经不调，少腹阴部坠胀冷痛等。

（二）胆道生理功能与病变表现

胆主储藏和排泄胆汁，主勇怯。胆的常见症状有：胆怯易惊，惊悸不宁，口苦、黄疸等。

（三）肝胆病常见证候

肝胆病常见证候有：肝血虚证、肝阴虚证、肝郁气滞证、肝火炽盛证、肝阳上亢证、肝风内动证、寒滞肝脉证、肝胆湿热证、胆郁痰扰证。

1. 肝血虚证　肝血虚证是指血液亏虚，肝及其体窍组织器官失于濡养所表现的虚弱证候。

（1）临床表现：眩晕耳鸣，面白无华，视物模糊或夜盲，爪甲不荣；或见肢体麻木，关节拘急不利，手足震颤，肌肉瞤动；妇女月经量少色淡，甚则闭经；舌淡，脉细。

（2）辨证要点：头昏晕，视力减退或夜盲，肢麻震颤及血虚症状。

2. 肝阴虚证　是指阴液亏损，肝失润养，虚热内扰所表现的虚热证候。

（1）临床表现：头晕耳鸣，两目干涩，视力减退，面部烘热或颧红，口燥咽干，五心烦热，潮热盗汗，或胁肋隐隐灼痛，舌红少津，脉弦细数。

（2）辨证要点：眩晕、耳鸣、目涩、面部烘热及虚热症状。

（3）肝血虚证、肝阴虚证鉴别：二症临床均常见头晕目眩，目部干涩，视物昏花，或肢麻手颤等，区别在于前者伴有血虚表现；后者伴用阴虚内热表现。

3.肝郁气滞证（又称肝气郁结证）　是指肝的疏泄失常，以致气机郁滞不畅所表现的证候。

（1）临床表现：胸胁或少腹胀闷窜痛，情志抑郁或易怒，喜太息，或咽部异物感，或见瘿瘤、瘰疬、乳癖、胁下积块；妇女可见乳房胀痛、月经不调、痛经，甚则闭经，舌淡红，苔薄白，脉弦。

（2）辨证要点：情志因素，抑郁、太息、胸胁或少腹胀痛症状及气滞表现。

4.肝火炽盛证　是指肝火内盛，疏泄太过，以致气火上逆所表现的实火证候。

（1）临床表现：头晕胀痛，面红目赤，耳鸣如潮，或耳内肿痛流脓，口苦咽干，急躁易怒，胁肋灼痛，不寐或噩梦纷纭，尿黄便结，或吐血、衄血，舌红苔黄，脉弦数。

（2）辨证要点：胁肋灼痛，头目胀痛，急躁易怒，口苦，耳鸣及里实热证表现。

5.肝阳上亢证　是指肝肾阴亏，水不涵木，以致肝阳上亢，阴亏于下表现的上盛下虚的证候。

（1）临床表现：眩晕耳鸣，头目胀痛，面红目赤，失眠多梦，急躁易怒，腰膝酸软，头重脚轻，舌红少津，脉弦有力或弦细数。

（2）辨证要点：眩晕耳鸣，头目胀痛，面赤烦躁，腰膝酸软等上盛下虚症状。

（3）肝火炽盛证与肝阳上亢证鉴别：二证均常见眩晕耳鸣，头目胀痛，面红目赤，急躁易怒，失眠多梦等症状。区别在于，前者常伴见口苦口渴，便秘尿黄，或胁肋灼痛，或突发耳鸣耳聋，或吐血衄血，舌红苔黄燥，脉弦数实热内盛表现；后者则伴见腰膝酸软，或头重脚轻等肾亏于下的表现。

6.肝风内动证　肝风内动证是指临床以眩晕、抽搐、震颤等具有"动摇"特点的症状为主要特征的一类证候，属内风。临床常见有肝阳化风、热极生风、阴虚动风和血虚生风等证。

（1）肝阳化风证：是指肝肾阴亏，阴不制阳，以致肝阳亢逆无制而化风所表现的证候。①临床表现：眩晕欲仆，头摇头痛，语言謇涩，项强肢颤，手足麻木，步履不稳，舌红脉弦细；或突然昏倒，不省人事，口眼㖞斜，半身不遂，舌强不语，喉中痰鸣，舌红苔黄腻，脉弦有力。②辨证要点：眩晕，肢麻，震颤，甚者突然昏倒，口眼㖞斜，半身不遂等。③肝阳上亢证与肝阳化风证鉴别：二证均有眩晕头痛，头重脚轻等表现，但前者常以腰膝酸软，健忘，失眠多梦，面部烘热，或五心烦热，肝肾阴亏，虚阳内扰为主症；后者则以突然肢麻手颤，语言謇涩，甚者突然半身不遂，口眼㖞斜，或卒倒神昏，舌强不语等动风表现为主症。

（2）热极生风证：是指里热炽盛，燔灼肝经，引动肝风所表现的证候。①临床表现：高热神昏，躁扰如狂，四肢抽搐，颈项强直，甚至角弓反张，两目上视，牙关紧闭，舌红绛苔黄燥，脉弦数。②壮热，神昏与四肢抽搐等实风内动症状共见为辨证要点。

（3）阴虚动风证：是指肝阴亏虚，筋脉失养，以致虚风萌动所表现的证候。①临床表现：手足蠕动，眩晕耳鸣，潮热盗汗，颧红咽干，形体消瘦，舌红少苔，脉细数。②手足震颤，蠕动与虚热症状共见为辨证要点。

（4）血虚生风证：是指肝血亏虚，筋脉失养，虚风内动所表现的证候。①临床表现：手足震颤，肌肉瞤动，肢体麻木，关节拘急不利，眩晕耳鸣，头晕眼花，面色无华，爪甲不荣，舌淡脉细。②本证以眩晕，肢体震颤，手足麻木，肌肉瞤动，皮肤瘙痒与血虚症状共见为辨证要点。③肝风四证的鉴别，见表2-1。

表2-1　肝风四证鉴别

证候	性质	主症	兼症	舌象	脉象
肝阳化风证	上实下虚证	眩晕欲仆，头摇肢颤，言语謇涩或舌强不语	手足麻木，步履不正	舌红，苔黄腻	弦
热极生风证	热证	手足抽搐，颈项强直，两目上视，牙关紧闭，角弓反张	高热神昏，躁热如狂	舌质红绛	弦数
阴虚动风证	虚证	手足蠕动	五心烦热，潮热盗汗，口咽干燥，形体消瘦	舌红少津	弦细数
血虚生风证	虚证	手足震颤，肌肉瞤动，关节拘急不利，肢体麻木	眩晕耳鸣，面白无华	舌淡苔白	弦细

7. 寒滞肝脉证　是指寒邪侵袭肝脉，以致肝脉寒凝气滞所表现的实寒证候。

（1）临床表现：少腹牵引阴部坠胀冷痛，或阴囊收缩引痛，或见巅顶冷痛，干呕，形寒肢冷，遇寒加剧，得温痛减，舌淡苔白滑，脉沉弦或迟。

（2）辨证要点：少腹、前阴、巅顶冷痛，遇寒痛甚，得温痛减及实寒症状。

8. 肝胆湿热证　见脏腑兼证辨证。

9. 胆郁痰扰证　是指痰热内盛，内扰胆腑，以致胆气不宁所表现的证候。

（1）临床表现：胆怯易惊，惊悸不宁，烦躁不安，失眠多梦，眩晕耳鸣，胸胁满闷，口苦欲呕，舌红苔黄腻，脉弦数。

（2）辨证要点：胆怯易惊或惊悸失眠及痰热症状。

二、心与小肠病辨证

（一）心的生理功能与病变表现

心居胸中，具有主血脉、主神志的功能，在体为脉，其华在面，开窍于舌，与小肠相表里。

心病的诊断主要是以心悸，怔忡，心烦，失眠，健忘，精神错乱，神志昏迷，心胸憋闷或疼痛，舌体肿痛生疮等为依据。

（二）小肠生理功能与病变表现

小肠位居腹腔，主泌别清浊，小肠病变常见腹胀、腹痛、肠鸣、腹泻，以及某些小便异常等症状。

（三）心与小肠病常见证型

心与小肠病的常见证型有：心血虚证、心阴虚证、心气虚证、心阳虚证、心阳虚脱证、心火亢盛证、心脉痹阻证、痰蒙心神证、痰火扰神证、瘀阻脑络证、小肠实热证。

1. 心血虚证　是指血液亏虚，心失濡养所表现的虚弱证候。

（1）临床表现：心悸怔忡，失眠多梦，健忘，眩晕，面色淡白或萎黄，唇舌色淡，脉细弱。

（2）辨证要点：心悸、健忘、失眠、多梦及血虚证表现。

2. 心阴虚证　是指阴液亏损，心失润养，虚热内扰所表现的虚热证候。

（1）临床表现：心悸怔忡，心烦，失眠多梦，五心烦热，潮热，盗汗，颧红，舌红少苔，脉细数。

（2）辨证要点：心悸、心烦、失眠、多梦及阴虚证表现。

（3）心血虚与心阴虚鉴别：共有症：心悸、失眠、多梦。因心血虚证主要是心血亏虚，心神失养所致，故除共有症外常有健忘及面、唇淡白无华，头晕眼花，舌色浅淡等血虚失荣表现；心阴虚证因阴虚阳盛，虚热内扰，故临床除共有症外，常可伴见心烦、手足心热或骨蒸潮热、颧红、盗汗等阴虚内热表现。

3. 心气虚证　是指心气不足，鼓动无力，心功能减退所表现的虚弱证候。

（1）临床表现：心悸怔忡，胸闷气短，神疲乏力，动则诸症加剧，自汗，面色淡白，舌淡苔白，脉弱。

（2）辨证要点：心悸怔忡及气虚表现。

4. 心阳虚证　是指心阳虚衰，温运失司，虚寒内生，心功能减退所表现的虚寒证候。

（1）临床表现：心悸怔忡，心胸憋闷，或心痛，气短自汗，畏寒肢冷，面色㿠白，舌淡胖，苔白滑，脉沉迟无力或微细，或结代。

（2）辨证要点：心悸怔忡、心胸闷痛及虚寒症状。

5. 心阳虚脱证　是指心阳衰极，阳气欲脱，心力衰竭所表现的危重证候。

（1）临床表现：在心阳虚证表现的基础上，更见突然冷汗淋漓，四肢厥冷，呼吸微弱，面色苍白，或胸痛暴作，口唇青紫，甚或神志模糊，昏迷不醒，舌淡或淡紫，脉微细欲绝。

（2）辨证要点：心悸怔忡，胸痛剧烈，冷汗肢厥，脉微欲绝等阳气亡脱表现。

6. 心火亢盛证　是指心火内炽，心神被扰，火热上炎或下移，或内迫血分所表现的实热证候。

（1）临床表现：心烦失眠，面赤口渴，尿黄便结，或生舌疮，腐烂疼痛，或吐血、衄血，或小便赤、涩、灼、痛，甚或狂躁，神昏谵语，舌尖红绛，脉数有力。

（2）辨证要点：烦热心烦，失眠，或伴吐血、衄血等，或伴小便赤、涩、灼、痛，或舌体红肿疼痛或生疮及实热证表现。

7. 心脉痹阻证（又称心血瘀阻证，或心脉瘀阻证）　是指瘀血内停、痰浊停聚、阴寒凝滞、气滞阻滞等因素阻滞心脏脉络，以致心脏脉络痹阻不通所形成的证候。本证大多属本虚标实证。

（1）临床表现：心悸怔忡，心胸憋闷作痛，痛引肩背或内臂，时作时止，或痛如针刺，舌紫暗或见瘀点瘀斑，脉细涩或结代；或心胸闷痛，体胖痰多，身重困倦，舌苔白腻，脉沉滑；或突发剧痛，遇寒加重，得温痛减，畏寒肢冷，舌淡苔白，脉沉迟或沉紧；或心胸胀痛、胁胀，善太息，脉弦。

（2）辨证要点：心悸怔忡，突发心胸憋闷剧痛。

8. 痰蒙心神证（又称痰迷心窍证）　是指痰浊内盛，蒙蔽心神，以致神志异常所表现的证候。

（1）临床表现：意识模糊，甚则昏不知人，或精神抑郁，表情淡漠，神志痴呆，喃喃独语，举止失常；或突然昏仆，不省人事，口吐涎沫，喉有痰声；并见面色晦滞，胸闷呕恶，舌苔白腻，脉滑。

（2）辨证要点：神志异常及痰浊内盛的表现。

9. 痰火扰神证（又称痰火扰心证）　是指痰火内盛，扰乱心神所表现的证候。

（1）临床表现：躁狂谵语，甚则狂越妄动，打人毁物，胡言乱语，哭笑无常，或见神昏谵语，或发热烦躁，面红目赤，口渴气粗，便秘尿黄，痰黄稠，喉间痰鸣，胸闷，心烦不寐，舌质红，苔黄腻，脉滑数。

（2）辨证要点：神志异常和痰火内盛表现。

（3）痰蒙心神与痰火扰神的鉴别：共同点：病位均在心，病因均有痰盛之因，症状均有心神失常的表现；不同点：前者属阴、属静，无火热躁动之象，故临床以神情痴呆，意识不清或抑郁，舌苔白腻，脉滑为主症；后者则属阳、属动，有明显的火热躁动之象，临床则以烦躁不宁，失眠多梦，或高热神昏谵语，或狂躁，舌红苔黄腻，脉滑数为主症。

10. 瘀阻脑络证　是指瘀血犯头，以致脑络阻滞所表现的证候。

（1）临床表现：头痛、头晕经久不愈，痛处固定不移，痛如锥刺，面晦不泽；或健忘、失眠、心悸；或神情不宁，喜笑如狂，谵语妄言；或头部外伤后昏不知人，舌质紫暗，或有瘀点瘀斑，脉细涩。

（2）辨证要点：头痛、头晕经久不愈及血瘀症状。

11. 小肠实热证　是指心火下移于小肠，以致小肠热盛，泌别清浊失司所表现的实热证候。

（1）临床表现：心烦口渴，口舌生疮，小便赤涩、尿道灼痛，或尿血，舌红苔黄，脉数。

（2）辨证要点：心火热炽及小便赤涩疼痛。

三、脾与胃病辨证

（一）脾生理功能与病变表现

脾位于中焦，具有主运化，主升和统血的功能。脾病的定位诊断以食欲减退，腹胀便溏，或浮肿，内脏下垂等常见症状为依据。

（二）胃生理功能与病变表现

胃主受纳、腐熟水谷，胃气以通降为顺。胃病的定位诊断：以胃脘部症状与食量改变及恶心、呕吐、嗳气、呃逆等为依据。

（三）脾胃病常见证型

脾胃病常见证型有：脾气虚证、脾虚气陷证、脾阳虚证、脾不统血证、寒湿困脾证、湿热蕴脾证、胃气虚证、胃阳虚证、胃阴虚证、胃火炽盛证、食滞胃脘证。

1. 脾气虚证　是指脾气不足，推动无力，以致脾运化功能减退所呈现的虚弱证候。

（1）临床表现：食欲减退，食后饱胀或腹胀，大便稀溏或先干后溏，神疲或体倦乏力，消瘦或虚肿，少气懒言，面色萎黄或淡白，排便无力，腹痛绵绵、喜按，肠鸣，口淡乏味，舌质淡或胖嫩、有齿痕，苔白润；脉缓弱或沉细弱或虚大。

（2）辨证要点：食少、腹胀、便溏及气虚症状。

2.脾虚气陷证　是指脾气亏虚，升举无力，以致气机下陷所呈现的证候。

（1）临床表现：脘腹坠胀，食后益甚，或便意频数，肛门坠胀，或久泻久痢不止，甚或脱肛，或子宫下垂，或小便混浊如米泔。常伴见肢倦乏力，少气懒言，声低无力，头晕目眩，面色萎黄，形体消瘦，食少便溏，舌质淡，苔薄白，脉缓弱。

（2）辨证要点：脘腹坠胀、内脏下垂等下陷表现及脾气虚症状。

3.脾阳虚证　是指脾阳不足，中焦虚寒，温运失常所表现的证候。

（1）临床表现：食少纳呆，脘腹胀满，大便溏薄清稀或完谷不化，腹部冷痛，喜温喜按，畏寒怯冷，四肢不温，口淡不渴，或周身浮肿，小便短少，或白带量大质稀，舌质淡胖或边有齿痕，苔白滑，脉沉迟无力。

（2）辨证要点：食少，腹胀或痛，喜温喜按，便溏及阳虚证。

4.脾不统血证　是指脾气亏虚，统血功能失常，血溢脉外，以各种出血为主要表现的证候。

（1）临床表现：便血，尿血，肌衄，齿衄，鼻衄，或妇女月经过多，崩漏等各种慢性出血表现。常伴见食少腹胀，便溏，面色无华或萎黄，神疲乏力，少气懒言，舌淡苔白，脉细弱。

（2）辨证要点：出血等脾气虚症状。

5.寒湿困脾证　是指寒湿内盛，困阻脾阳，以致脾失健运所呈现的寒湿证候。

（1）临床表现：脘腹痞闷胀痛，口腻纳呆，腹痛便溏，泛恶欲呕，口淡不渴，头身困重，面色晦黄，或肌肤面目发黄，黄而晦暗如烟熏，或肢体浮肿，小便短少，或妇女白带量多质稀，舌淡胖，苔白腻，脉濡缓。

（2）辨证要点：脘腹痞满，纳呆，呕恶，便溏等脾胃纳运失司及寒湿中阻表现。

6.湿热蕴脾证　是指湿热内生，蕴结中焦，以致脾运失常所呈现的湿热证候。

（1）临床表现：脘腹痞满，纳呆厌食，恶心呕吐，厌食油腻，口苦而黏，大便秘结，或便溏不爽，头身困重，或身黄、目黄，色泽鲜明如橘皮色，小便黄，或皮肤瘙痒，或身热起伏，汗出热不解，舌红苔黄腻，脉濡数。

（2）辨证要点：脘腹痞满，纳呆呕恶，便溏及湿热内盛的表现。

7.胃气虚证　是指胃气虚弱，胃失和降，受纳腐熟功能失常所表现的虚弱证候。

（1）临床表现：胃脘痞胀，食后胀甚，或隐隐作痛，按之觉舒，不思饮食，恶心呕逆，时作嗳气，或干呕反胃，面色萎黄，少气，神疲乏力，声低懒言，自汗眩晕，舌质淡，苔薄白，脉虚弱。

（2）辨证要点：食少，胃脘痞满或胀痛喜按及气虚症状。

8.胃阳虚证 是指阳气不足，胃失温养所呈现的胃的虚寒证候。

（1）临床表现：胃脘冷痛，时发时止，喜温喜按，食少脘痞，胃中水声辘辘，泛吐清水，畏寒肢冷，口淡不渴，舌淡胖，苔白滑，脉沉迟无力。

（2）辨证要点：胃脘冷痛，喜温喜按，或胃中水声辘辘，泛吐清水及阳虚症状。

9.胃阴虚证 是指胃阴不足，胃失濡润与和降所表现的证候。

（1）临床表现：胃脘隐隐灼痛，饥不欲食，或胃脘嘈杂，干呕呃逆，口燥咽干，烦渴思饮，大便干结，小便短少，或形体消瘦。舌红少津，苔少或剥脱苔，脉细数。

（2）辨证要点：胃脘嘈杂，隐隐作痛，饥不欲食及阴虚症状。

10.胃火炽盛证 是指胃火内盛，以致受纳腐熟亢进所表现的证候。

（1）临床表现：胃脘灼痛，吞酸嘈杂，消谷善饥，口苦口臭，或牙龈肿痛、糜烂，或口舌生疮，或吐血、衄血、便血。渴喜冷饮，小便短赤，大便干，舌红苔黄，脉滑数。

（2）辨证要点：胃脘灼痛，喜凉饮冷，消谷善饥，口臭，牙龈肿痛及实热症状。

11.食滞胃脘证 是指饮食不化，积滞于胃，以致胃失通降，受纳障碍所表现的证候。

（1）临床表现：胃脘胀满疼痛、拒按，嗳腐吞酸，厌食呕恶，或吐出酸腐食物，吐后胀痛得减，矢气便溏，泻下物酸腐臭秽，或便秘不通，舌苔厚腻，脉滑或沉实。

（2）辨证要点：脘腹胀满或胀痛拒按，纳呆呕恶，嗳腐吞酸，舌苔厚腻等食积不化表现。

四、肺与大肠病辨证

（一）肺的生理功能与病变表现

肺居胸中，具有主气、司呼吸、主宣发肃降、通调水道的功能，在体为皮毛，开窍于鼻，与大肠相表里。肺病诊断主要以咳嗽、气喘、咯痰，胸闷、胸痛等为主要依据。

（二）大肠的生理功能与病变表现

大肠位于腹腔，主传导，排泄糟粕，故大肠病变常见腹胀、腹痛、腹泻、便秘等症状。

（三）肺与大肠病常见证型

肺与大肠病常见证型有：肺气虚证、肺阴虚证、风寒犯肺证、风热犯肺证、燥邪犯肺证、肺热炽盛证、痰热壅肺证、痰湿阻肺证、饮停胸胁证、风水相搏证、虫积肠道证、肠热腑实证、肠燥津亏证、大肠湿热证。

1. 肺气虚证　是指肺气不足，推动无力，以致肺功能减弱所表现的虚弱证候。

（1）临床表现：咳喘无力，咳痰清稀，少气懒言，语声低怯，自汗、动则益甚，畏风，易于感冒，神疲体倦，面色淡白，舌淡苔白，脉弱。

（2）辨证要点：咳喘无力，动则益甚，咳痰清稀，或经常自汗、畏风，易于感冒及气虚证。

2. 肺阴虚证　是指由于肺阴不足，虚热内生所表现的证候。

（1）临床表现：干咳少痰，或痰少而黏，不易咯出，口燥咽干，形体消瘦，五心烦热，午后潮热，盗汗，颧红，或痰中带血，声音嘶哑，舌红少津，脉细数。

（2）辨证要点：干咳，或痰少而黏，不易咯出，或痰中带血等及阴虚内热证。

3. 风寒犯肺证　是指由于风寒之邪侵袭肺系，肺卫失宣所表现的证候。

（1）临床表现：咳嗽，痰稀色白，微有恶寒发热，鼻塞，流清涕，喉痒，或见身痛无汗，舌苔薄白，脉浮紧。

（2）辨证要点：咳嗽及风寒表证并见。

（3）风寒犯肺证与风寒表证鉴别：二证临床表现近似，但辨证要点各有侧重。前者以咳嗽及咳痰清稀为主症，兼见风寒表证，且表证一般较轻；后者以恶寒发热为主症，咳嗽无或有，即使出现亦很轻微。

4. 风热犯肺证　是指风热邪气侵袭肺系，肺卫受病所表现的证候。

（1）临床表现：咳嗽，痰稠色黄，发热微恶风寒，鼻塞，流浊涕，口微渴，或咽喉疼痛，舌尖红，苔薄黄，脉浮数。

（2）辨证要点：咳嗽为主，并见风热表证。

（3）风寒犯肺证与风热犯肺证鉴别：两证均属外感新病，均有咳嗽及表证表现。但前者为表寒证，见恶寒重发热轻，痰白清稀，流清涕，舌苔薄白，脉浮紧；后者为表热证，见发热重恶寒轻，痰少色黄，流浊涕，舌苔薄黄，脉浮数。

5. 燥邪犯肺证（又称肺燥证，或外燥证）　是指秋燥邪气侵犯肺卫，以致肺系津液受伤所表现的证候。因其有偏寒、偏热之不同，又有温燥、凉燥之分。

（1）临床表现：①温燥证指在秋季感受燥热之邪，即秋燥之偏于热者所表现的证候。临床表现：初起头痛身热、干咳无痰、咯黏痰，气逆而喘，咽喉干痛，鼻干唇燥，胸满胁痛，心烦口渴，舌苔白薄而燥，脉浮数或浮紧。②凉燥证（又称燥凉）指感受秋燥之邪而偏寒者所表现的证候。临床初起多见头痛身热，恶寒无汗，鼻塞流涕，状类风寒，然又见唇燥咽干，干咳连声，或胸满腹胀便秘，咳痰不爽，舌苔薄白而干，脉浮数或浮紧。

（2）辨证要点：干咳、口咽干燥及表证表现。

（3）燥邪犯肺证与肺阴虚证鉴别：两证均有干咳，痰少难咯或痰中带血的表现，但前者属外感新病，常兼有表证，干燥症状突出，无虚热之象；后者属久病内伤，不兼有表证，虚热内扰的症状明显。

6. 肺热炽盛证　是指热邪内盛于肺，以致肺失宣降所表现的实热证候。

（1）临床表现：咳嗽，气喘，鼻煽气灼，胸痛，咽喉红肿疼痛，发热，口渴，小便短赤，大便秘结，舌红苔黄，脉数。

（2）辨证要点：发热，咳喘等肺系症状及里实热证。

7. 痰热壅肺证　是指痰热互结，壅塞于肺而表现的肺经实热证候。

（1）临床表现：咳嗽痰稠色黄，气喘息粗，壮热口渴，鼻煽气灼，胸痛，咽喉红肿疼痛，或喉中痰鸣，或咳吐脓血腥臭痰，小便短赤，大便秘结，舌红苔黄或黄腻，脉数或滑数。

（2）辨证要点：咳喘，痰多黄稠，或胸痛，咳吐脓血腥臭痰及痰热内盛证候。

（3）痰热壅肺证与肺热炽盛证的鉴别：两者均有咳喘及里实热证的表现，但前者为痰热俱盛，咯痰量多黄稠，甚或咳吐脓血腥臭痰；后者为实热突出而痰不明显。

8. 痰湿阻肺证　是指寒邪与痰湿交并，壅滞于肺所表现的证候。

（1）临床表现：咳喘痰多，痰白清稀或黏稠，易咯，形寒肢冷，胸闷，或见喘哮痰鸣，舌淡苔白腻或白滑，脉濡缓或滑。

（2）辨证要点：咳喘，胸闷，痰多易咯。

9. 饮停胸胁证（也称"悬饮"）　是指水饮停于胸胁，气机受阻所表现的证候。

（1）临床表现：胸胁胀满疼痛，咳唾痛甚，气息短促，或眩晕，身体转侧或呼吸时胸胁部牵引作痛，舌苔白滑，脉沉弦。

（2）辨证要点：胸胁胀满疼痛，咳唾引痛。

10. 风水相搏证　是指风邪侵袭，肺失宣降，水湿泛溢肌肤所表现的证候。

（1）临床表现：眼睑头面先肿，继而遍及全身，小便短少，来势迅猛，皮肤薄而亮，并兼有恶寒，发热，无汗，舌苔薄白，脉象浮紧。或兼见咽喉肿痛，舌红，脉浮数。

（2）辨证要点：水肿骤起，眼睑头面先肿，小便短少，并兼表证症状。

11. 虫积肠道证　是指蛔虫等积滞肠道而表现的证候。

（1）临床表现：脐周腹痛时作，或胃中嘈杂，嗜食异物，大便排虫，面黄形瘦, 睡中龄齿, 或鼻痒, 面部出现白色虫斑, 白睛见蓝斑, 或突发腹痛, 按之有条索状, 甚至剧痛而汗出肢厥, 呕吐蛔虫。

（2）辨证要点：绕脐腹痛, 时作时止或大便蛔虫。

12. 肠热腑实证 是指有形热结肠腑所表现的里实热证候。

（1）临床表现：高热, 或日晡潮热, 脐腹部硬满疼痛, 拒按, 大便秘结, 或热结旁流, 气味恶臭, 汗出口渴, 甚则神昏谵语, 小便短黄, 舌质红, 苔黄厚而燥, 或焦黑起刺, 脉沉数有力, 或沉实有力。

（2）辨证要点：腹部胀满, 甚者硬痛拒按, 便秘及里热炽盛证候。

13. 肠燥津亏证 是指由于大肠阴津亏虚, 肠失濡润, 传导不利所表现的证候。

（1）临床表现：大便秘结, 干燥难下, 数日一行, 口干或口臭, 或伴见头晕, 舌红少津, 苔黄燥, 脉细涩。

（2）辨证要点：大便燥结, 难以排出及津亏失润。

14. 大肠湿热证 是指由于湿热侵犯肠道, 传导失职所表现的证候。

（1）临床表现：泄泻, 肛门灼热, 或下利赤白黏冻, 或暴注下泄, 色黄而臭, 腹痛, 里急后重, 小便短赤, 口渴, 或有恶寒发热, 或但热不寒, 舌红苔黄腻, 脉濡数或滑数。

（2）辨证要点：腹痛, 便下脓血, 里急后重或大便稀溏, 色黄气臭及湿热证候。

五、肾与膀胱病辨证

（一）肾的生理功能与病变表现

肾位于腰部, 具有藏精, 主生长发育与生殖、主水、主纳气的功能。其体为骨, 开窍于耳、二阴。肾病定位诊断常以腰膝酸困或疼痛, 小儿生长发育迟缓, 成人早衰, 性功能及生殖功能异常, 阳痿遗精, 经少或经闭, 以及水肿以下半身肿甚等常见症状为依据。

（二）膀胱生理功能与病变表现

膀胱具有储存和排泄尿液的功能, 故常见尿频、尿急、尿痛、尿闭以及遗尿、小便失禁等小便异常症状。

（三）肾与膀胱病常见证型

肾与膀胱病常见证型有：肾阳虚证、肾阴虚证、肾精不足证、肾气不固证、膀胱湿热证。

1. 肾阳虚证 是指肾脏阳气虚衰, 温煦失职, 气化无权所表现的虚弱证候。

（1）临床表现：腰膝酸软, 面色㿠白或黧黑, 头目眩晕, 精神萎靡, 形寒肢冷，尤以下肢为甚；或阳痿，妇女宫寒不孕；或大便久泻不止，完谷不化，五更泄泻；或浮肿，腰以下为甚，按之凹陷不起，甚则腹部胀满，全身肿胀，心悸咳喘，舌淡胖苔白，脉沉弱。

（2）辨证要点：腰膝酸软等肾功能活动减退表现与阳虚证并见。

2. 肾阴虚证　是肾脏阴精亏损，失于滋养，虚热内生所表现的证候。

（1）临床表现：腰膝酸痛，眩晕耳鸣，失眠多梦，男子阳强易举，遗精，妇女经少经闭，或见崩漏，形体消瘦，五心烦热，潮热盗汗，咽干颧红，溲黄便干，舌红少津，脉细数。

（2）辨证要点：腰膝酸痛，眩晕耳鸣，男子阳强易举，遗精，女子月经失调及阴虚内热症状。

3. 肾精不足证　是指肾中所藏之精亏损，其主生长发育、主生殖功能减退所表现的证候。

（1）临床表现：小儿发育迟缓，囟门迟闭，身材矮小，智力和动作迟钝，骨骼痿软；男子精少不育，女子经闭不孕，性功能减退；成人早衰，发脱齿摇，耳鸣耳聋，健忘恍惚，动作迟缓，足痿无力，精神呆钝等，舌淡，脉细弱。

（2）辨证要点：小儿生长发育迟缓，成人性功能及生殖功能减退或早衰表现。

4. 肾气不固证　是指肾气亏虚，封藏固摄无权所表现的证候。

（1）临床表现：腰膝酸软，面白神疲，听力减退，小便频数而清，或尿后余沥不尽，或遗尿，或小便失禁，或夜尿频多。男子滑精早泄，女子带下清稀，或胎动易滑，舌淡苔白，脉沉弱。

（2）辨证要点：小便频数清长，或滑精早泄，或经带清稀量多，或胎元不固。

（3）肾阳虚、肾阴虚、肾精不足、肾气不固四证鉴别：四证均有腰膝部位感觉异常与性功能的异常。其区别在于：肾阳虚证除共有症外，必然伴有虚寒症状，如畏寒肢冷、阳痿，或妇女宫寒不孕，或五更泄泻，或浮肿等；肾阴虚证除共有症外，还伴有虚热内扰与阴虚失润的表现，如失眠多梦、阳强易举、遗精早泄、潮热盗汗、咽干颧红、尿黄便干；肾精不足证则主要伴见小儿生长发育迟缓，或成人生殖功能障碍或早衰表现；肾气不固主要伴见二便、精关、胎元等失固表现。

5. 膀胱湿热证　是指湿热蕴结膀胱，气化失司所表现的证候。

（1）临床表现：尿频尿急，排尿灼热涩痛，小便短赤，小腹胀闷，或伴有发热腰痛，或尿血，或尿有砂石，舌红苔黄腻，脉数。

（2）辨证要点：尿频，尿急，尿痛，尿黄，或尿血，或尿有砂石及湿热表现。

六、脏腑兼证辨证

（一）脏腑兼证介绍

脏腑兼证是指两个或两个以上脏腑的病证同时并见的证候，多发生于生理、病理上联系密切的脏腑之间。根据脏腑病证出现的先后因果关系，可有脏病及脏、脏病及腑、腑病及腑和腑病及脏等多种形式。临床辨证时，对脏腑兼证证型必须注意辨清先后、主次、因果等关系，明确其病理机制，只有这样才能准确地辨证论治。

（二）脏腑兼证常见证型

脏腑兼证常见的证型有心肾不交证、心肾阳虚证、心肺气虚证、心脾两虚证、心肝血虚证、脾肺气虚证、肺肾气虚证、肺肾阴虚证、肝火犯肺证、肝胆湿热证、肝胃不和证、肝脾不调证、肝肾阴虚证、脾肾阳虚证等。

1. 心肾不交证　是指心肾水火既济失调所表现的阴虚阳亢证候。

（1）临床表现：心烦失眠，惊悸多梦，头晕，耳鸣，腰膝酸软，梦遗，口燥咽干，五心烦热，潮热盗汗，舌红少苔，脉细数。

（2）辨证要点：心烦、失眠、腰酸、耳鸣、梦遗等及虚热症状。

2. 心肾阳虚证　是指心肾阳气亏虚，机体失温，心肾功能减退表现的虚寒证候。

（1）临床表现：心悸怔忡，形寒肢冷，肢体浮肿，小便不利，神疲乏力，腰膝酸冷，唇甲青紫，舌淡紫，苔白滑，脉弱。

（2）辨证要点：心悸怔忡、肢体浮肿及虚寒症状。

3. 心肺气虚证　是指心肺气虚，推动无力，两脏功能减退表现的虚弱证候。

（1）临床表现：心悸怔忡，胸闷气短，咳喘，动则尤甚，吐痰清稀，神疲乏力，声低懒言，自汗，面色淡白，舌淡苔白，或唇舌淡紫，脉弱或结代。

（2）辨证要点：心悸胸闷，咳喘无力，动则喘甚等心肺功能减退的表现及气虚症状。

4. 心肝血虚证　是指心肝两脏血虚，相关组织器官失养所表现的血虚证候。

（1）临床表现：心悸怔忡，失眠健忘，头晕目眩，视物模糊，肢体麻木、震颤、拘挛，爪甲不荣，或月经量少色淡、甚则闭经，面色淡白，舌淡白，脉细。

（2）辨证要点：心悸、失眠、眩晕、肢麻等及血虚症状。

5. 心脾两虚（气血）证　是指心血不足，脾气亏虚表现的虚弱证候。

（1）临床表现：心悸怔忡，失眠多梦，头晕健忘，食欲不振，腹胀便溏，神疲乏力，面色萎黄或淡白，或见皮下紫斑，月经色淡、淋漓不尽，舌淡白，脉细弱。

（2）辨证要点：心悸，多梦、食少腹胀，或兼慢性失血等及气血亏虚症状。

（3）心脾两虚证与心肝血虚证鉴别：两证均可见心悸、失眠、多梦等心血亏虚，心神失养表现。不同点在于：前者兼有食少、腹胀、便溏、慢性失血等脾气亏虚，统血无权症状；后者则兼有眩晕、肢麻、视物模糊、月经量少等肝血不足，官窍、组织失养症状。

6.脾肺气虚证 是指脾肺两脏气虚，功能减退所表现的虚弱证候。

（1）临床表现：久咳不止，气短而喘，咯痰清稀，食欲不振，腹胀便溏，声低懒言，神疲乏力，或兼面部虚浮，下肢微肿，面白少华，舌淡，苔白滑，脉弱。

（2）辨证要点：咳喘短气、痰液清稀、食少便溏等及气虚证候。

7.肺肾气虚证 是指肺肾两脏气虚，以呼吸功能障碍和水液代谢失常为主要改变所形成的证候。

（1）临床表现：咳嗽无力，气短而喘，呼多吸少，气不接续，动则尤甚，吐痰清稀，自汗乏力，耳鸣，腰膝酸软，舌淡紫，脉弱。

（2）辨证要点：久病咳喘、呼多吸少等表现及气虚证候。

（3）心肺气虚、脾肺气虚、肺肾气虚三证鉴别：三证均可见咳喘、气短、咯痰清稀等肺气亏虚、宣降失司的表现。不同点在于：心肺气虚证兼见心悸怔忡、胸闷等心气不足的症状；脾肺气虚证兼见食少、腹胀、便溏等脾失健运的症状；肺肾气虚证则兼见呼多吸少、气不接续、腰膝酸软等肾虚摄纳无权的症状。

8.肺肾阴虚证 是指肺肾两脏阴液亏虚，虚火内扰所表现的虚热证候。

（1）临床表现：咳嗽痰少，或痰中带血，或声音嘶哑，腰膝酸软，口燥咽干，骨蒸潮热，盗汗，颧红，形体消瘦，男子遗精，女子经少，舌红少苔，脉细数。

（2）辨证要点：干咳、少痰、腰酸、遗精等肺肾功能失常表现及虚热证候。

9.脾肾阳虚证 是指脾肾阳气亏虚，机体失于温养，功能减退表现的虚寒证候。

（1）临床表现：形寒肢冷，腰膝、下腹冷痛，久泻久痢不止，或五更泄泻，完谷不化，便质清冷，或全身水肿，小便不利，面色㿠白，舌淡胖，苔白滑，脉沉迟无力。

（2）辨证要点：久泻久痢、水肿、腰腹冷痛及虚寒症状。

（3）脾肾阳虚与心肾阳虚两证鉴别：两证均可见形寒肢冷、腰膝酸软、水肿、小便不利、舌淡胖、苔白滑等肾阳虚衰、水湿内停的相似证候。不同点在于：前者必兼久泻久痢、便质清冷等脾阳亏虚、运化无权的症状；后者则以心悸怔忡、唇甲紫暗等心阳虚衰、血行不畅症状最为明显。

10.肝火犯肺证 是指肝经气火盛，上逆犯肺，以致肺失宣降所表现的实热证候。

（1）临床表现：胸胁灼痛，急躁易怒，头胀头晕，面红目赤，烦热口苦，咳嗽阵作，痰黄稠黏，甚则咳血，舌质红，苔薄黄，脉弦数。

（2）辨证要点：急躁易怒，面红目赤，胸胁灼痛，咳喘痰黄等表现及实热证候。

11. 肝胆湿热证　是指湿热内蕴，肝胆失于疏泄所表现的湿热证候。

（1）临床表现：胁肋胀痛，纳呆腹胀，口苦厌油，泛恶欲呕，身目发黄，大便不调，小便短黄，或寒热往来，舌红，苔黄腻，脉弦滑数。或为阴部潮湿、瘙痒、湿疹，阴器肿痛，带下黄臭等。

（2）辨证要点：胁肋胀痛、身目发黄，或阴部瘙痒、带下黄臭及湿热证候。

（3）肝胆湿热与湿热蕴脾两证鉴别：两证均可见发热、纳呆、恶心、黄疸、苔黄腻等湿热壅滞的相似证候。不同点：前者病在肝胆，故胁肋胀痛明显，或见阴痒等肝经湿热症状；后者病位在脾，并无胁肋胀痛，而以腹胀、便溏不爽等症状明显。

12. 肝胃不和证　是指肝气郁结，横逆犯胃，胃失和降所表现的证候。

（1）临床表现：胃脘、胁肋胀痛或窜痛，呃逆，嗳气，吞酸嘈杂，饮食减少，情绪抑郁，善太息，或烦躁易怒，舌淡红，苔薄白或薄黄，脉弦。

（2）辨证要点：脘胁胀痛、嗳气、吞酸、情绪抑郁等。

13. 肝脾不调证　是指肝失疏泄，脾失健运所表现的证候。

（1）临床表现：胸胁胀满窜痛，善太息，情志抑郁，或急躁易怒，纳呆腹胀，便溏不爽，肠鸣矢气，或大便溏结不调，或腹痛欲泻，泻后痛减，舌苔白，脉弦或缓弱。

（2）辨证要点：胸胁胀痛、情志抑郁、腹胀、便溏等。

（3）肝胃不和、肝郁脾虚、胃肠气滞三证鉴别：三证均可见腹胀痛等气机不畅的表现。不同点在于前两者为肝经气机郁滞，常见胸胁胀痛、情志抑郁或烦躁等症，但肝胃不和证兼见胃脘胀痛、嗳气、呃逆等胃失和降症状；肝郁脾虚证兼食少、腹胀、便溏不爽或溏结不调等脾运失健症状；而胃肠气滞证以脘腹胀痛走窜、嗳气、肠鸣、矢气等为主要表现。

14. 肝肾阴虚证　是指肝肾阴液亏虚，机体失于濡养，虚热内扰所表现的虚热证候。

（1）临床表现：头晕目眩，耳鸣健忘，胁部隐痛，腰膝酸软，失眠多梦，口燥咽干，五心烦热，或低热颧红，男子遗精，女子月经量少，舌红少苔，脉细数。

（2）辨证要点：腰酸，胁痛，眩晕，耳鸣，遗精及虚热证候。

（3）心肾不交、肺肾阴虚、肝肾阴虚三证鉴别：三证均可见腰膝酸软、耳鸣、遗精等肾阴不足、阴虚内热的表现。但不同点在于心肾不交证常兼心烦失眠、惊悸多梦等心阴亏虚、虚火扰神症状；肺肾阴虚证常兼干咳、痰少难咯等肺阴亏虚、肺失清肃症状；肝肾阴虚证则兼胁痛、目涩、眩晕等肝阴亏虚、肝络失滋，肝阳偏亢症状。

第四节　六经辨证

六经辨证是东汉医家张仲景在《伤寒杂病论》一书中创立的辨证纲领。它是以阴阳为纲，以六经及其所属脏腑的生理、病理变化为基础，对外感病发生发展过程中不同阶段所表现的不同证候进行分析、综合、归纳，概括为太阳病、阳明病、少阳病（合成三阳病），太阴病、少阴病、厥阴病（合成三阴病），用以阐明外感病不同阶段病变所在部位、邪正斗争关系、病势进退缓急等情况，并以此作为论治的依据，这就是六经辨证。主要适应于外感风寒所引起的伤寒病的辨证论治。

六经病证

（一）太阳病证

太阳之经上自头项，下至背足，循行人体最外围，且太阳之经统摄营卫之气，外应皮毛，故主一身之表，为人身之藩篱。风寒之邪外袭人体，太阳经必然首当其冲，以致太阳经功能失常而表现为太阳病证。

太阳病的主要脉症是"恶寒，头项强痛，脉浮"。临证见此即可诊断为太阳病。病邪侵犯太阳，随其浅深不同而又有太阳经证、太阳腑证之分。

1. 太阳经证　指风寒之邪侵犯人体肌表，正邪抗争，营卫失和所表现的证候。太阳经证为伤寒病的初起阶段，由于感受风寒邪气偏重不同或体质的差异，本证临床又分太阳伤寒证与太阳中风证。

（1）太阳中风证：是指以风邪为主的风寒邪气侵袭太阳经脉，使营卫不和而表现的证候。临床主要表现为恶风，发热，头项强痛，自汗出，鼻鸣，干呕，脉浮缓等。恶风，汗出，脉浮缓为辨证要点。

（2）太阳伤寒证：是以寒邪为主的风寒邪气侵犯太阳经脉，导致卫阳被遏，营阴郁滞所表现的证候。临床表现为恶寒，发热，头项强痛，周身或关节疼痛，无汗而喘，呕逆，脉浮紧等。恶寒，无汗，脉浮紧为太阳伤寒证辨证要点。

（3）太阳伤寒证与太阳中风证的鉴别：共同点：同为太阳病经证，均有恶风寒、头身痛，脉浮等；区别是前者以感寒邪为主，体质较强，且无汗，脉浮紧，后世称表实证；后者以感风邪为主，体质较弱，并见有汗，脉浮缓，后世称表虚证。

2. 太阳腑证　太阳腑证是指太阳经证邪气不解，内传入腑，使下焦不通所表现的证候。根据病因、病机、病位的不同，分为太阳蓄水证和太阳蓄血证。

（1）太阳蓄水证：是指太阳经证未解，内传膀胱之腑，以致邪与水结，膀胱气化不利所表现的证候。临床表现为发热，恶寒，汗出，少腹满，小便不利，消渴，或水入则吐，脉浮或浮数。太阳经证及小便不利、小腹胀满或渴欲饮水，或水入即吐为本证辨证要点。

（2）太阳蓄血证：指太阳经证未解，以致邪热内传，热与血相结于少腹所表现的证候。临床表现为少腹急结或硬满，小便自利，如狂或发狂，喜忘，大便色黑如漆，脉沉涩或沉结。本证以少腹急结或硬满，小便自利，大便色黑为辨证要点。

（二）阳明病证

阳明病证是伤寒病变发展过程中，阳热亢盛、胃肠燥热所表现的证候，其性质属实热证，为邪正斗争的极期阶段。本病的主要脉症为"身热，不恶寒，反恶热，汗自出，脉大"。

临床表现

（1）阳明经证：是指邪热亢盛，充斥阳明之经，弥漫于全身，而肠中尚无燥屎内结的证候。临床可见身大热，大汗出，大渴引饮，面赤心烦，舌苔黄燥，脉洪大。大热、大汗、大渴、脉洪大为其辨证要点。

（2）阳明腑证：是指邪热内盛于里，邪热与肠中糟粕相搏，燥屎内结，阻滞肠道所表现的证候。临床主要表现为：日晡潮热，手足濈然汗出，脐腹胀满硬痛而拒按，大便秘结，甚则谵语、狂乱、不得眠，舌苔黄厚干燥，边尖起刺，甚则焦黑燥裂，脉沉迟而实，或滑数。本证常由阳明经证发展而成，日晡潮热，腹胀满，便秘等为辨证要点。

（三）少阳病证

少阳病证是湿邪犯少阳胆腑，以致枢机不利，经气不畅所表现的证候。因邪郁于机体表里之间，故又称为半表半里证。

1. 临床表现　寒热往来，胸胁苦满，口苦、咽干、目眩，默默不欲饮食，心烦喜呕，脉弦。

2. 辨证要点　寒热往来、胸胁苦满、脉弦等为辨证要点。

（四）太阴病证

太阴病证是指邪犯太阴，以致脾阳虚衰、寒湿内生所表现的证候。太阴病为三阴病之轻浅阶段，其病变特点为虚寒证。

1.临床表现 腹满欲吐，食不下，自利，口不渴，时腹自痛。舌淡苔白滑，脉沉缓而弱。

2.辨证要点 腹满时痛、自利、口不渴等虚寒之象是本证辨证要点。

（五）少阴病证

少阴病证是指伤寒六经病变后期出现的心肾功能减退，全身阴阳衰惫病证。少阴之为病，以"脉微细，但欲寐"为主要脉症。由于少阴为心、肾，统水、火之气，故少阴病证则有从阴化寒与从阳化热两类。

1.少阴寒化证 是指病邪深入少阴，从阴化寒，心肾阳气衰惫所表现的虚寒证候。

（1）临床表现：无热恶寒，脉微细，但欲寐，四肢厥冷，下利清谷，呕不能食，或食入即吐，脉微细欲绝，甚则身热反不恶寒，面赤。

（2）辨证要点：畏寒肢冷、下利清谷、脉微细等为辨证要点。

2.少阴热化证 是指病邪深入少阴，从阳化热，阴虚阳亢所表现的虚热证候。

（1）临床表现：心烦不得眠，咽干，咽痛，舌质红绛，脉象细数。

（2）辨证要点：心烦不眠、咽干、舌绛、脉细数为辨证要点。

（六）厥阴病证

厥阴病证是指伤寒病发展到较后阶段，出现的阴阳对峙、寒热错杂、厥热胜复等为特点的证候。

1.临床表现 消渴，气上冲心，心中疼热，饥不欲食，食则吐蛔。

2.辨证要点 消渴、心中疼热、饥不欲食等胃热肠寒的表现为辨证要点。

第五节　卫气营血辨证

卫气营血辨证是清代叶天士在六经辨证基础上创立的应用于外感温热病的一种辨证方法。叶氏借用《内经》中关于卫、气、营、血四种物质的分布、功能不同而又密切相关的生理概念，将外感温热病发展过程中所反映的不同病理阶段，分为卫分证、气分证、营分证、血分证四类，用以说明病位的深浅、病情的轻重和传变的规律，并指导临床治疗。

一般来说，邪在卫分、气分者病情轻浅；邪入营分、血分者，病情深重。卫分证属表，邪在肺与皮毛，为外感温热病的初期阶段；气分证属里，病在胸、膈、胃、肠、胆等脏腑，为邪正斗争的亢盛期；营分证为邪热陷入心营，病在心与心包络，病情深重；血分证则为病变的后期，邪热常累及心、肝、肾三脏，重在耗血、动血、动风、伤阴等，病情更为严重。

一、辨卫气营血证

（一）卫分证

卫分证是指温热病邪侵袭人体，卫气奋起与之相争，卫外功能失调，肺失宣降所表现的证候，常见于外感温热病的初期阶段。

1.临床表现 发热重，恶寒轻，无汗或少汗，口干微渴，咳嗽，咽喉肿痛，舌边尖红，苔薄白，脉浮数。

2.辨证要点 发热微恶风寒、口微渴、舌边尖红、苔薄白、脉浮数等为辨证要点。

（二）气分证

气分证是指温热病邪内传脏腑，正邪相争，正盛邪实，里实热内盛所表现的临床证候。多由卫分证不解，邪传入里所致；亦有初感则温热邪气直入气分而成者。由于邪入气分所侵犯脏腑、部位的不同，气分证表现的证候亦不相同。

1.临床表现

（1）邪热壅肺证：发热不恶寒反恶热，咳嗽气喘，胸痛，咯吐黄稠痰，口渴，舌质红苔黄，脉滑数等。

（2）热扰胸膈证：发热不恶寒反恶热，心烦懊侬，心神不宁，坐卧不安，舌质红，苔黄，脉数有力等。

（3）热在肺胃证：发热不恶寒反恶热，烦闷，自汗，咳嗽气喘，口渴甚，舌质红，苔黄燥，脉数等。

（4）阳明腑实证：发热，日晡潮热，腹部胀痛拒按。时有谵语、狂乱，若下利稀水，秽臭，此谓"热结旁流"。舌质红，苔黄而干燥，甚或焦黑起刺，脉沉实等。

（5）热郁胆经证：往来寒热，口苦，心烦，胁痛，脘痞恶心，苔黄，脉弦数等。

2.辨证要点 以壮热、不恶寒反恶热，口渴，舌质红苔黄，脉数有力等为辨证要点。

（三）营分证

营分证是指温热病邪内陷心营，营阴受损，心神被扰的证候，是温热病邪内陷的深重阶段。

1. 临床表现　身热夜甚，口不甚渴，心烦不寐，或神昏谵语，甚则昏聩不语、斑疹隐隐、舌质红绛无苔、脉细数等。

营分证候介于气分和血分之间，病邪由营转气，是病情好转；若由营入血，则表示病情加重。

2. 辨证要点　身热夜甚、心烦不寐、斑疹隐隐、舌绛、脉细数等为辨证要点。

（四）血分证

血分证指温热病邪进一步入里，深入血分，而致伤阴、动血、动风的证候，是温热病最深重的阶段，也是卫气营血病变的最后阶段。临床分为血分实热证及血分虚热证。

1. 临床表现

（1）血分实热证：多由营分证温热病邪不解传入血分，或气分邪热直入血分所致。临床表现：在营分证的基础上，更见烦热躁扰，昏狂、谵妄，斑疹透露，色紫或黑，吐衄、便血、尿血，舌质深绛或紫，脉细数，或兼抽搐，颈项强直，角弓反张，四肢厥冷，窜视，牙关紧闭，脉弦数等。

（2）血分虚热证：多由血分实热证演变而来，亦有从营分证候转变、迁延而来的。临床表现：持续低热，暮热早凉，五心烦热，口干咽燥，舌少津，耳聋，神疲欲寐，体瘦，脉虚细，手足蠕动、瘛疭。

2. 辨证要点　身热夜甚、谵语、斑疹紫黑、舌质深绛、脉细数为辨证要点。

二、卫气营血证的传变

卫气营血证候的传变过程，实际上就是温热病的整个发展过程，也体现了温热病传变的规律性。卫气营血证候的传变，一般有顺传和逆传两种形式。

1. 顺传　指病变从卫分开始，依次传入气分、营分、血分。它体现了病邪由表入里，由浅入深，病情由轻而重，由实致虚的传变过程，反映了温热病发展演变的一般规律。

2. 逆传　邪入卫分后，不经过气分阶段而直接深入营分、血分。实际上"逆传"只是顺传规律中的一种特殊类型，病情更加急剧、重笃。

此外，由于病邪和机体反应的特殊性，温病的传变也有不按上述规律传变者。如发病之初无卫分证，而只见气分证或营分证；卫分证未罢，又兼气分证，而致"卫气同病"，气分证尚存，又出现营分证或血分证，称气营两燔或气血两燔。因此，温热病过程中，证候的传变，其形式是较为复杂和多变的。

第三章　常见症状

第一节　发　热

发热是临床最常见的症状之一。正常成人晨起安静时腋下温度为 36 ~ 37℃，口腔温度 36.3 ~ 37.2℃，直肠温度 36.5 ~ 37.7℃。任何原因使体温调节中枢功能失调，产热增多，散热减少，体温上升超过正常范围称为发热。

一、病因

发热的病因很多，一般分为感染性发热和非感染性发热两大类，以感染性发热最常见。

1. 感染性发热　常因感染细菌、病毒、肺炎支原体、立克次体、螺旋体、寄生虫、真菌等病原体引起，以细菌、病毒引起的感染更常见，如急性扁桃体炎、肺炎球菌肺炎、流行性感冒、肾盂肾炎、败血症等。

2. 非感染性发热　常见原因有：①无菌性坏死性物质吸收：如恶性肿瘤、心肌梗死、大手术后、大面积烧伤、肢体坏死、急性溶血等。②变态反应：如风湿热、药物热、血清病等。③内分泌与代谢疾病：如甲状腺功能亢进、严重脱水等。④皮肤散热减少：如鱼鳞病、广泛性皮炎、慢性心功能不全等。⑤体温调节中枢功能失调：如颅脑外伤、脑出血、中暑等。⑥自主神经功能紊乱。

二、临床表现

1. 发热分度　正常成年人腋下体温在 36 ~ 37℃。临床根据体温升高情况，将发热分为 4 个级别，①低热：体温在 37.5 ~ 38.0℃。②中等度发热：体温在 38.1 ~ 39℃。③高热：体温在 39.1 ~ 41℃。④超高热：体温在 41℃以上。

2. 发热分期　发热过程分为 3 个阶段。

（1）体温上升期：机体产热增多、散热减少所致。表现形式有 2 种：①骤升：

体温在几小时内达到39℃或以上，常伴有怕冷、寒战，皮肤苍白、干燥，肌肉酸痛等。②缓升：体温上升缓慢，数日内可达高峰，常不怕冷、无寒战。

（2）高热持续期：体温达高峰，产热和散热在较高水平保持暂时平衡。此时，患者常出现皮肤潮红灼热，呼吸、心率增快，食欲差，尿量减少，头痛等。此期可持续数小时。

（3）体温下降期：产热减少、散热增多，体温开始下降。下降的方式有2种：①骤降：体温于数小时内迅速下降至正常，此时患者皮肤潮湿多汗，有时因大量出汗、体液丢失过多出现脱水、血压下降，年老体弱者甚至可以发生休克。②缓降：体温于数日内逐渐降至正常。

3. 常见热型及其临床意义

（1）稽留热：体温在39℃以上，每日波动范围不超过1℃，可持续达数日或数周；常见于肺炎球菌肺炎、伤寒等。

（2）弛张热：体温在39℃以上，每日波动范围达2℃以上，体温下降时依旧高于正常；可见于败血症、风湿热、重症肺结核等。

（3）间歇热：体温骤升达39℃以上，持续数小时后骤降至正常，无热期可持续1日或数日，如此高热期与无热期（间歇期）交替出现；临床多见于疟疾、急性肾盂肾炎等。

（4）不规则热：发热无一定规律；多见于肺结核、风湿热等。

（5）回归热：体温骤升骤降，高热期与无热期各持续若干日，并规律性交替一次；见于霍奇金病等。

（6）波状热：体温缓升达39℃或以上，持续数日后缓降至正常，数日后又升高，如此反复出现；见于布氏杆菌病。

三、问诊要点

1. 发热时间及缓急　急性发热病程一般在两周内，病因多为感染，如急性上呼吸道感染、急性传染病及各器官急性炎症。长期发热病程多超过两周，临床涉及多种疾病，如结核病、风湿热、伤寒、疟疾、血吸虫病、布氏杆菌病、恶性肿瘤等。

2. 体温变化情况　不同疾病有不同的体温变化特点（热型），因此，询问体温变化情况有助于疾病的诊断和鉴别诊断。

3. 病史及诱因　如有无传染病接触史、疫水接触史、手术流产或分娩史、外伤史等，有无淋雨、受凉等诱因。

4. 伴随症状　发热同时是否伴有寒战、头痛、呕吐、咳嗽、咳痰、胸痛、呼吸困难、腹痛、腹泻、黄疸、尿路刺激症状、意识障碍，有无汗出等。

四、诊断思路

1. 高热伴寒战、黄疸见于败血症、急性化脓性胆管炎、肺炎球菌肺炎、急性溶血等。

2. 发热伴意识障碍常见于颅脑疾患（如脑炎、脑膜炎、脑外伤、脑肿瘤、脑血管病等）和伤寒、流行性出血热、中毒性菌痢等传染病，以及糖尿病酮症酸中毒、败血症、甲状腺危象、高温中暑等全身疾病严重阶段。

3. 发热伴有腹痛、黄疸可见于急性胆囊炎、急性胆管炎、胰头癌、病毒性肝炎等。

4. 发热伴结膜充血可见于麻疹、斑疹伤寒、流行性出血热、钩端螺旋体病等。

5. 发热伴皮疹可见于猩红热、风疹、麻疹、水痘、伤寒、药物热等。

6. 发热伴皮肤黏膜出血可见于败血症、流行性出血热、严重肝脏疾病以及急性白血病、再生障碍性贫血等。

7. 发热伴腹泻可见于细菌性痢疾、急性肠炎、肠结核、溃疡性结肠炎等。

8. 发热伴淋巴结肿大可见于传染性单核细胞增多症、淋巴结结核、白血病、淋巴瘤等。

9. 发热伴肝脾肿大可见于败血症、疟疾、白血病、淋巴瘤、血吸虫病、伤寒等。

10. 发热伴有腰痛、尿频、尿急、尿痛见于急慢性肾盂肾炎。

第二节　头　痛

头痛是指由各种原因引起的额、顶、颞及枕部的疼痛。

一、常见病因

（一）颅脑疾患

1. 感染　如脑炎、脑膜炎、脑脓肿等。

2. 脑血管病变　如脑血栓形成、脑栓塞、脑出血、蛛网膜下腔出血、高血压脑病等。

3. 颅内占位性病变　如脑肿瘤、颅内转移癌等。

4. 颅脑外伤　如脑震荡、颅内血肿、颅骨骨折等。

5. 血管性头痛　如偏头痛等。

（二）头颈部疾患

1. 五官科疾病所致的头痛　如青光眼、中耳炎、鼻窦炎、龋齿等。

2. 颈椎病等颈部疾病所致的头痛。

（三）神经痛与神经衰弱症

如三叉神经痛、神经衰弱等。

（四）全身疾病引起的头痛

1. 感染　如流行性感冒、肺炎、伤寒等。

2. 中毒　如安眠药、酒精、有机磷农药、一氧化碳中毒等。

3. 其他　如尿毒症、肺性脑病、贫血、低血糖、系统性红斑狼疮、月经及绝经期头痛、中暑等。

二、问诊要点

（一）发病情况

包括起病时间、急缓、部位、程度、性质、诱发或缓解因素等。

1. 起病缓急

（1）急性起病伴发热者常为感染性疾病所致。

（2）急剧而持续的头痛，伴有不同程度的意识障碍、呕吐而无发热者，提示急性脑血管病变。

（3）长期反复发作的搏动性头痛，无颅内高压表现，多为血管性头痛。

2. 头痛的部位

（1）急性感染性疾病（颅内或颅外）所致的头痛多为全头部，呈弥漫性。

（2）一侧头痛多为偏头痛与神经痛。

（3）蛛网膜下腔出血或脑膜炎头痛多伴有颈部疼痛。

（4）眼源性、鼻源性、牙源性头痛多为表浅性疼痛；深部头痛常由脑脓肿、脑肿瘤、脑膜炎、脑炎所致。

3. 头痛的程度与性质

（1）三叉神经痛、偏头痛及脑膜刺激性头痛最为剧烈；颅内压增高的头痛较为剧烈；脑肿瘤的头痛多为轻度或中度并呈进行性加重。

（2）搏动性头痛可见于高血压、血管性头痛、急性发热性疾病等；阵发性电击样剧痛多见于三叉神经痛。

4.头痛发生与持续时间

（1）颅内占位性病变的头痛为持续性，通常于清晨加剧。

（2）神经性头痛常短暂，原发性三叉神经痛多在上午发作。

（3）眼源性头痛多在长时间阅读后出现；鼻窦炎引起的头痛常于清晨或上午发生。

（4）女性偏头痛多与月经周期有关。

5.影响头痛的因素

（1）颅内病变引起的头痛常于转体、俯身、摇头、咳嗽等活动后加剧。

（2）颈肌急性炎症或颈椎病所致的头痛常因颈部运动或长久伏案工作而加重。

（3）神经性头痛常因精神紧张、激动而加重。

（4）偏头痛通常应用麦角胺后得到缓解。

（二）伴随症状

是否伴有剧烈呕吐（是否喷射性）、意识障碍、眩晕、晕厥、出汗、抽搐、视力障碍等相关表现。

（三）诊治经过

（四）既往史及个人史

有无感染、高血压、脑动脉粥样硬化、颅脑外伤、肿瘤、精神病、癫痫病及眼、耳、鼻、齿等部位相关病史；职业特点、有无毒物接触史等。

三、诊断思路

1.头痛伴发热，考虑为颅内感染或全身感染性疾病。

2.头痛伴脑膜刺激征，提示脑膜炎、蛛网膜下腔出血。

3.头痛伴剧烈喷射状呕吐，说明颅内压增高。

4.头痛伴眩晕，见于小脑肿瘤、椎－基底动脉供血不足等。

5.头痛伴视力障碍，考虑为青光眼、脑肿瘤等。

6.头痛伴癫痫发作，提示脑血管畸形、脑肿瘤、脑内寄生虫病等。

7.头痛伴神经功能紊乱，考虑为神经症性头痛。

8.急性头痛伴有意识障碍，多见于颅脑炎症、外伤、出血、中毒等；慢性头痛伴有意识障碍，可能为颅内肿瘤。

第三节　意识障碍

意识障碍是指人对周围环境及自身状态的识别和觉察能力出现障碍。可表现为嗜睡、意识模糊和昏睡，严重意识障碍为昏迷。

一、病因

1. 全身性疾病

（1）重度急性感染：如伤寒、中毒性痢疾、中毒性肺炎、败血症等。

（2）内分泌代谢障碍：如肝性脑病、肺性脑病、尿毒症、甲状腺危象、糖尿病性昏迷、低血糖、妊娠中毒及严重水及电解质紊乱等。

（3）循环障碍：如急性心肌梗死、心律失常引起的阿－斯综合征等。

（4）药物与化学毒品中毒：如安眠药、麻醉药、有机磷、氰化物等中毒。

（5）物理因素：如中暑、触电、溺水等。

2. 颅脑疾病

（1）感染性疾病：如各种脑膜炎、脑炎、脑脓肿等。

（2）非感染性疾病：颅内占位性疾病（如脑肿瘤）；脑血管性疾病（脑缺血、脑出血、蛛网膜下腔出血、脑梗死等）；颅脑损伤（脑震荡、脑挫裂伤、外伤性颅内血肿、颅骨骨折等）；癫痫大发作或癫痫持续状态。

二、临床表现

意识障碍可有下列不同程度的表现：

1. 嗜睡　是最轻的意识障碍，呈一种病理性倦睡状态，可为轻刺激（包括语言刺激）所唤醒，醒后能正确回答问题，配合检查，但反应迟钝，停止刺激后即又入睡。

2. 意识模糊　是较嗜睡程度深的意识障碍。患者表现为思维活动困难、言语不连贯，对时间、地点、人物的定向能力发生障碍，可有幻觉、错觉、思维紊乱、记忆模糊等。

3. 昏睡　是较严重的意识障碍，患者处于接近人事不省的状态，不易唤醒。虽在压迫眶上神经、摇动患者身体等强烈刺激下可被唤醒，但很快又入睡。醒时答话含糊或答非所问。

4.昏迷 是最严重的意识障碍，预示病情危重。患者表现意识完全丧失，不能唤醒，无自主运动。按其程度可分为：

（1）轻度昏迷：意识大部丧失，无自主运动，对声光刺激无反应，对疼痛刺激尚可出现痛苦表情或肢体退缩等防御反应，角膜反射、瞳孔对光反射、眼球运动、吞咽反射等均存在。

（2）中度昏迷：对周围事物及各种刺激均无反应，对剧烈刺激可出现防御反射。角膜反射减弱，瞳孔对光反射迟钝，眼球无转动。

（3）深昏迷：对任何外界刺激均无反应，全身肌肉松弛，深浅生理反射及眼球运动等均消失。

此外，还有一种以兴奋性增高为特征的高级神经活动急性失调状态，称为谵妄。临床上表现为意识模糊，定向力丧失、感觉错乱（幻觉、错觉）、躁动不安、言语杂乱等，常见于急性感染发热期、急性酒精中毒、某些药物（如颠茄类）中毒等。

三、问诊要点

1.发病情况 起病的时间、缓急、发病前后情况、诱因、病程、程度。

2.伴随症状 是否伴有发热、头痛、呕吐、呼吸改变、感觉和运动障碍等。

3.诊治经过 注意询问诊断及治疗情况、相关检查情况、用药情况等（药名、剂量、疗效）。

4.既往史及个人史 有无急性重症感染、高血压、心脏病、肝肾疾患、糖尿病、脑外伤、脑肿瘤等病史；工作及生活环境，嗜酒，吸毒及药物、毒物接触史等。

四、诊断思路

1.意识障碍伴发热，如是先发热后意识障碍，多考虑为重症急性感染，如病毒性脑炎、流行性脑脊髓膜炎、脑型疟疾、伤寒、中毒型细菌性痢疾等；意识障碍在先，发热在后，多考虑为脑出血、蛛网膜下腔出血、巴比妥类药物中毒等。

2.意识障碍伴呼吸缓慢，可见于吗啡、巴比妥类、有机磷等中毒。

3.意识障碍伴血压改变，如伴高血压多考虑为高血压脑病、脑血管病、尿毒症等；伴低血压考虑为休克。

4.意识障碍伴心动过缓，多考虑为颅内压增高、高度房室传导阻滞和吗啡中毒等。

5. 意识障碍伴瞳孔改变，如瞳孔缩小，可考虑为有机磷、吗啡类、巴比妥类等中毒；瞳孔散大，则多见于颠茄类、酒精等中毒及低血糖状态等。

第四节　抽　搐

抽搐是指成群骨骼肌不自主的发作性痉挛，可以是持续性（强直性）肌痉挛，也可以是断续性（阵发性）肌痉挛，多为全身性的，发作时伴有或不伴有意识障碍。

一、病因

1. 颅脑疾病　有感染和非感染两方面病因。感染性病因：脑炎、脑膜炎、脑脓肿以及脑寄生虫病等；非感染性病因：①外伤：如产伤、颅脑外伤等。②血管病变：如脑梗死、脑出血、蛛网膜下腔出血、高血压脑病等。③肿瘤：有原发性肿瘤（如脑膜瘤、神经胶质瘤等）和转移性脑肿瘤。④癫痫。⑤其他：一些先天异常性疾病及大脑变性疾病，如脑发育不全、小颅畸形、脑积水、结节性硬化、多发性硬化等。

2. 全身性疾病

（1）全身严重感染引起的抽搐：如中毒性肺炎、中毒型细菌性痢疾、败血症、破伤风、狂犬病、小儿高热惊厥等。

（2）非感染性病因：①严重心肺病变：如阿－斯综合征、肺性脑病等。②中毒：有外源性中毒（如有机磷农药、一氧化碳、乙醇、苯、铅、砷、汞中毒等）和内源性中毒（如尿毒症、肝性脑病等）。③代谢障碍性疾病：如低血糖、低血钙等。④意外伤害：如中暑、触电、溺水、窒息等。⑤癔症性抽搐。⑥其他：妊娠高血压综合征、系统性红斑狼疮、突然撤停安眠药或抗癫痫药等。

二、临床表现

1. 全身性抽搐　比较典型的是癫痫大发作患者，临床表现为突然尖叫、倒地、眼球上翻、意识不清、双手紧握、口吐白沫、呼吸暂停、全身骨骼肌强直痉挛，继而又出现阵挛抽搐。发作时常伴大小便失禁，瞳孔散大、对光反射减弱等，数分钟后发作停止，也有反复发作或呈持续状态者。破伤风患者抽搐时也可表现为持续性强直痉挛。

2. 局限性抽搐 表现为身体某一局部的抽动，可以是口角、眼睑或手、足等部位。如低钙血症、碱中毒患者出现的手足搐搦，常表现为双侧肢体强直性痉挛，上肢尤为明显，呈"助产士手"；癫痫部分性发作也常表现为单侧肢体某一部分如手指、足趾、某一肢体或一侧口角和眼睑的局限性抽搐，常无意识障碍。

三、问诊要点

1. 病史 过去有无类似发作，有无颅脑外伤史、颅脑疾病史，有无心、肺、肝、肾、内分泌疾病史和长期服药史，有无家族史。小儿注意其出生史、生长发育情况。

2. 发作情况 有无诱因和先兆，发作时肢体抽动的特点等。

3. 伴随症状 有无发热、头痛、意识障碍等。

四、诊断思路

1. 抽搐伴高热见于颅内与全身感染性疾病、小儿高热惊厥等。

2. 抽搐伴高血压见于高血压脑病、高血压脑出血、妊娠高血压综合征、慢性肾炎等。

3. 抽搐伴有意识障碍见于癫痫发作、颅脑疾患、全身性严重疾病等。

4. 抽搐不伴有意识障碍见于破伤风、狂犬病、低钙抽搐、癔症性抽搐。

5. 抽搐伴肢体偏瘫者，见于脑血管疾病及颅内占位性病变。

6. 发作前有剧烈头痛，见于高血压、急性感染、蛛网膜下腔出血、颅脑占位性病变等。

第五节 呼吸困难

呼吸困难是指患者主观上感到空气不足，呼吸费力；客观上有呼吸频率、节律和深度的变化；严重时出现鼻翼扇动、发绀、端坐呼吸、辅助呼吸肌参与呼吸过程等。

一、病因

1. 胸肺疾患

（1）呼吸道疾患：如急性喉炎、喉头水肿、喉部肿瘤、气道异物、气管与支气管的炎症或肿瘤、支气管哮喘等。

（2）肺部病变：如肺炎、肺结核、阻塞性肺气肿、慢性肺源性心脏病、弥漫性肺间质纤维化、肺癌、肺栓塞、肺部疾病导致的呼吸衰竭等。

（3）胸廓及胸膜病变：如气胸、胸腔积液、胸膜肥厚、胸部外伤、肋骨骨折以及胸廓畸形等。

2. 循环系统疾患　常见的有：急慢性心功能不全，严重的风湿性心脏病左房室瓣狭窄、先天性心脏病室间隔缺损等。

3. 全身中毒　如一氧化碳中毒、亚硝酸盐中毒、使用镇静剂或麻醉剂过量、吗啡中毒、有机磷农药中毒、糖尿病酮症酸中毒以及尿毒症等。

4. 血液系统疾患　如各种原因导致的严重贫血、高铁血红蛋白血症等。

5. 神经精神及肌肉病变

（1）中枢神经系统疾病：如脑炎、脑膜炎、脑外伤、脑出血、脑肿瘤等。

（2）周围神经疾病：如脊髓灰质炎累及颈部脊髓、急性感染性多发性神经根神经炎等。

（3）精神疾患：如癔症。

（4）肌肉病变：如重症肌无力、药物导致的呼吸肌麻痹等。

6. 腹部病变　如急性弥漫性腹膜炎、腹腔巨大肿瘤、大量腹水、麻痹性肠梗阻等。

二、临床表现

（一）肺源性呼吸困难

由呼吸系统疾病引起，临床表现有 3 种类型：

1. 吸气性呼吸困难　常见于喉、气管、大支气管的炎症、水肿、肿瘤或异物等造成的气道狭窄。临床表现为吸气困难，有吸气性三凹征（胸骨上窝、锁骨上窝、肋间隙在吸气时明显凹陷），常伴有高调的吸气性喉鸣。

2. 呼气性呼吸困难　常见于慢性喘息型支气管炎、支气管哮喘等。临床表现为呼气时间长而缓慢，呼气费力，并伴有呼气相哮鸣音。

3. 混合性呼吸困难　常见于重症肺炎、重症肺结核、大面积肺不张、弥漫性肺纤维化、大量胸腔积液以及气胸等。临床表现为吸气、呼气均困难，呼吸浅而快，呼吸音减弱或消失。

（二）心源性呼吸困难

主要由左心功能不全引起，表现形式有：

1.劳累性呼吸困难　是左心功能不全最早出现的症状，呼吸困难常于体力劳动时出现或加重，休息时减轻或缓解。

2.端坐呼吸　这是左心功能不全发展到比较重阶段的表现，患者仰卧位时呼吸困难加重，端坐位时减轻。

3.夜间阵发性呼吸困难（也称心源性哮喘）　是急性左心衰竭的典型表现，患者于夜晚睡眠中突然憋醒而被迫坐起，轻者常在数分钟或数十分钟后症状缓解，重者可出现恐惧、面色青紫、严重气喘、大汗、哮鸣音，并咳出浆液性粉红色泡沫样痰。体检发现心率增快、双肺湿啰音等。

（三）中毒性呼吸困难

1.代谢性酸中毒引起的呼吸困难　常见于尿毒症、糖尿病酮症酸中毒，患者表现为酸中毒大呼吸。特点是呼吸深大而规则，伴有鼾音，即库斯莫尔（kussmaul）呼吸。

2.药物中毒引起的呼吸困难　如吗啡、巴比妥类药物及有机磷农药中毒等，患者主要表现是呼吸缓慢，重者呼吸节律发生变化，出现潮式呼吸、间停呼吸等。

3.一氧化碳中毒引起的呼吸困难　皮肤、黏膜呈樱桃红色，患者呼吸缓慢，重者呼吸节律发生改变，两肺湿啰音。

（四）血液病所致呼吸困难

常出现呼吸频率及心率加快，伴有心悸、气短等。

（五）神经精神性呼吸困难

1.重症颅脑疾病引起的呼吸困难　临床常有呼吸节律的改变，出现潮式呼吸、间停呼吸等，多伴有意识障碍，见于脑出血、脑外伤、脑肿瘤等引起颅内压增高，压迫呼吸中枢所致。

2.癔症性呼吸困难　表现为呼吸浅表、频数，或缓慢，甚至可出现手足搐搦、肢体麻木等，经暗示治疗呼吸困难可减轻或消失。

3.神经症呼吸困难　患者多自觉胸闷、憋气，喜叹气样呼吸，深大呼吸后感到轻松。

三、问诊要点

1.起病情况、有无诱因　急性呼吸困难多见于急性中毒、气胸、气道异物、药物过敏、支气管哮喘急性发作、急性左心功能不全、急性脑血管病等；慢性呼吸困难多见于慢性阻塞性肺疾病、缓慢增长的胸腔积液、慢性呼吸衰竭、慢性喘息型支气管炎、肺纤维化等。呼吸系统疾病引起的呼吸困难多因上呼吸道感染、受凉而诱发或加重；心血管疾病导致的呼吸困难多因劳累而加重。

2. 伴随症状 是否伴有发热、意识障碍、咳嗽、胸痛、心悸、水肿等。

3. 既往史 有无高血压、心脏病史；有无心肺疾患病史；有无血液系统疾病、神经精神疾病史、有无毒物或药物接触史、有无外伤史等。

四、诊断思路

1. 反复发作的呼吸困难伴有哮鸣音，多见于支气管哮喘、慢性喘息型支气管炎。

2. 呼吸困难伴发热、咳嗽、胸痛，多见于肺炎、肺结核、肺脓肿、急性心包炎等。

3. 呼吸困难伴胸痛，可见于肺炎球菌性肺炎、急性胸膜炎、气胸、支气管肺癌、急性心肌梗死、肺梗死等。

4. 呼吸困难伴咳嗽、咳痰 ①伴有铁锈色痰见于肺炎球菌肺炎。②伴有大量脓痰见于肺脓肿、支气管扩张。③伴有粉红色泡沫样痰见于急性肺水肿。

5. 呼吸困难伴有咯血见于肺结核、肺癌、支气管扩张、肺脓肿等。

6. 呼吸困难伴有意识障碍，见于脑出血、脑膜炎、脑肿瘤、脑外伤、肺性脑病、尿毒症、糖尿病酮症酸中毒、急性中毒等。

第六节　咳嗽与咳痰

咳嗽是一种保护性反射动作，借此可将呼吸道内分泌物或其他异物排出体外。但频繁的咳嗽会影响工作、生活，甚至造成机体伤害，成为一种病态表现。

一、病因

1. 呼吸系统病变（包括呼吸道和肺部病变）

（1）炎症：①急性炎症以急性上呼吸道感染、急性气管 – 支气管炎、肺炎多见，患者早期常干咳无痰，2～3日痰量增加。②慢性炎症常见于慢性咽炎、慢性支气管炎、支气管扩张症、肺结核以及支气管哮喘等。

（2）理化因素刺激：见于气管异物、粉尘、有害气体刺激等。

（3）肿瘤：如喉癌、肺癌等。

2.胸膜腔病变 如胸膜炎、自发性气胸，或外伤时胸膜受到刺激均可引起咳嗽。

3.心脏病变 如严重二尖瓣狭窄以及左心衰竭引起的肺瘀血、肺水肿。

二、问诊要点

（一）咳嗽、咳痰的情况

1.咳嗽的性质 根据患者咳嗽有痰、无痰，将咳嗽分为两种：

（1）干性咳嗽：是指咳嗽无痰或痰液极少，如急性喉炎、急性支气管炎、胸膜炎、肺结核或肺癌早期等。

（2）湿性咳嗽：指咳嗽的同时伴有较多痰液，临床常见于肺炎、慢性支气管炎、支气管扩张、肺脓肿等疾病。

2.咳嗽的时间与节律

（1）突然出现的咳嗽，多见于急性上呼吸道炎症或异物等。

（2）慢性咳嗽，多见于慢性支气管炎、肺结核、肺癌、慢性肺脓肿、支气管扩张等。

（3）慢性支气管炎、支气管扩张或肺脓肿，一般多在清晨起床或晚上躺下时咳嗽较重、痰液较多；而慢性心功能不全患者，一般多在夜间咳嗽或咯痰较重。

（4）节律性的咳嗽主要见于百日咳。

3.咳嗽的声音特点

（1）犬吠样咳嗽：多见于急性喉炎、会厌发炎或气道异物等。

（2）声音嘶哑：多见于喉炎、喉结核或喉癌等。

（3）金属音样咳嗽：多见于纵隔肿瘤、主动脉瘤或支气管癌等。

4.痰液的性质与量

（1）一般急性呼吸道疾病的痰液量较少；而慢性呼吸道病变的痰液量较多。

（2）当合并细菌感染时，痰液一般为黄色、脓性或黏液脓性；支气管扩张症患者常有大量脓臭痰；典型肺炎球菌肺炎患者表现为铁锈色痰；粉红色泡沫样痰多见于急性左心衰竭。

（3）支气管扩张或慢性肺脓肿患者痰液较多，静置后痰液可出现分层现象：一般上层为泡沫，中层为浆液或浆液脓性，下层为坏死组织。

（二）伴随症状

询问有无发热、呼吸困难、胸痛、咯血、体重减轻等。

（三）发病年龄

儿童呛咳常见于异物吸入；青壮年长期咳嗽应首先考虑肺结核；中年以上男性吸烟者咳嗽应考虑慢性气管炎、支气管肺癌等。

（四）既往史

注意有无呼吸系统疾病、心血管系统疾病等。

三、诊断思路

1.咳嗽伴有发热多见于急性支气管炎、支气管扩张、肺炎、慢性支气管炎合并肺部感染、急性喉炎等。

2.咳嗽伴有呼吸困难见于慢性喘息性支气管炎、慢性肺源性心脏病、慢性心功能不全、胸腔大量积液、积气等。

3.咳嗽伴有哮喘见于支气管哮喘、心源性哮喘、气道异物、肿瘤压迫或阻塞气道等。

4.咳嗽伴有杵状指可见于支气管扩张、慢性肺脓肿、肺癌等。

5.咳嗽伴有体重减轻可见于肺结核、肺癌等。

6.阵发性痉咳伴有鸡鸣样回声多见于百日咳。

7.咳嗽伴有咯血多见于肺结核、支气管扩张症、肺脓肿、肺癌、二尖瓣狭窄等。

8.咳嗽伴有低热、盗汗、食欲不振、乏力、消瘦以及咯血、胸痛、呼吸困难见于肺结核。

9.咳嗽伴有胸闷、憋气、双下肢水肿、夜间阵发性呼吸困难等，应考虑心功能不全。

10.咳嗽伴有胸痛多见于肺炎、急性胸膜炎、自发性气胸、肺癌、肺梗死等。

第七节　咯　血

咯血是指喉以下的呼吸道出血，经咳嗽而排出体外。可表现为痰中带血、少量咯血或大量咯血。咯血量每天在 100mL 以内者为少量咯血；100 ～ 500mL 为中等量咯血；每天咯血量在 500mL 以上者为大咯血。

一、病因

1. 呼吸系统疾病

（1）支气管的病变：常见的有慢性支气管炎、支气管扩张、支气管内膜结核、支气管癌等。

（2）肺脏疾患：如肺结核、肺炎、肺脓肿、肺梗死等。

2. 心血管系统疾病

（1）急性左心衰竭：发生急性左心衰竭时，由于突然的肺脏瘀血、肺水肿，血液中红细胞进入肺泡内，而咯大量粉红色泡沫痰。

（2）风湿性心脏病二尖瓣狭窄：由于肺瘀血，肺静脉内压力升高，导致支气管黏膜下静脉曲张破裂，出现咯血。

（3）某些先天性心脏病：如房间隔缺损、动脉导管未闭等，当出现肺动脉高压时，也可发生咯血。

3. 血液系统疾病 如白血病、血小板减少性紫癜、再生障碍性贫血、血友病等。

4. 其他

（1）某些传染病：如钩端螺旋体病、流行性出血热等。

（2）结缔组织病：如结节性动脉炎。

（3）子宫内膜异位症。

二、临床表现

1. 咯血量 支气管扩张症、空洞型肺结核、肺脓肿是大咯血的3大原因；肺结核早期、支气管肺癌常表现为痰中带血或反复多次少量咯血。

2. 咯血性状 肺炎球菌肺炎痰常呈铁锈色；肺梗死常咯出黏稠暗红色血痰并伴有胸痛；风湿性心脏病二尖瓣狭窄咯血多为暗红色。

三、问诊要点

1. 发病年龄 青壮年咯血多见于肺结核、支气管扩张、风湿性心脏病二尖瓣狭窄；中老年、有长期吸烟史者咯血应考虑支气管肺癌。

2. 既往史及个人史 询问有无呼吸系统、心血管系统、血液系统疾病病史，有无传染病接触史，是否吸烟。

3. 咯血量及性状

4. 伴随症状 有无发热、胸痛、呼吸困难、皮肤黏膜出血等。

5. 咯血与呕血鉴别　见表 3-1。

表 3-1　咯血与呕血的鉴别要点

	咯血	呕血
病史	肺结核、支气管扩张、肺癌、心脏病等	消化性溃疡、肝硬化、急性胃黏膜病变等
出血前症状	喉部痒感、胸闷、咳嗽等	上腹不适、恶心、呕吐等
出血方式	咯出	呕出
血液颜色	鲜红色	暗红色，有时为鲜红色
血中内含物	痰液、泡沫	食物残渣
酸碱反应	偏碱性	偏酸性
黑便	一般没有	常有

四、诊断思路

1. 咯血伴有咳嗽、发热、胸痛　多见于肺炎、肺结核、肺脓肿、支气管扩张、肺癌合并感染等。

2. 青少年，长期咳嗽、大量脓痰、反复咯血者，主要见于支气管扩张症。

3. 咯血常伴有低热、盗汗、食欲不振、乏力、消瘦以及咳嗽、胸痛、呼吸困难者，多为肺结核。

4. 咯血伴有高热、大量脓痰等，首先考虑肺脓肿。

5. 中老年男性，长期大量吸烟，痰中带血或反复多次少量咯血，伴有明显消瘦者，首先考虑肺癌。

6. 咯暗红色血，伴有二尖瓣面容、心尖部舒张期隆隆样杂音等，多为风湿性心脏病二尖瓣狭窄。

7. 粉红色泡沫样痰，伴呼吸困难、大汗、心率增快、舒张期奔马律等，见于急性左心衰竭。

8. 咯血的同时伴有皮肤黏膜的出血点或紫癜、瘀斑等，多为血液系统疾病。

9. 咯血的同时，伴有发热、头痛、腰痛、眼眶痛，甚至休克、肾衰竭等，考虑流行性出血热。

10. 咯血与月经周期有关，考虑子宫内膜异位症。

第八节 胸 痛

一、病因及临床表现

1.胸壁疾病 胸壁皮肤、神经、肌肉、骨骼的病变均可引起胸痛。如外伤、肋骨骨折、骨髓炎等，疼痛局部多有压痛；带状疱疹所致的胸痛剧烈，多沿肋间神经分布区域出现，常不超过前、后正中线，可见沿肋间神经分布走行的成簇疱疹。

2.呼吸系统疾病 常见疾病有支气管炎、肺炎、肺脓肿、肺结核、肺部肿瘤、肺梗死等。一般疼痛部位就是病变所在部位，患者常伴有咳嗽、咳痰、咯血等症状，并有相应的体征。胸膜病变如干性胸膜炎、自发性气胸时，胸痛常位于患侧，当深呼吸或咳嗽时疼痛加剧。

3.心血管疾病 常见于心绞痛、心肌梗死、心包炎、夹层主动脉瘤及心脏神经官能症等。心绞痛、心肌梗死引起的胸痛多位于胸骨后或心前区，为压榨性痛并有窒息感，同时可放射到左肩及左臂，运动或情绪激动为诱发或加重因素，心绞痛发作时间短暂，一般 3～5 分钟，多不超过 15 分钟，休息或含用硝酸甘油可使其很快缓解；而心肌梗死疼痛持续时间长、休息或服用硝酸甘油不易缓解。心脏神经官能症胸痛多出现在劳累后，而不是劳动时，患者常伴有神经衰弱的表现。

4.纵隔及食管疾病 如食管及纵隔发炎、食管癌、纵隔肿瘤等。疼痛常位于胸骨后，食管疾病所致的疼痛为烧灼样痛，可有吞咽困难。

5.其他 如膈下脓肿、肝脓肿、胆石症或胆囊炎等可引起牵涉性胸痛，患者虽然有胸痛，但无胸部病变体征，而腹部原发病得到治疗后，疼痛便可缓解。

二、问诊要点

1.发病年龄 儿童、青少年外伤较多见；青壮年胸痛多考虑肺结核、肺炎、胸膜炎、心脏神经官能症、风湿性心脏病等；40 岁以上多考虑心绞痛、心肌梗死、肺癌等。

2.胸痛情况 包括胸痛部位、性质、有无放射痛及部位、加重与缓解方式等。

3.伴随症状 是否伴有发热、畏寒、寒战、大汗或盗汗、咳嗽、咳痰、咯血、呼吸困难、吞咽困难、反酸等。

4.既往史及外伤史 注意询问有无呼吸、心血管、消化系统疾病史，有无外伤史等。

三、诊断思路

1. 胸痛伴发热、咳嗽、咯血，应考虑肺炎、肺结核、支气管扩张、肺脓肿等。

2. 胸痛伴呼吸困难，多为气胸、心肌梗死、肺梗死、肋骨骨折等。

3. 胸痛伴休克，提示急性心肌梗死、大块肺梗死、夹层动脉瘤或主动脉窦瘤破裂等。

4. 胸痛伴吞咽困难，多考虑为食管疾病，如食管癌。

第九节 发 绀

发绀是指血液中还原血红蛋白增多或血红蛋白衍生物增多使皮肤和黏膜呈青紫色改变的一种表现，这种改变多发生在口唇、颊部、指（趾）、甲床等皮肤较薄，色素较少和毛细血管较丰富的部位。

一、病因及临床表现

根据引起发绀的原因不同，可将发绀分为两类。

（一）血液中还原血红蛋白增多

1. 中心性发绀　主要因心肺病变所致，特点是全身性发绀，不仅四肢、颜面有，也累及躯干和皮肤黏膜，受累皮肤是温暖的。①肺性发绀：常见于各种呼吸系统疾病，如呼吸道阻塞，严重肺部疾病和大量胸腔积液、气胸等。②心性混合性发绀：见于发绀型先天性心脏病，如法洛四联症等。

2. 周围性发绀　为周围血液循环障碍引起，特点是发绀主要出现在肢体末端与下垂部位，这些部位的皮肤冰冷，但若给予按摩或加温使皮肤转暖，发绀可消退。可分为：①淤血性周围性发绀：常见于右心衰竭、缩窄性心包炎、血栓性静脉炎、上腔静脉综合征、下肢静脉曲张等。②缺血性周围性发绀：常见于重症休克、血栓闭塞性脉管炎、雷诺病等。

3. 混合性发绀　中心性发绀与周围性发绀同时存在，可见于心力衰竭。

（二）血液中存在异常血红蛋白衍生物

1. 高铁血红蛋白血症　发绀的特点是急骤出现，抽出的静脉血呈深棕色，虽给予氧疗但发绀不能改善，只有给予静脉注射亚甲蓝溶液、硫酸钠或大剂量维生素 C，发绀方可消退。常见于苯胺、硝基苯、伯氨喹、亚硝酸盐、磺胺类等中毒所致。进食含硝酸盐的腌菜或变质蔬菜后，肠道细菌将硝酸盐还原为亚硝酸盐吸收，导致的高铁血红蛋白血症称肠源性发绀（肠源性青紫症）。

2.先天性高铁血红蛋白血症　自幼有发绀，有家族史，而无心肺疾病及引起异常血红蛋白的其他原因，属于先天性高铁血红蛋白血症。

3.硫化血红蛋白血症　为后天获得性。发绀的特点是持续时间长，可达数月以上，血液呈蓝褐色，分光镜检查可证实有硫化血红蛋白的存在。

二、问诊要点

1. 发病年龄与起病时间　新生儿发绀常见于肺不张、先天性心脏病或先天性高铁血红蛋白血症；青少年时期发绀提示先天性心血管病、严重风心病；成年和老年人的发绀多因心肺疾患引起。

2. 注意发绀部位、范围、皮肤黏膜的改变、肢体的温湿度、有无局部肿胀、肢凉、疼痛等情况。

3. 有无相关药物及化学物质摄入史。

三、诊断思路

1. 发绀伴呼吸困难，突然发作的高度呼吸困难，常见于急性呼吸道梗阻、气胸等；活动时呼吸困难，见于各种原因的心功能不全及肺部疾病。

2. 发绀伴杵状指（趾），说明发绀严重，病程较长，主要见于发绀型先天性心脏病及某些慢性阻塞型肺部疾病。

3. 发绀伴衰竭表现和意识障碍，见于某些药物或化学物质急性中毒、休克、急性肺部感染或急性心功能不全。

第十节　心　悸

心悸是指患者自觉心脏跳动的不适感或心慌感。

一、病因及临床表现

（一）心脏搏动增强

心脏收缩力增强引起的心悸，可分为生理性和病理性。

1. 生理性 多见于：①健康人在剧烈运动或精神过度紧张时。②大量饮酒、喝浓茶及咖啡后。③应用某些药物，如肾上腺素、麻黄素、沙丁胺醇、咖啡因、阿托品、甲状腺素片等。

2. 病理性 如：高血压性心脏病、主动脉瓣关闭不全、二尖瓣关闭不全、室间隔缺损等引起的左心室肥大，心肌收缩力增强；或高热、贫血、甲状腺功能亢进症、嗜铬细胞瘤等，机体交感神经兴奋性增加使心率加快时，均可发生心悸。

（二）心律失常

见于心动过速、过缓或其他心律失常时。

1. 心动过速 如窦性心动过速、阵发性室上性心动过速、室性心动过速等。

2. 心动过缓 由于心率缓慢，心室舒张期延长，其充盈度增加，心搏动强而有力，引起心悸。见于窦性心动过缓、病态窦房结综合征、严重房室传导阻滞（Ⅱ度、Ⅲ度房室传导阻滞）等。

3. 其他心律失常 由于心脏跳动不规则或有一段间歇，使患者感到心悸，如期前收缩（过早搏动）、心房颤动等。

（三）神经精神因素

主要见于心脏神经官能症。

二、问诊要点

1. 既往史及个人史 有无心脏病、内分泌疾病、贫血性疾病及神经症等病史；吸烟，饮酒，喝浓茶及咖啡嗜好等。

2. 有无诱因 精神紧张、失眠、心理创伤等。

3. 发作特点 偶然性发作常见于阵发性心动过速、期前收缩（过早搏动）等；经常性发作常见于器质性心脏病。偶然性发作多为功能性；经常发作，尤其是持续时间较长的发作多为器质性心脏病所致。心悸呈突发突止者，多见于阵发性心动过速。

三、诊断思路

1. 心悸伴心前区疼痛，见于冠状动脉硬化性心脏病（如心绞痛、心肌梗死）、心包炎，亦可见于心脏神经症等。

2. 心悸伴呼吸困难，见于急性心肌梗死、心肌炎、心包炎、心力衰竭、重度贫血等。

3. 心悸伴昏厥或抽搐，见于高度房室传导阻滞、心室颤动或阵发性心动过速、病态窦房结综合征等。

4. 心悸伴发热，见于各种原因的高热以及风湿热、感染性心内膜炎、心肌炎、心包炎等。

5. 心悸伴消瘦及多汗，见于甲状腺功能亢进症。

6. 心悸伴面色苍白、无力，可能是严重贫血所致。

第十一节　水　肿

人体组织间隙有过多的液体积聚使组织肿胀称为水肿。当液体在体内组织间隙呈弥漫性分布时称全身性水肿，当液体积聚在局部组织间隙时称局部性水肿。

一、病因及临床表现

（一）全身性水肿

1. 心源性水肿　常见病因是右心衰竭，也可见于慢性缩窄性心包炎。水肿特点是凹陷性、下垂性、对称性。可起床活动者，水肿首先出现在踝内侧，活动后更加明显，抬高下肢可减轻或消失；经常卧床者以腰骶部为明显，可同时有颈静脉怒张、肝大、肝－颈静脉反流征阳性，严重者还可出现腹水、胸腔积液等。

2. 肝源性水肿　常见于各种原因引起的肝硬化失代偿期。主要表现为腹水，也可先出现踝部水肿，逐渐向上蔓延，头面部及上肢常无水肿，除腹水外，还可见到肝功能减退及门静脉高压其他方面表现。

3. 肾源性水肿　常见于各种肾炎、肾病综合征及慢性肾盂肾炎。水肿特点是：疾病早期清晨起床时有眼睑甚至颜面水肿，以后发展为全身水肿。临床常伴有高血压、蛋白尿、管型尿、血尿等肾脏受损表现。

4. 营养缺乏性水肿　常见于慢性消耗性疾病、长期营养物质缺乏、蛋白质丢失性胃肠病、重度烧伤等所致低蛋白血症和维生素 B_1 缺乏。其特点是：水肿发生前常有明显消瘦，水肿常从足部开始逐渐蔓延至全身。一旦蛋白质及维生素 B_1 缺乏得到纠正，水肿迅速消退。

5. 内分泌性水肿　常见于甲状腺功能减退、垂体前叶功能减退症、原发性醛固酮增多症、经前期紧张综合征等。甲状腺功能减退引起黏液性水肿的特点是：非凹陷性，颜面及下肢较明显，临床同时有甲状腺功能减退的其他表现。

6. 其他原因性水肿　如某些结缔组织疾病、妊娠高血压综合征、血清病、间脑综合征性水肿，以及特发性、药物性水肿等。

（二）局部性水肿

1. 炎性水肿　见于疖、痈、丹毒等，病变局部有发红、温度升高、压痛等。

2. 局部静脉或淋巴回流受阻　病因有静脉炎、静脉血栓形成、肿瘤压迫导致静脉或淋巴回流受阻等；丝虫病可引起象皮肿。

3. 血管神经性水肿　多为对药物、食物等过敏引起，水肿特点是发生快，消失也快。

二、问诊要点

1. 水肿特点　水肿出现的时间、发展的速度、蔓延的情况，水肿是全身性还是局部性、对称性还是非对称性，与体位变化及活动的关系等。

2. 既往史　有无心、肝、肾、内分泌及结缔组织病史，药物过敏史及特殊用药史，如激素类、降压药等。

3. 伴随症状　伴随症状不同，所代表的疾病也不同。通过详细的问诊，尽可能多地了解伴随症状，对疾病的诊断和鉴别诊断有很重要意义。

三、诊断思路

1. 水肿伴颈静脉怒张、肝大、肝－颈静脉回流征阳性，考虑为心源性水肿。

2. 水肿伴高血压、蛋白尿、血尿、管型尿，考虑为肾源性水肿。

3. 水肿伴肝掌、蜘蛛痣、腹壁静脉曲张、脾肿大、肝功能改变为肝源性水肿。

4. 水肿与月经周期有明显关系者可见于经前期紧张综合征。

5. 水肿伴消瘦、体重减轻者考虑为营养不良。

6. 水肿伴出汗减少、怕冷、动作缓慢、精神萎靡、智力减退、体重增加、表情呆板考虑为甲状腺功能减退症。

第十二节 恶心与呕吐

一、病因

1. 反射性呕吐

（1）咽部受到刺激：刺激咽与舌根部可诱发呕吐。

（2）胃及十二指肠疾病：见于急性中毒、急性或慢性胃炎、胃肿瘤、胃及十二指肠溃疡、幽门梗阻等，其特点是呕吐与进食有关，有恶心先兆，呕吐后自觉舒服。

（3）肠道疾病：如急性阑尾炎、肠梗阻、肠套叠等。

（4）胆、肝、胰与腹膜疾病：如急慢性肝炎、胆囊炎、胆石症、胰腺炎、胰腺肿瘤、急性弥漫性腹膜炎等，其特点是有恶心先兆，呕吐后并不感舒适。

（5）其他：如急性心肌梗死、肾绞痛、急性肾盂肾炎、急性盆腔炎、青光眼、内耳迷路病变、腹型过敏性紫癜等。

2. 中枢性呕吐

（1）中枢神经系统疾病：各种脑炎、脑膜炎、脑脓肿、脑出血、脑外伤、脑肿瘤等。

（2）药物或化学性毒物的作用：如洋地黄、雌激素、吗啡、抗癌药等，均可兴奋化学感受器而发生呕吐。

（3）全身性疾病：如糖尿病酮症酸中毒、尿毒症、低钠血症、妊娠、甲状腺危象、Addison 病危象、放射性损害等。

3. 前庭障碍性呕吐 常见的有迷路炎、晕动病（晕车、晕船）、梅尼埃病。

4. 神经性呕吐 如胃神经官能症、癔症等。

二、问诊要点

1. 呕吐发生时间、诱发因素及与进食、饮酒、药物、神经因素等的关系 妊娠呕吐与乙醇性胃炎常于清晨发生呕吐；服药后呕吐应考虑为药物反应；乘飞机、车、船发生呕吐常提示晕动病；与进食密切有关者多为胃肠道病变所致；晨起呕吐隔夜食物，量较多并有腐臭味者提示幽门梗阻、胃潴留或十二指肠淤滞；食后不久即呕吐者，多为胃炎或幽门痉挛所致。

2. 呕吐特点　颅内压增高所致呕吐呈喷射性，常无恶心先兆，吐后不感觉舒适；急性胃炎或药物刺激引起的呕吐常伴恶心，开始呕吐严重，但吐后即感舒适；神经性呕吐无恶心先兆，进食后立即发生，呕吐不费力，吐完后可再进食，营养状态无明显改变。

3. 呕吐的剧烈程度及呕吐物的性状　刺激性物质等引起的剧烈呕吐，呕吐物内可含血液；呕吐物呈咖啡色，混有食物残渣，多见于胃及十二指肠溃疡、肝硬化并发食管或胃底静脉曲张、胃癌和出血性胃炎等；幽门梗阻呕吐物带有酸臭味；肠梗阻时呕吐物为黄绿色稀薄液体，有时有粪臭味。

4. 呕吐的伴随症状　是否伴有头痛、发热、眩晕、腹痛、腹泻、黄疸、贫血、水肿等。

5. 既往史　既往药（毒）物摄入、腹腔疾病、腹部手术、心脏病、肾脏病、糖尿病、内分泌障碍疾病、颅内疾病或外伤等病史，均有助于病因诊断。

三、诊断思路

1. 呕吐伴发热，见于全身或中枢神经系统感染、急性细菌性食物中毒。

2. 喷射性呕吐伴剧烈头痛，见于颅内高压、偏头痛、青光眼。

3. 呕吐伴眩晕及眼球震颤见于前庭器官疾病。

4. 呕吐伴腹痛、腹泻，或者吐泻交替者见于急性胃肠炎、急性中毒、霍乱等。

5. 呕吐伴剧烈腹痛见于急性胰腺炎、急性阑尾炎及空腔脏器梗阻、胆结石、输尿管结石等。

6. 呕吐伴右上腹部疼痛、发热、寒战及黄疸者多见于胆囊炎、胆石症、胆道蛔虫症等。

7. 呕吐伴黄疸见于急性肝炎、急性溶血等。

8. 呕吐伴贫血、水肿、蛋白尿、高血压等见于慢性肾功能不全。

9. 呕吐伴呼吸深快、呼气有烂苹果味、尿酮阳性见于糖尿病酮症酸中毒。

10. 呕吐伴有皮肤苍白、出冷汗、血压下降等自主神经失调症状者，常见于晕动病、休克与脑缺血发作。

第十三节 腹 痛

腹痛是常见的临床症状，可分为急性与慢性，病变性质可为器质性，也可是功能性，多数腹痛由腹部疾病引起，少数由腹外疾病引起。

一、病因

（一）急性腹痛

1. 腹膜炎症 多由胃肠穿孔引起。

2. 腹腔脏器的急性炎症 如急性胃炎、急性肠炎、急性胰腺炎、急性胆囊炎等。

3. 空腔脏器阻塞或破裂 如肠梗阻、胆道结石、泌尿系结石等。

4. 脏器扭转或破裂 如肠扭转、肠套叠、肠系膜扭转、卵巢扭转、肝脾破裂、异位妊娠等。

5. 腹腔内血管阻塞 如缺血性肠病、夹层腹主动脉瘤、肠系膜动脉栓塞等。

6. 中毒和代谢障碍 如急性铅中毒、尿毒症等。

7. 胸腔疾病所致腹部牵涉痛 如肺炎、肺梗死、心绞痛、心肌梗死、急性心包炎、胸膜炎等。

（二）慢性腹痛

1. 腹腔脏器慢性炎症 如慢性胃炎、溃疡性结肠炎、慢性胰腺炎、慢性胆囊炎、慢性盆腔炎、结核性腹膜炎等。

2. 胃、十二指肠溃疡。

3. 脏器包膜的牵张 如肝淤血、肝炎、肝脓肿、肝癌等。

4. 肿瘤压迫及浸润 以恶性者居多，与瘤体不断长大压迫与浸润感觉神经有关。如胃癌、胰头癌、结肠癌等。

5. 中毒和代谢障碍 如慢性铅中毒、尿毒症等。

6. 肠道寄生虫感染 如钩虫病、蛔虫病等。

7. 胃肠神经功能紊乱 如胃肠神经症。

二、临床表现

（一）急性腹痛

具有起病急、病情重、变化快的特点。

1. 腹腔脏器的急性炎症，一般疼痛部位即是病变所在部位。如急性胃炎疼痛在上腹部；阑尾炎疼痛在右下腹；胆囊炎、胆石症疼痛在右上腹部，进食油腻食物容易诱发；急性胰腺炎疼痛部位多在中上腹，持续性剧痛或阵发性加剧，暴饮暴食是主要诱因；小肠疾病疼痛多在脐部或脐周；膀胱炎、盆腔炎症疼痛多在下腹部；弥漫性或部位不定的疼痛见于急性弥漫性腹膜炎、机械性肠梗阻、急性出血性坏死性小肠炎等。

2. 空腔脏器阻塞或扩张，如肠梗阻、胆道结石、胆道蛔虫症、泌尿系结石、急性胃扩张等腹痛常为阵发性剧烈绞痛，多伴有恶心、呕吐、大汗等；阵发性剑突下钻顶样疼痛是胆道蛔虫症的典型表现。

3. 脏器扭转或破裂，为剧烈的绞痛和持续性疼痛。脏器破裂发病突然，常有外伤史或实体脏器肿大史；子宫及异位妊娠破裂常有妊娠史，发作时可伴休克、大出血表现；突发的中上腹剧烈刀割样痛、烧灼样痛，多为胃、十二指肠溃疡穿孔。

4. 腹膜急性炎症，突发的持续性、广泛剧烈腹痛伴腹壁肌紧张或板样强直，提示为急性弥漫性腹膜炎，病变累及部位有压痛、反跳痛，肠鸣音消失。

5. 胸腔疾病以及全身性疾病引起的腹部牵涉痛，常有以下特点：①腹痛剧烈而定位不明确。②剧烈腹痛与轻微腹部体征呈明显对比。③具有原发疾病的临床表现与实验室检查特点。

（二）慢性腹痛

具有起病缓、病程长、变化小的特点。

1. 消化性溃疡　起病缓、病程长，常有周期性、节律性上腹部灼痛、钝痛，进食或服用碱性药物可使一些患者疼痛缓解。

2. 腹腔脏器的慢性炎症，疼痛呈持续性或间歇性钝痛或锐痛。

3. 脏器包膜的牵张，主要表现为病变部位持续性胀痛等。

4. 肿瘤压迫及浸润引起的腹痛，早期有腹部不适或隐痛、食欲不振，晚期则表现为消瘦、贫血、腹部持续性疼痛，部位基本固定，有时可触及肿块。

三、问诊要点

1. 腹痛情况　发病缓急，疼痛部位、性质、程度，病程，有无牵涉痛，加重与缓解因素等。

2. 年龄、性别、职业 婴幼儿及儿童易患肠套叠、肠道寄生虫病；青壮年易患阑尾炎、消化性溃疡、胰腺炎等；中老年易患胆囊炎、胆石症、心肌梗死、恶性肿瘤等；育龄妇女应注意有无宫外孕等；长期职业接触铅者，应注意是否为铅中毒。

3. 伴随症状 是否伴有发热、寒战、恶心、呕吐、反酸、腹泻、贫血、黄疸、血尿等。

4. 既往史及个人史 有无消化系统、心血管系统病史，有无外伤、手术、感染史，职业特点等；女性患者应注意询问月经情况。

四、诊断思路

1. 腹痛伴有发热、寒战，可考虑急性胆囊炎、胆道感染、肝脓肿、腹腔脓肿，以及右下肺肺炎等。

2. 腹痛伴黄疸者可考虑为肝胆疾病、胰头癌、急性溶血等。

3. 腹痛伴休克、贫血者可考虑为腹腔脏器破裂（如肝、脾或异位妊娠破裂）；无贫血者则见于胃肠穿孔、绞窄性肠梗阻、肠扭转、急性出血坏死性胰腺炎以及急性心肌梗死等。

4. 腹痛伴大量呕吐提示胃肠道梗阻；腹痛伴反酸、嗳气者提示胃及十二指肠溃疡或胃炎；腹痛伴腹泻者提示消化吸收障碍、肠道炎症等。

5. 腹痛伴血尿者多为泌尿系结石。

6. 腹痛伴腹部肿块，可考虑为阑尾脓肿、腹腔结核、腹腔肿瘤等。

第十四节　腹　泻

腹泻是指排便次数增多，明显超过平日习惯的频率，伴有粪质稀薄，水分增加，每日排便量超过 200g，或带有黏液、脓血或未消化的食物。腹泻分为急性腹泻与慢性腹泻两类。急性腹泻发病急，病程短，多在 4 周内。慢性腹泻指病程在 4 周以上或间歇期在 2～4 周的复发性腹泻。腹泻有时是一种保护性症状，它可将肠道内有毒和有刺激性物质排出体外。但持续或剧烈的腹泻可使机体丧失大量营养物质、水分及电解质，导致电解质紊乱、酸碱平衡失调、营养不良、脱水甚至危及生命。

一、病因及临床表现

（一）急性腹泻

1. 急性肠道疾病 如急性食物中毒、肠道感染（急性细菌性痢疾、病毒性肠炎、急性阿米巴痢疾等），以及溃疡性结肠炎急性发作、急性放射性肠炎等。

2. 全身性疾病 如败血症、流行性感冒、钩端螺旋体病、伤寒与副伤寒等急性全身感染性疾病；过敏性紫癜、变态反应性胃肠炎等变态反应性疾病；甲状腺危象、慢性肾上腺皮质功能减退危象等内分泌疾病；服用一些药物，如新斯的明、利血平、氟尿嘧啶等。

3. 急性中毒 如毒蕈、河豚、有机磷农药、砷、铅中毒等。

（二）慢性腹泻

1. 消化系统疾病

（1）慢性肠道感染：如慢性细菌性痢疾、肠结核、慢性阿米巴痢疾、慢性血吸虫病等。

（2）消化道肿瘤：结肠癌、小肠淋巴瘤等。

（3）肝硬化、胆囊炎、胆石症等。

（4）其他：如溃疡性结肠炎、克罗恩（Crohn）病、肠易激综合征、吸收不良综合征等。

2. 全身性疾病 如艾滋病、甲状腺功能亢进症、糖尿病、药物反应等。

二、问诊要点

1. 腹泻情况 包括发病季节、有无肠道传染病接触史或不洁饮食史，腹泻与饮食的关系，共同进食者有无腹泻，以及腹泻起病时间、每天次数、粪便的形状等。

2. 伴随症状 是否伴有发热、腹痛、恶心、呕吐、里急后重、皮疹等。

3. 既往史 有无肝硬化、胰腺炎、胆囊炎等。

三、诊断思路

1. 腹泻伴发热，多见于急性肠炎、急性细菌性痢疾、伤寒或副伤寒、肠结核、溃疡性结肠炎急性发作、败血症、细菌性食物中毒等。

2. 腹泻伴腹痛，以感染性腹泻明显，小肠病变常在脐周，结肠病变则多在下腹部。

3. 腹泻伴腹部肿块，多见于胃肠道肿瘤、增殖性肠结核、克罗恩病等。

4. 腹泻与便秘交替出现，多见于结肠过敏、肠结核、结肠癌等。

5.腹泻伴里急后重，多见于细菌性痢疾、直肠癌、左半结肠癌、溃疡性结肠炎直肠受累等。

6.腹泻伴明显消瘦，见于恶性肿瘤、肠结核、吸收不良综合征等。

7.腹泻伴关节肿痛，见于炎症性肠病、肠结核、结缔组织病等。

8.腹泻伴皮疹或皮下出血，见于伤寒、副伤寒、败血症、过敏性紫癜等。

第十五节　呕血与便血

上消化道（食管、胃、十二指肠、胃空肠吻合术后的空肠、胰腺、胆道）出血或全身性疾病所引起的急性上消化道出血，血液经口腔呕出称为呕血。消化道出血，血液经肛门排出体外称为便血。上消化道出血的便血多为黑便。

一、病因

1. 消化系统疾病

（1）食管疾病：如食管静脉曲张破裂、食管炎、食管癌、食管异物、食管外伤等，以食管静脉曲张破裂出血最严重。

（2）胃及十二指肠疾病：如消化性溃疡、应激性溃疡、急性糜烂性胃炎、胃癌、胃黏膜脱垂症等。

（3）肝胆道疾病：如肝硬化引起的食管下端与胃底静脉曲张破裂、肝癌或肝动脉瘤破裂、胆结石、胆道蛔虫、胆囊癌、胆管癌、壶腹癌等。

（4）胰腺疾病：如胰腺癌破裂等。

2. 血液病　如白血病、血小板减少性紫癜、血友病、再生障碍性贫血等。

3. 急性传染病　如钩端螺旋体病、流行性出血热、急性重型肝炎等。

4. 其他　如尿毒症、肺心病、结节性多动脉炎、抗凝剂治疗过量等。

临床上，引起上消化道出血主要有三大病因：消化性溃疡、食管或胃底静脉曲张破裂、急性胃黏膜出血。

二、临床表现

1.一般情况下，幽门以上的部位出血常以呕血为主，幽门以下的部位出血则以黑便为主；呕血均伴有黑便，而黑便不一定伴有呕血；呕血的颜色取决于出血量、出血的部位和血液在胃内停留的时间。出血量多，在胃内停留时间短，则血液颜色鲜红；出血量少，或在胃内停留时间长，血液颜色呈暗红色；上消化道发生大出血，可发生失血性休克。

2.下消化道病变引起的出血一般多表现为便血，但病因不同其表现特点也不同。

（1）鲜血便发生在排便时，呈喷射状流出，或在便后滴出鲜血，多为痔。

（2）鲜血便，量少，呈丝状覆盖在粪便表面，排便时疼痛明显，肛门有异物感，见于肛裂。

（3）鲜血便，量少，覆盖在粪便表面或便后滴出，伴有粪便形状改变，直肠指诊触及不规则肿块，提示直肠癌。

（4）黏液脓血便多见于细菌性痢疾、溃疡性结肠炎等。

（5）粪便为暗红果酱色，黏液较多，恶臭，见于阿米巴痢疾。

（6）洗肉水样血便，有特殊的腥臭味，见于急性出血性坏死性肠炎。

3.出血量的估计

（1）若患者出现血压下降、脉搏快而微弱、出冷汗、四肢厥冷、脉压减小、尿量减少等休克表现时，说明出血量在1000mL以上。

（2）若患者出现心率加快、心悸、头晕、乏力、恶寒、出冷汗等急性失血表现时，说明一次性出血量在400mL以上。

（3）患者出现呕血，一般说明胃内积血量在300mL以上。

（4）上消化道出血导致的黑便，出血量多在60mL以上。

三、问诊要点

1.发病年龄　儿童、少年便血多考虑肠套叠、过敏性紫癜、急性白血病、急性坏死性肠炎等；青壮年呕血多见于消化性溃疡、急性糜烂性胃炎等，便血多见于消化性溃疡、慢性溃疡性结肠炎等；中老年呕血多为肝硬化、胃癌等，便血多见于结肠癌、直肠癌等。

2.病史及诱因　询问有无消化性溃疡、肝硬化、再生障碍性贫血、白血病等；有无传染病接触史；有无长期服药史；发病有无诱因等。一般青壮年，过度劳累、紧张、饮食不规律或酗酒、进食过于辛辣刺激食物后发生的呕血、黑便，多见于消化性溃疡；急性胃黏膜病变引起的出血，多发生在某些突发的疾病或某些应激情况下，如脑出血、颅脑外伤等；有些出血多有长期酗酒、服药史。

3.伴随症状　询问是否伴有发热、黄疸、腹痛、腹泻、里急后重、皮肤黏膜出血等。

四、诊断思路

1. 青壮年呕血、黑便伴有上腹部慢性、周期性、节律性疼痛，多为消化性溃疡。

2. 中老年人慢性上腹部痛，伴有消瘦、贫血、上腹部包块，大便潜血试验持续阳性，多为胃癌。

3. 呕血伴有黄疸、脾大、蜘蛛痣、肝掌、腹水等，提示肝硬化。

4. 呕血伴有黄疸，肝脏肿大、质硬、表面凹凸不平，肝区疼痛、AFP 呈阳性，多见于原发性肝癌。

5. 呕血伴寒战、发热、右上腹部疼痛，多见于急性梗阻性化脓性胆管炎、胆石症、胆道肿瘤等；呕血伴有发热、黄疸、皮肤黏膜出血者，应考虑钩端螺旋体病、败血症等。

6. 呕血便血伴皮肤黏膜出血，多考虑血液系统疾病、钩端螺旋体病、重症肝炎、尿毒症、败血症、流行性出血热等。

7. 呕血发生在休克、脑血管意外、颅脑外伤等之后，提示应激性溃疡。

8. 便血伴有急性腹痛，多见于急性细菌性痢疾、急性出血性坏死性肠炎、肠套叠等。

9. 便血伴有里急后重，见于细菌性痢疾、直肠癌等。

10. 便血伴腹部包块，见于肠道肿瘤、肠结核、肠套叠、克罗恩病等。

第十六节　黄　疸

由于胆红素代谢障碍，致使血清胆红素浓度增高，并渗入组织，引起巩膜、皮肤、黏膜、体液以及其他组织黄染的现象称为黄疸。

正常血清总胆红素浓度为 5～17.1μmol/L。血清总胆红素浓度超过正常，但在 17.1～34.2μmol/L，临床未见肉眼黄染时称为隐性黄疸；血清总胆红素浓度超过 34.2μmol/L，出现黄疸者为显性黄疸。

一、黄疸的病因及临床表现

按病因的不同，黄疸分为 3 种类型，各型病因、临床表现和实验室检查特点分述如下。

（一）溶血性黄疸

由于红细胞破坏过多超过肝细胞摄取、转化非结合胆红素能力引起。

1. 病因

（1）先天性溶血：如珠蛋白生成障碍性贫血、遗传性球形细胞增多症等。

（2）后天获得性溶血性贫血：如自身免疫性溶血性贫血、败血症、阵发性睡眠性血红蛋白尿、疟疾、毒蛇咬伤、血型不合的输血反应、蚕豆病、新生儿溶血、系统性红斑狼疮等。

2. 临床表现

（1）急性溶血临床主要表现为寒战、高热、肌肉酸痛、头痛、呕吐、血红蛋白尿等，重者导致急性肾衰竭。

（2）慢性溶血的主要临床表现是脾肿大、贫血和黄疸。

3. 实验室检查特点

（1）血清总胆红素增加，但以非结合胆红素增加为主。

（2）尿胆原增加，尿胆红素阴性。

（3）粪胆素增加，故粪色加深。

（4）网织红细胞增多、骨髓红细胞系列增生旺盛。

（二）肝细胞性黄疸

各种原因造成的肝细胞受损均可出现黄疸。

1. 病因　常见于各种肝病，如病毒性肝炎、中毒性肝炎、肝硬化、肝癌、钩端螺旋体病、疟疾等。

2. 临床表现　肝细胞性黄疸的临床表现因病因不同而异，如急性肝炎常表现有疲倦、乏力、恶心、呕吐、厌油腻、肝大、肝区疼痛、皮肤瘙痒等，严重肝病可致出血、腹水、昏迷等。

3. 实验室检查特点

（1）血清总胆红素增加，结合胆红素与非结合胆红素均增加。

（2）尿胆素原增加或减少，尿胆红素阳性。

（3）粪胆素减少，故粪变浅或正常。

（三）胆汁淤积性黄疸

由于肝内外胆道阻塞，使结合胆红素不能正常排泄至胆道而出现的黄疸。

1. 病因　常见的原因有胆结石、胰头癌、胆管及胆总管癌、肝内胆管结石、胆道蛔虫症、药物性胆汁淤积等。

2. 临床表现　血中胆酸盐增高刺激皮肤，引起皮肤瘙痒，刺激迷走神经，使心率减慢。

3. 实验室检查特点

（1）血清总胆红素增加，但以结合胆红素增加为主。

（2）尿胆原减少或消失，尿胆红素阳性。

（3）粪胆素减少或消失，故粪色变浅或呈灰白色。

（四）三种黄疸的实验室检查鉴别 见表 3-2。

表 3-2 三种黄疸的实验室检查鉴别

	溶血性黄疸	胆汁淤积性黄疸	肝细胞性黄疸
血胆红素	非结合胆红素升高	结合胆红素升高	结合、非结合胆红素均可增加
尿胆红素	（－）	（＋）	（＋）
尿胆原	升高	减少或（－）	升高或下降

二、问诊要点

1. 年龄 新生儿黄疸除生理性原因外，还应考虑有无新生儿溶血、新生儿败血症、先天性胆管闭锁等；儿童期、青壮年黄疸多见于病毒性肝炎；中老年黄疸多见于胆石症、肝硬化、肝癌、胰头癌等。

2. 病史及诱因 有无传染病如肝炎、疟疾、钩端螺旋体病等病史或密切接触史；有无长期服用对肝脏有害药物史或长期从事有害职业史；有无输血、进食可疑食物，有无长期酗酒史等。

3. 伴随症状 有无发热、腹痛、贫血、皮肤瘙痒等。

三、诊断思路

1. 黄疸伴寒战、高热多见于急性胆囊炎、胆管炎、败血症、钩端螺旋体病、疟疾、肺炎球菌性肺炎等。

2. 黄疸伴肝区隐痛、食欲不振、厌油腻、恶心等，多见于病毒性肝炎、中毒性肝炎、肝癌等；伴有肝区持续胀痛多见于肝癌、肝脓肿等；伴有右上腹阵发性绞痛见于胆结石、胆道蛔虫症发作时。

3. 黄疸伴皮肤瘙痒，明显瘙痒见于阻塞性黄疸；轻度瘙痒可见于肝细胞黄疸。

4. 黄疸伴上消化道出血，见于肝硬化失代偿期、肝癌、壶腹癌等。

5. 黄疸伴贫血，多见于溶血性贫血、疟疾、钩端螺旋体病等。

6. 黄疸伴有肝掌、蜘蛛痣、腹壁静脉曲张等，考虑为肝硬化。

7. 黄疸伴有肝大，质地较软者考虑急性肝炎、急性胆道感染；质地较硬、表面有结节者考虑肝硬化早期；质地坚硬、表面凹凸不平者应想到肝癌。

8. 黄疸伴有脾大，多见于肝硬化、疟疾、血吸虫病、败血症等。

9. 黄疸伴有胆囊肿大，可见于胰头癌、壶腹周围癌、胆总管癌、胆囊癌、胆囊结石等。

10. 黄疸伴有腹水，多见于肝硬化失代偿期、肝癌等。

11. 黄疸伴有恶病质，可见于肝、胆、胰等器官的恶性肿瘤，或身体其他部位恶性肿瘤肝转移。

第十七节　尿频、尿急、尿痛

尿频、尿急、尿痛合称为膀胱刺激征。正常成年人白天排尿 4 ～ 6 次，夜间 0 ～ 2 次，超过上述次数称为尿频；尿急是指一有尿意即迫不及待需要排尿、难以控制；尿痛是指排尿时感觉耻骨上区、会阴部和尿道内疼痛或烧灼感。

一、病因与临床表现

（一）尿频

1. 生理性尿频　为饮水过多、精神紧张、气候寒冷及习惯性尿频等原因所致，特点是每次尿量多，不伴其他症状，尿液检查为阴性。

2. 病理性尿频

（1）多尿性尿频：常见于糖尿病、尿崩症、急性肾衰竭多尿期。特点排尿次数增多，每次尿量正常，全日总尿量增多，无尿急、尿痛。

（2）炎症性尿频：见于膀胱炎、尿道炎、前列腺炎等。表现为尿频，每次尿量少，伴有尿急、尿痛，尿液镜检可见炎性细胞。

（3）神经性尿频：见于中枢及周围神经病变，如癔症、神经源性膀胱，表现为尿频而每次尿量少，不伴尿急、尿痛，尿液镜检无炎性细胞。

（4）膀胱容量减少性尿频：多见于膀胱占位病变、膀胱受压、结核或严重感染后的膀胱挛缩等，表现为持续性尿频、药物治疗难缓解，每次尿量少。

（5）下尿路梗阻：见于前列腺增生症、尿道狭窄等，常伴有排尿困难、尿线细。

（二）尿急、尿痛

尿急、尿痛常同时出现。仅有尿急而无尿痛者，可能为精神因素所致。

1. 感染性病因

（1）下尿路感染：如膀胱炎、尿道炎、膀胱结核。

（2）上尿路感染：如肾盂肾炎、肾结核等。

（3）邻近器官感染：如前列腺炎、盆腔炎等。

2. 非感染性病因 如膀胱或前列腺癌、膀胱或尿道的结石或异物、神经源性膀胱等。

通常，排尿开始出现的疼痛多见于尿道炎；排尿终末出现疼痛加剧多为膀胱炎、前列腺炎。

二、问诊要点

1. 排尿情况 排尿次数、每次排尿量、全日尿量、尿频是否伴尿急、有无尿痛及排尿困难、尿液的颜色。

2. 既往病史 重点询问结核、泌尿道感染、尿道结石、盆腔炎、糖尿病、神经系统受损等病史。

3. 伴随症状 是否伴发热、脓尿、血尿、排尿困难及尿失禁等。

三、诊断思路

1. 尿频、尿急、尿痛伴发热，多考虑肾盂肾炎、肾结核、膀胱结核、急性前列腺炎、糖尿病并发尿路感染、急性盆腔炎等。

2. 尿频、尿急、尿痛伴发热、腰痛，多见于肾盂肾炎、肾结核、急性盆腔炎等。

3. 尿频、尿急、尿痛伴脓尿多见于泌尿道感染及结核。

4. 尿频、尿急伴无痛性血尿见于膀胱癌、膀胱结核、肾结核。

5. 尿频、尿急伴排尿困难见于前列腺增生症。

6. 尿频、尿急伴尿失禁见于神经源性膀胱。

7. 尿频伴有尿急、尿痛，见于尿道炎、膀胱炎、急性尿道综合征。

8. 尿频、尿急、尿痛伴有尿流突然中断，见于膀胱结石或后尿道结石嵌顿。

9. 尿频伴多尿、烦渴、多饮者常见于糖尿病、尿崩症、精神性多饮。

第十八节 血 尿

血尿分为肉眼血尿和镜下血尿,前者指尿液外观如洗肉水样或血色;后者指尿液外观正常,但显微镜下每高倍镜视野有 3 个以上红细胞。

一、病因

1. 泌尿系统疾病 是最常见的原因,如泌尿系结石、结核、肿瘤、急慢性肾炎、间质性肾炎、尿路感染、泌尿系畸形、损伤、血管异常等。

2. 全身性疾病

(1)血液系统疾病:如血小板减少性紫癜、过敏性紫癜、白血病、再生障碍性贫血、血友病等。

(2)感染性疾病:如流行性出血热、钩端螺旋体病、败血症等。

(3)循环系统疾病:如急进型高血压、肾动脉栓塞、慢性心力衰竭、亚急性感染性心内膜炎并发肾梗死等。

(4)风湿性疾病:如系统性红斑狼疮、类风湿关节炎、痛风等。

3. 尿路邻近器官疾病 如前列腺炎、急性阑尾炎、盆腔炎、输卵管炎、直肠和结肠癌等累及尿路时,可产生血尿。

4. 药物及化学物质对肾脏的损伤 如磺胺类药物、抗凝剂、抗癌剂、汞剂等的副作用或毒性作用引起的血尿以及运动后血尿等。

二、临床表现

(一)尿颜色的改变

如果每升尿中含血量超过 1mL 时,尿液可呈洗肉水样;出血严重时尿液呈血状。膀胱或前列腺出血时尿色鲜红,或可见血凝块。红色尿不一定是血尿,要与以下情况鉴别:①血红蛋白尿:常由溶血引起,尿呈均匀暗红或酱油色,无沉淀,显微镜检查无红细胞或偶有红细胞。②其他邻近部位器官出血污染尿液:如子宫、阴道出血或痔疮出血。③某些药物、染料试剂等引起的尿液颜色改变:如大黄(在碱性尿中)、酚红等药物色素可致尿为红色,但镜检无红细胞,隐血试验阴性。

（二）分段尿异常

可用尿三杯试验方法进行观察。具体做法是：用三个清洁玻璃杯分别留起始段、中段和终末段尿进行观察，如果起始段为血尿，则提示病变位于尿道；终末段血尿，提示病变部位在膀胱颈部和三角区或后尿道等部位；三段尿均呈红色即全程血尿，表示病变在肾脏或输尿管。

（三）症状性血尿

血尿的同时伴局部或全身症状，以泌尿系统症状为主。如伴有肾区疼痛提示病变在肾脏；如伴有尿频、尿急、排尿困难多考虑膀胱或尿道的病变。

三、问诊要点

1. 血尿情况 发生缓急、有无诱因、尿液的颜色、有无血凝块等。

2. 伴随症状 是否伴有发热、寒战、腰痛、膀胱刺激征、疼痛、水肿、腹痛等。

3. 既往史、个人史、女性月经史 有无泌尿系统疾病、血液病、感染性疾病、心血管系统疾病、风湿性疾病等病史；有无服药史、外伤及手术史、有害化学物质接触史等；有无妇科疾病以及血尿与月经的关系等。

四、诊断思路

1. 血尿伴肾绞痛，首先考虑泌尿系结石；血尿伴有尿流突然中断或排尿困难，考虑为膀胱或尿道结石。

2. 血尿伴发热、膀胱刺激征，提示膀胱炎、肾盂肾炎、膀胱结核、肾结核；血尿伴有高热、寒战、腰痛、尿路刺激征首先考虑急性肾盂肾炎；血尿伴有低热、盗汗、食欲不振、乏力、消瘦、尿路刺激征等，考虑膀胱或肾结核。

3. 血尿伴水肿、高血压、蛋白尿或贫血，考虑慢性肾小球肾炎。

4. 血尿伴肾肿块，考虑为肿瘤、先天性多囊肾、肾脓肿等。

5. 血尿合并乳糜尿，见于丝虫病。

6. 血尿伴皮肤黏膜出血，多考虑血液系统疾病、感染性疾病。

7. 无痛性血尿伴有消瘦、低热、乏力等，考虑肾结核、肾癌等。

8. 血尿伴有下腹部疼痛，考虑阑尾炎、盆腔炎等。

第十九节　皮肤黏膜出血

皮肤黏膜出血是指皮肤、黏膜自发性出血或损伤后出血不易止血。

一、病因

1. 血管壁异常　分为遗传性和获得性两类病因，遗传性（如遗传性毛细血管扩张症）病因少见；获得性病因相对多见，如单纯性紫癜、过敏性紫癜、感染性紫癜、药物性紫癜、老年性紫癜、维生素 C 缺乏症等。

2. 血小板异常　包括血小板数量与功能的异常。

（1）血小板减少：如特发性血小板减少性紫癜、血栓性血小板减少性紫癜、白血病、再生障碍性贫血、脾功能亢进症、流行性出血热等。

（2）血小板增多：如原发性血小板增多症、脾切除后血小板增多等。

（3）血小板功能的异常：多见于血小板无力症和血小板病等。

3. 凝血功能异常　如血友病、尿毒症、严重肝功能不全、维生素 K 缺乏症、弥漫性血管内凝血、毒蛇咬伤、肝素等抗凝药物使用过量等。

二、临床表现

主要表现为皮肤、黏膜的瘀点、瘀斑、紫癜或血肿，也可表现为鼻及牙龈出血、月经过多、血尿、黑便等，或内脏出血、手术或外伤后出血不止，严重者可导致脑出血。

三、问诊要点

1. 出血情况　出血缓急、时间、部位、范围、特点，是否有诱因。

2. 伴随症状　发热、黄疸、头晕、眼花、耳鸣、乏力、贫血、关节肿痛、腹痛及身体其他部位出血等症状。

3. 病史　有无药物过敏史、外伤史、感染及中毒史、肝肾疾病史、家族遗传性出血性疾病史等。

四、诊断思路

1. 四肢对称的荨麻疹样或丘疹样紫癜，伴有痒感、关节痛、腹痛等，考虑过敏性紫癜。

2. 紫癜伴广泛性出血，如鼻出血、牙龈出血、血尿、便血者，常考虑为血小板减少性紫癜或弥漫性血管内凝血。

3. 紫癜伴黄疸，考虑肝功能不全。

4. 自幼出现的伤后出血不止，伴关节腔肿胀或畸形见于血友病。

5. 皮肤黏膜出血伴有发热、头痛、腰痛、眼眶痛等，考虑流行性出血热。

6. 出血伴有头晕、眼花、耳鸣、乏力、贫血者，多考虑血液系统疾病。

（习题）

第四章　体格检查

（PPT）

体格检查是客观地了解与评估患者身体状况的最基本的检查方法，体格检查发现的异常表现称为体征，它是诊断疾病的重要客观依据。

第一节　基本检查法

一、视诊

视诊是医生用眼睛观察患者的全身情况与局部表现的诊断方法。

1. 视诊的目的

（1）视诊可以了解患者的全身一般状态。

（2）通过局部视诊，可以了解局部病变。

（3）借助于辅助诊断器械（内窥镜等）可以明确机体深部的病变情况。

2. 视诊方法与应用

（1）全身状态检查应全面细致，应用自然光源，并采用侧光源。

（2）借助于辅助检查器械，了解病变局部的情况。

（3）当检查结果有疑问或不能明确时，借助于其他检查方法进一步明确。

二、触诊

触诊是医生通过手的触觉，以了解被检查部位情况，从而进行临床判断的诊断方法。手的感觉以指腹对触觉较敏感，掌指关节掌面皮肤对震动感较敏感，手背皮肤对温度改变较敏感，因此触诊时根据需要应用不同的手部部位触诊。

1. 触诊的目的

（1）进一步明确视诊发现的阳性体征。

（2）发现视诊未发现的阳性体征。

2. 触诊的方法与应用

（1）浅部触诊法：四指并拢放于检查部位进行轻柔的上下左右滑动触诊，触压深度一般为 1～2cm。临床主要应用于检查：①浅在病变、关节、软组织、动静脉、神经、淋巴结。②腹部抵抗感、触痛、搏动、包块及某些肿大的脏器的检查。③深部触诊时，先进行浅部触诊以使患者易于接受深部触诊。

（2）深部触诊：医生一手或双手重叠，由浅入深逐渐加压进行触诊，触压深度可达 4～5cm。根据检触部位与目的不同，分为：①深部滑行触诊：主要用于腹腔深在包块与胃肠病变的检查。方法是：患者张口平静呼吸，放松腹肌，医生用右手并拢 2、3、4 手指平放于腹壁逐渐加压触向腹腔脏器或包块，并进行上下左右的滑动触摸。②双手触诊：主要用于肝、脾、肾和腹腔肿块、子宫的检查。方法是：右手进行深部滑行触诊，左手置于被检查部位背后部，向右手方向托起并固定检查部位，利于右手触诊。③深压触诊：用于腹部压痛点、反跳痛的检查以及探测腹部深在病变。方法是：以 1 或 2 个并拢的手指逐渐加压触向腹壁被检查部位。④冲击触诊：只用于大量腹水时肝脾、腹腔包块的触诊。方法是：右手 2、3、4 手指并拢与腹壁成 70°～90°夹角，先做数次急速有力的冲击动作，冲击时感触腹腔脏器在指端的浮沉感觉。

3. 触诊注意事项

（1）检查前向患者讲明检查目的，取得患者的配合。

（2）手应温暖，动作由轻到重，边与被检查者交谈边进行检查，转移其注意力，注意观察患者的表情变化。

（3）取恰当的体位，通常取仰卧位，屈曲双下肢放松腹肌，必要时变换体位。

（4）触诊下腹部时，先督促患者排空膀胱。

（5）手脑并用，边触诊边思考。

三、叩诊

叩诊是医生用手指叩击患者身体表面某一部位，使之震动而产生声音，根据震动与叩诊音的特点，判断脏器状况与病变性质的诊断方法。

1. 叩诊目的

（1）了解肺脏叩诊音是否正常，有无病理性叩诊音；确定肺尖宽度、肺下界及其移动度；了解有无胸腔积液、积气。

（2）确定心界大小与形状。

（3）确定肝脾浊音界。

（4）确定腹部叩诊音是否正常，有无移动性浊音。

（5）了解膀胱、子宫胀大情况。

（6）明确腹腔脏器有无叩击痛。

2. 叩诊方法

（1）间接叩诊法：常用，可用于各部位叩诊检查。左手中指第二指骨紧贴叩诊部位皮肤，其余手指抬离皮肤表面，右手中指指端垂直叩击左手中指第二指骨前端，连续叩击 2～3 次，仔细听取叩诊音特点。

（2）直接叩诊法：少用，主要用于胸腹部广泛病变的检查。方法是：右手中间 3 个手指并拢，用手指掌面直接拍击被检查部位，借助于拍击的反响和震动判断病变的方法。

3. 叩诊注意事项

（1）保持环境安静。

（2）根据叩诊部位和目的的不同，让被检查者采取坐位、仰卧位、侧卧位等。

（3）每次叩击力量均匀，以手腕部运动带动手指叩击。

（4）注意上下左右对称性叩诊，以对比发现异常。

4. 常见叩诊音及其临床意义　　叩诊音的特点取决于组织或器官的致密度、弹性、含气量以及距体表距离等。临床常见叩诊音有 5 种。

（1）清音：见于弹性好、正常含气的肺组织，是正常肺部的叩诊音。

（2）过清音：音响介于清音与鼓音之间，为病理性叩诊音，见于肺气肿。

（3）鼓音：是正常腹部的叩诊音。若鼓音出现在胸肺部，则为病理性叩诊音，见于肺内大空洞、气胸。

（4）浊音：是被少量含气组织覆盖的实质性脏器的叩诊音，如心脏、肝脏被肺组织覆盖部分，即心、肝相对浊音界；浊音出现在正常肺部清音区或腹部鼓音区，为病理性叩诊音，见于肺部病变、少量胸腔积液、腹水等。

（5）实音：是实质性脏器的正常叩诊，如心脏、肝脏未被肺组织覆盖的部分；病理性实音见于肺组织实变、大量胸腔积液等。

四、听诊

听诊是医生听取患者身体各部位发出的声音，以判断正常与否及病变性质的诊断方法。

1. 听诊目的

（1）肺脏：检查呼吸音是否正常、有无异常呼吸音、啰音等。

（2）心脏：心率、心律、心音、杂音等检查。

（3）腹部：肠鸣音检查。

（4）其他部位：血管杂音检查。

2. 听诊方法

（1）间接听诊法：是主要的听诊方法，即借助听诊器进行听诊。

（2）直接听诊法：用耳郭直接听诊，少用。

3. 听诊注意事项

（1）保持环境及人员的安静，避免干扰。

（2）直接贴近皮肤听诊，禁止隔衣听诊。

（3）为取得最佳听诊效果，可嘱被检查者采取不同的体位，或变换体位进行听诊。

（4）正确使用听诊器：听诊器长度应与医生手臂长度相当，钟形听件用于听取低调声音（如二尖瓣狭窄隆隆样杂音），膜形听件用于听取高调声音（如主动脉关闭不全的叹气样杂音、呼吸音、肠鸣音等）。

（5）听诊时，注意力集中。

五、嗅诊

嗅诊是通过嗅觉对被检查者排泄物、分泌物或呼出气体气味进行检查，以判断是否异常，以及与疾病可能关系的诊断方法。

（1）汗液：酸味见于风湿热、长期服用阿司匹林。

（2）痰液：恶臭味见于厌氧菌感染。

（3）呕吐物：腐臭味见于幽门梗阻；粪便味见于肠梗阻。

（4）粪便：腥臭味见于细菌性痢疾；肝腥味见于阿米巴痢疾。

（5）尿液：强烈氨味见于膀胱炎。

（6）呼吸气味：刺激性大蒜味见于有机磷农药中毒；烂苹果味见于糖尿病酮症酸中毒；氨味见于尿毒症；腥臭味见于肝性脑病。

（7）口腔气味：口臭主要见于口鼻部病变、肺脓肿、支气管扩张症、消化不良、肝病等。

第二节　一般检查

一般检查是对患者全身状态的概括性观察，是体格检查的第一步。一般检查以视诊为主，配合触诊、听诊和嗅诊。检查内容包括全身状态检查、皮肤检查及淋巴结检查。

一、全身状态检查

（一）性别（略）

（二）年龄

疾病的发生与年龄有一定关系，不同年龄阶段有不同的好发疾病。如幼儿及儿童易患麻疹、白喉、佝偻病等；青少年易患风湿热、结核病；心脑血管疾病、癌肿多发生于中老年人。

（三）生命体征

生命体征是评价生命活动存在与否及其质量的重要指标，包括体温（T）、脉搏（P）、呼吸（R）和血压（BP）。

1. 体温

（1）体温测量方法及正常范围：测量体温的方法通常有以下3种：①口测法：将消毒后的口表水银端斜放于舌下，紧闭口唇，5分钟后读数。正常值为36.3～37.2℃。该法结果较准确，但不能用于婴幼儿及神志不清者。②肛测法：患者屈膝侧卧，将肛表水银端涂布润滑剂后，徐徐插入肛门深达肛表的1/2，5分钟后读数。正常值为36.5～37.7℃。该法测值稳定，多用于婴幼儿及神志不清者。③腋测法：将体温计水银端置于患者干燥腋窝深处，嘱其夹紧，10分钟后读数。正常值为36～37℃。该法简便、安全，为最常用的体温测定方法。

生理情况下，体温有一定的波动，早晨略低，下午稍高，但24小时内波动幅度一般不超过1℃；运动或进食后体温稍高；老年人体温略低；月经期前或妊娠期妇女体温略高。

体温高于正常称为发热，见于感染、创伤、恶性肿瘤、抗原－抗体反应等；体温低于正常称为体温过低，见于大量失血、休克、甲状腺功能减退及久病虚弱等。

（2）体温测量误差的常见原因：①测量前未将体温计的汞柱甩到36℃以下。

②消瘦、病情危重或神志不清的患者使用腋表时，未能将体温计夹紧。③体温计附近存在冷热物品。

2. 呼吸　呼吸测量方法是：在安静状态下观察胸壁或腹壁的起伏，一吸一呼为一次，观察 30 秒，将所得数乘 2。危重患者呼吸微弱不易观察时，可用棉花纤维置于患者鼻孔前，观察棉花纤维吹动次数，测 1 分钟。（呼吸检查内容见肺脏检查）

3. 脉搏　通常是指桡动脉的搏动。

（1）检查部位：常检查桡动脉、颈动脉、肱动脉、股动脉、足背动脉等。

（2）操作方法：用示指、中指和无名指的掌侧指端按在桡动脉表面，压力大小以能清楚触到脉搏为宜，计数 30 秒，将所测得的脉率乘 2 并记录。心脏病患者及异常脉搏者应测 1 分钟。

（3）检查内容：①脉率：即每分钟脉搏搏动的次数。正常情况下，脉率和心率是一致的，成人在安静时的脉率为每分钟 60 ~ 100 次，超过 100 次 / 分称脉搏过速，见于甲状腺功能亢进、发热性疾病等；少于 60 次 / 分称脉搏过缓，见于阻塞性黄疸等。②脉律：正常人脉律规则，若脉律快慢不一或有间歇，见于过早搏动；脉律不齐、强弱不一、脉率少于心率见于心房纤维颤动。③脉波：波形是将血流通过动脉时动脉内压力上升和下降的情况用脉波计描记出来的曲线。医生可根据脉搏触诊粗略地估计其波形。临床常见的脉波有：交替脉、奇脉、水冲脉等。（详见心脏血管检查）

4. 血压　通常指动脉血压，是指血管内的血液对单位面积血管壁的侧压力。

（1）测量方法：①直接测量法：经皮穿刺将导管由周围动脉送至主动脉，导管末端接监护测压系统，自动显示血压值，适用于危重抢救时。②间接测量法：用血压计测量，是临床常用的测量方法，目前使用的血压计有汞柱式、弹簧式和电子血压计，以汞柱式应用最多。

操作方法：让被检查者在安静环境下休息 15 分钟左右后开始测量，一般取坐位或仰卧位，右上肢裸露伸直并轻度外展约 45 度，肘部和心脏同一水平，将袖带缠于上臂，其下缘距肘窝 2 ~ 3cm，松紧适宜，戴好听诊器，用手摸到肱动脉搏动后，将听诊器胸件放在肱动脉上，向袖带内打气，待肱动脉搏动消失，再升高 20 ~ 30mmHg，缓慢放气，使汞柱以每秒 2 ~ 6mmHg 的速度缓慢下降，双眼平视汞柱，听到第一声响的汞柱读数为收缩压；继续放气到声音消失或变音时的汞柱读数为舒张压。每次测血压时，至少应测 2 次，并以平均值做记录。血压的记录方法是：收缩压 / 舒张压（mmHg），如 120/80mmHg。

正常成年人收缩压为 90 ~ 139mmHg，舒张压为 60 ~ 89mmHg；脉压（收缩压 – 舒张压）30 ~ 40mmHg；平均动脉压 = 舒张压 +1/3 脉压。

（2）血压标准：正常成人血压标准以 2005 年中国高血压联盟公布的中国高血压防治指南的标准为依据，见表 4-1。

表 4-1　血压水平的定义和分类（18 岁以上）

类别	收缩压（mmHg）	舒张压（mmHg）
正常血压	＜ 120	＜ 80
正常高值	120 ～ 139	80 ～ 89
高血压	≥ 140	≥ 90
1 级高血压（轻度）	140 ～ 159	90 ～ 99
2 级高血压（中度）	160 ～ 179	100 ～ 109
3 级高血压（重度）	≥ 180	≥ 110
单纯收缩期高血压	≥ 140	＜ 90

注：如收缩压与舒张压水平不在一个级别的，按其中较高级别分类。

（3）血压的正常值及其变化的临床意义：①高血压：高血压绝大多数为原发性，继发于其他疾病的称为继发性高血压或症状性高血压，如肾小球肾炎等导致的肾性高血压、嗜铬细胞瘤等。②低血压：血压低于 90/60mmHg 称为低血压，见于急性心肌梗死、休克等严重病症。③双侧上肢血压有显著差别：正常双上肢血压相差 10 ～ 20mmHg，超过此值见于多发性大动脉炎或先天性动脉畸形等。④上下肢血压差别异常：正常下肢血压高于上肢血压 20 ～ 40mmHg，如上肢血压高于下肢应考虑主动脉缩窄。⑤脉压改变：脉压大于 40mmHg，为脉压增大，见于主动脉瓣关闭不全、甲状腺功能亢进等。如脉压小于 30mmHg 则为脉压缩小，见于主动脉瓣狭窄、心包积液等。

（四）发育与体型

1. 发育　通常以年龄、智力和体格成长状态（包括身高、体重及第二性征）之间的关系综合评价发育状况。发育正常者，其年龄、智力与体格成长状态处于均衡一致。成人发育正常的指标包括：①头部的长度为身高的 1/7 ～ 1/8。②胸围为身高的 1/2。③双上肢展开的长度约等于身高。④坐高等于下肢的长度。正常人各年龄组的身高与体重之间存在一定的对应关系。

临床上的病态发育与内分泌的改变密切相关。在发育成熟前，如出现垂体前叶功能亢进，可致体格异常高大，称为巨人症；如发生垂体功能减退，可致体格异常矮小，称为垂体性侏儒症。甲状腺功能减退导致的体格矮小、智力低下，称为呆小病。

2. 体型　是身体各部发育的外观表现，包括骨骼、肌肉的生长与脂肪分布的状态等。成年人的体型可分为以下 3 种。

（1）无力型（瘦长型）：表现为体高肌瘦、颈细长、肩窄下垂、胸廓扁平、腹上角小于 90°。

（2）正力型（匀称型）：表现为身体各个部分结构匀称适中，腹上角 90° 左右，见于多数正常成人。

（3）超力型（矮胖型）：表现为体格粗壮、颈粗短、面红、肩宽平、胸围大、腹上角大于 90°。

（五）营养状态

1. 营养状态的判断 通常根据皮肤、毛发、皮下脂肪、肌肉的发育情况进行综合判断。最简便而迅速的方法是观察皮下脂肪充实的程度，方法是：观察前臂屈侧或上臂背侧下 1/3 处脂肪分布。

2. 营养状态的分级 通常用良好、中等、不良 3 个等级对营养状态进行描述：

（1）良好：黏膜红润、皮肤光泽、弹性良好，皮下脂肪丰满而有弹性，肌肉结实，指甲、毛发润泽，肋间隙及锁骨上窝深浅适中，肩胛部和股部肌肉丰满。

（2）不良：皮肤黏膜干燥、弹性降低，皮下脂肪菲薄，肌肉松弛无力，指甲粗糙无光泽、毛发稀疏，肋间隙、锁骨上窝凹陷，肩胛骨、髂骨嶙峋突出。

（3）中等：介于两者之间。

3. 理想体重 理想体重（kg）= 身高（cm）–105

4. 常见的营养状态异常

（1）营养不良：当体重减轻至不足理想体重的 90% 时称为消瘦，极度消瘦者称为恶病质。营养不良的原因主要是摄入不足或消耗过多，常见于胃肠功能不良或手术后、肝脏、胆囊、胰腺病变或结核病、糖尿病、甲状腺功能亢进症、各种癌症患者等。

（2）营养过度：体内中性脂肪积聚过多，导致体重增加，超过标准体重的 20% 以上者称为肥胖。亦可计算体重指数 [体重（kg）/ 身高（m^2）]，按 WHO 的标准，男性 > 27，女性 > 25 即为肥胖症。

（六）面容与表情

健康人表情自然，神态安怡。患病后因病痛可出现痛苦、忧虑或疲惫的面容与表情。某些疾病发展到一定程度时，尚可出现特征性的面容与表情，对疾病的诊断具有重要价值。临床常见的典型面容有：

1. 急性病容 面色潮红，兴奋不安，鼻翼煽动，口唇疱疹，表情痛苦。多见于急性感染性疾病，如肺炎球菌肺炎、疟疾、流行性脑脊髓膜炎等。

2. 慢性病容 面容憔悴，面色晦暗或苍白无华，目光暗淡。见于慢性消耗性疾病，如恶性肿瘤、肝硬化、严重结核病等。

3. 甲状腺功能亢进面容 面容惊愕，眼裂增宽，眼球凸出，目光闪烁，兴奋不安，烦躁易怒。见于甲状腺功能亢进症。

4. 黏液性水肿面容 面色苍白，颜面浮肿，睑厚面宽，目光呆滞，反应迟钝，眉毛、头发稀疏，舌色淡、胖大。见于甲状腺功能减退症。

5. 肢端肥大症面容 头颅增大，面部变长，下颌增大、向前突出，眉弓及两颧隆起，唇舌肥厚，耳鼻增大。见于肢端肥大症。

6. 贫血面容 面色苍白，唇舌色淡，表情疲惫。见于各种原因的贫血。

7. 肝病面容 面色晦暗，额部、鼻背、双颊有褐色色素沉着。见于各种原因的慢性肝脏疾病。

8. 肾病面容 面色苍白，眼睑、颜面水肿，舌色淡，舌缘有齿痕。见于慢性肾脏疾病。

9. 二尖瓣面容 双颊暗红、口唇轻度发绀。见于风湿性心脏瓣膜病二尖瓣狭窄。

10. 伤寒面容 表情淡漠，反应迟钝呈无欲状态。见于肠伤寒、脑脊髓膜炎等高热衰竭患者。

11. 苦笑面容 牙关紧闭，面肌痉挛，呈苦笑状。见于破伤风。

12. 满月面容 面如满月，皮肤发红，常伴痤疮和胡须生长。见于库欣综合征及长期大量应用糖皮质激素者。

13. 面具面容 面部呆板、无表情，似面具样。见于震颤麻痹、脑炎等。

（七）体位

体位是指患者身体所处的状态。体位的改变对某些疾病的诊断具有一定的意义。

1. 自动体位 身体活动自如，不受限制。见于正常人、轻症和疾病早期。

2. 被动体位 患者不能自己调整或变换身体的位置。见于极度衰竭或意识丧失者。

3. 强迫体位 患者为减轻痛苦，被迫采取某种特殊的体位。常见的强迫体位有：

（1）强迫仰卧位：患者仰卧，双腿蜷曲，借以减轻腹部肌肉的紧张程度。见于急性弥漫性腹膜炎等。

（2）强迫俯卧位：俯卧位可减轻脊背肌肉的紧张程度。见于脊柱疾病。

（3）强迫侧卧位：患者侧卧于患侧，以减轻疼痛，且有利于健侧代偿呼吸。见于一侧大量胸腔积液的患者。

（4）强迫坐位（端坐呼吸）：患者呈端坐或半卧位，以减少回心血量、减轻心脏负担。见于心肺功能不全者。

（5）强迫蹲位：患者在活动过程中，因呼吸困难而停止活动并采用蹲位以缓解症状。见于先天性发绀型心脏病。

（6）强迫停立位：在步行时心前区疼痛突然发作，患者常被迫立刻站住，并以右手按抚心前部位，待症状稍缓解后，才继续行走。见于心绞痛。

（7）辗转体位：患者辗转反侧，坐卧不安。见于胆石症、胆道蛔虫症、肾绞痛等。

（8）角弓反张位：患者颈及脊背肌肉强直，出现头向后仰，胸腹前凸，背反曲，躯干呈反弓形。见于破伤风及小儿脑膜炎。

（八）步态

步态是指走路时的姿态。健康人步态稳健、轻快、灵活。某些疾病可导致步态发生改变，并具有一定的特征性。常见异常步态有以下几种：

1.蹒跚步态（鸭步） 走路时身体左右摇摆似鸭行。见于佝偻病、大骨节病、进行性肌营养不良、先天性双侧髋关节脱位等。

2.慌张步态 起步后小步急速前行，身体前倾，有难以停止之势。见于震颤麻痹患者。

3.共济失调步态 起步时一脚高抬，骤然垂落，且双目向下注视，两脚间距很宽，以防身体倾斜，闭目时则不能保持平衡。见于脊髓结核患者。

4.醉酒步态 行走时躯干重心不稳，步态紊乱，如醉酒状。见于小脑病变、酒精中毒等。

5.跨阈步态 由于踝部肌腱、肌肉弛缓，患足下垂，行走时必须抬高下肢才能起步。见于腓总神经麻痹。

6.剪刀步态 两下肢肌张力增高，以伸肌及内收肌张力增高明显，在移步时下肢内收过度，两腿交叉呈剪刀状。见于脑性瘫痪与截瘫患者。

（九）意识状态

意识是大脑功能活动的综合表现，即对环境的知觉状态。正常人意识清晰，定向力正常，反应敏锐精确，思维和情感活动正常，语言流畅、准确，表达能力良好，凡能影响大脑功能活动的疾病均可引起程度不等的意识改变，称为意识障碍。

判断患者意识状态多采用问诊，通过交谈了解患者的思维、反应、情感、计算及定向力等方面的情况；对较为严重者，尚应进行痛觉试验、瞳孔反射等检查，以确定患者意识障碍的程度。根据其程度可分为嗜睡、意识模糊、昏睡、昏迷。（详见第三章常见症状）

二、皮肤

皮肤检查主要通过视诊观察，有时需配合触诊。

（一）颜色

皮肤的颜色与毛细血管的分布、血液的充盈度、色素量的多少、皮下脂肪的厚薄有关。正常人皮肤有光泽、黏膜红润。

1. 苍白 见于贫血、末梢毛细血管痉挛或充盈不足，如寒冷、惊恐、休克、虚脱以及主动脉瓣关闭不全等。

2. 发红 为毛细血管扩张充血、血流加速、血量增加所致，生理情况下见于运动、饮酒后；病理情况下见于肺炎球菌肺炎、肺结核、猩红热等发热性疾病，以及阿托品、一氧化碳中毒等。

3. 发绀 皮肤黏膜呈青紫色，以口唇、耳郭、四肢肢端容易见到，多为各种原因的缺氧表现，常见于严重心肺疾病等。

4. 黄染 由于血液中总胆红素浓度增高导致皮肤黏膜黄染，轻者见于巩膜及软腭黏膜，重者见于全身皮肤。常见于胆道阻塞、肝细胞损害或溶血性疾病。

5. 色素沉着 全身性色素沉着常见于慢性肾上腺皮质功能减退，有时也可见于肝硬化、肝癌晚期、疟疾以及使用某些药物如砷剂和抗肿瘤药物等；妇女妊娠期间面部、额部可出现棕褐色对称性色素斑，称为妊娠斑；老年人也可出现全身或面部的散在色素斑，称为老年斑。

6. 色素脱失 局部色素脱失见于白癜风、口腔或女性外阴部白斑，全身色素脱失见于白化症。

（二）湿度

皮肤湿度与汗腺分泌功能有关，出汗多者皮肤比较湿润，出汗少者皮肤比较干燥。如风湿病、结核病和布氏杆菌病出汗较多；甲状腺功能亢进、佝偻病、脑炎后遗症亦经常伴有多汗。夜间睡后出汗称为盗汗，多见于结核病。手足皮肤发凉而大汗淋漓称为冷汗，见于休克和虚脱患者。异常干燥的皮肤见于维生素 A 缺乏症、黏液性水肿、硬皮病、尿毒症和脱水等。

（三）弹性

皮肤弹性与年龄、营养状态、皮下脂肪及组织间隙所含液体量有关。儿童及青年皮肤紧张富有弹性；中年以后皮肤组织逐渐松弛，弹性减弱；老年皮肤组织萎缩，皮下脂肪减少，弹性减退。检查皮肤弹性时，常选择手背或上臂内侧部位，以拇指和食指将皮肤提起，松手后如皮肤皱褶迅速平复为弹性正常，如皱褶平复缓慢为弹性减弱，后者见于长期消耗性疾病或严重脱水者。

（四）皮疹

皮疹是临床上诊断某些疾病的重要依据。皮疹的种类很多，其出现的规律和形态有一定的特异性，发现皮疹时应仔细观察和记录其出现与消失的时间、发展顺序、分布部位、大小、形态、颜色，压之是否褪色，平坦或隆起，有无瘙痒及脱屑等。临床上常见的皮疹有：

1. 斑疹 表现为局部皮肤发红，一般不凸出皮肤表面。见于斑疹伤寒、丹毒、风湿性多形性红斑等。

2. 玫瑰疹 一种鲜红色圆形斑疹，直径 2～3mm，为病灶周围血管扩张所致。检查时拉紧附近皮肤或以手指按压可使皮疹消退，松开时又复出现，多出现于胸腹部，为伤寒和副伤寒的特征性皮疹。

3. 丘疹 皮疹局部发红并凸出皮肤表面。见于药物疹、麻疹及湿疹等。

4. 斑丘疹 丘疹周围有发红的皮肤底盘称为斑丘疹。见于风疹、猩红热和药物疹等。

5. 荨麻疹 稍隆起皮肤表面的苍白色或红色的局限性水肿，形态不一，常伴瘙痒，为速发性皮肤变态反应所致。见于各种食物或药物过敏。

（五）脱屑

正常皮肤脱屑数量很少，一般不易察觉。病理状态下可见大量皮肤脱屑。米糠样脱屑常见于麻疹；片状脱屑常见于猩红热；银白色鳞状脱屑见于银屑病。

（六）皮下出血

根据其直径大小分为以下几种：小于 2mm 称为瘀点；3～5mm 称为紫癜；大于 5mm 称为瘀斑；片状出血并伴有皮肤显著隆起称为血肿。检查时，较大面积的皮下出血易于诊断，瘀点应注意与红色的皮疹或小红痣进行鉴别，皮疹受压时，一般可褪色或消失，瘀点和小红痣受压后不褪色，但小红痣稍高于皮肤并且表面光亮。皮下出血常见于造血系统疾病、重症感染、某些血管损害性疾病以及毒物或药物中毒等。

（七）蜘蛛痣与肝掌

皮肤小动脉末端分支扩张所形成的血管痣，形似蜘蛛，称为蜘蛛痣。多出现于上腔静脉分布的区域内，如面、颈、手背、上臂、前胸和肩部等处。其大小不一，直径可由针头大到数厘米以上。检查时用棉签或火柴杆压迫蜘蛛痣的中心，其辐射状小血管网立即消失，去除压力后又复出现。蜘蛛痣的出现与肝脏对雌激素灭活能力减弱有关。常见于慢性肝炎或肝硬化，也可见于妊娠妇女。慢性肝病患者手掌大小鱼际处常发红，加压后褪色，称为肝掌，发生机制与蜘蛛痣相同。

（八）水肿

皮下组织的细胞内及组织间隙内液体积聚过多称为水肿。水肿的检查应以视诊和触诊相结合，仅凭视诊虽可诊断明显水肿，但不易发现轻度水肿。凹陷性水肿局部受压后可出现凹陷，而黏液性水肿及象皮肿（丝虫病）尽管组织肿胀明显，但受压后并无组织凹陷。根据病情轻重，水肿分为轻、中、重三度。

1. 轻度水肿 多见于眼睑、眶下软组织、胫骨前、踝部皮下组织，指压后可见组织轻度下陷，平复较快。

2. 中度水肿 全身均可见明显水肿，指压后可出现明显的或较深的组织下陷，平复缓慢。

3. 重度水肿 全身严重水肿，身体低位皮肤紧张发亮，甚至有液体渗出。可见胸腔积液、腹水等。

（九）毛发

正常人毛发的多少存在一定差异，一般男性体毛较多，女性体毛较少。毛发的多少及分布变化对临床诊断有辅助意义。毛发增多见于肾上腺皮质功能亢进；病理性脱发见于脂溢性皮炎、斑秃、肠伤寒、甲状腺及垂体功能减退、应用某些抗癌药物（如环磷酰胺）后等。

三、淋巴结

淋巴结分布于全身，一般体格检查仅能检查身体各部表浅的淋巴结。正常情况下，淋巴结较小，直径多在 0.2～0.5cm，质地柔软，表面光滑，与毗邻组织无粘连，不易触及，亦无压痛。

（一）表浅淋巴结分布

表浅淋巴结呈组群分布，一个组群的淋巴结收集一定区域的淋巴液。如耳后、乳突区的淋巴结收集头皮范围内的淋巴液；颈深部淋巴结上群（胸锁乳突肌上部）收集鼻咽部的淋巴液，颈深部淋巴结下群（胸锁乳突肌下部）收集咽喉、气管、甲状腺等处的淋巴液；左侧锁骨上淋巴结群多收集食管、胃等器官的淋巴液，右侧多收集气管、胸膜、肺等处的淋巴液；颌下淋巴结群收集口底、颊黏膜、齿龈等处的淋巴液；颏下淋巴结群收集颏下三角区内组织、唇和舌部的淋巴液；腋窝淋巴结群收集躯干上部、乳腺、颈部淋巴结群胸壁等处的淋巴液；腹股沟淋巴结群收集下肢及会阴部等处的淋巴液。局部炎症或肿瘤往往引起相应区域的淋巴结肿大。

（二）检查方法及顺序

检查表浅淋巴结时，主要使用触诊，并应按一定的顺序进行，以免发生遗漏。一般顺序为：耳前、耳后、乳突区、枕骨下区、颈后三角、颈前三角、锁骨上窝、腋窝、滑车上、腹股沟、腘窝等。

检查颈部淋巴结时，医生面对被检查者或站在被检查者背后，手指紧贴检查部位，由浅及深进行滑动触诊，嘱被检查者头稍低，或偏向检查侧，以使皮肤或肌肉松弛，有利于触诊。检查锁骨上淋巴结时，让被检查者取坐位或卧位，头部稍向前屈，用双手进行触诊，左手触诊右侧，右手触诊左侧，由浅部逐渐触摸至锁骨后深部。检查腋窝时应以手扶被检查者前臂并稍外展，检查者以右手检查左侧，以左手检查右侧，触诊时由浅及深至腋窝顶部。检查滑车上淋巴结时，以左（右）手扶托被检查者左（右）前臂，以右（左）手向滑车上由浅及深进行触摸。

发现淋巴结肿大时，应注意其部位、大小、数目、硬度、压痛、活动度、有无粘连，局部皮肤有无红肿、瘢痕、瘘管等，同时注意寻找引起淋巴结肿大的原发病灶。

（三）淋巴结肿大病因及表现

1. 局部淋巴结肿大

（1）非特异性淋巴结炎：由引流区域的急慢性炎症所引起，如急性化脓性扁桃体炎、齿龈炎可引起颈部淋巴结肿大。急性炎症初始，肿大的淋巴结柔软、有压痛，表面光滑、无粘连，肿大至一定程度即停止。慢性炎症时，淋巴结较硬，最终淋巴结可缩小或消退。

（2）淋巴结结核：肿大的淋巴结常发生于颈部血管周围，多发性，质地稍硬，大小不等，常相互粘连，或与周围组织粘连；发生干酪性坏死时可触及波动感，晚期破溃后形成瘘管，愈合后可形成瘢痕。

（3）恶性肿瘤淋巴结转移：肿大的淋巴结质地坚硬，或有象皮感，表面可光滑或突起，与周围组织粘连，不易推动，一般无压痛。右锁骨上窝淋巴结肿大，多为胸部肿瘤如肺癌转移所致；左侧锁骨上窝淋巴结肿大，多为腹部肿瘤如胃癌转移所致。

2. 全身性淋巴结　见于传染性单核细胞增多症、淋巴瘤、白血病等。

第三节　头部检查

头部及其器官是检查者最先和最容易见到的部分，体检时需要仔细全面的视诊、触诊，必要时结合听诊。

一、头颅

（一）常见的头颅大小异常或畸形

1. 小颅 见于小儿囟门过早闭合，常伴有智力障碍。

2. 尖颅 见于先天性尖颅并指（趾）畸形，即 Apert 综合征。

3. 方颅 见于小儿佝偻病或先天性梅毒。

4. 巨颅 见于脑积水。

5. 长颅 见于 Marfan 综合征及肢端肥大症。

（二）头部运动

1. 头部活动受限，见于颈椎疾患。

2. 头部不随意地颤动，见于震颤麻痹。

3. 与颈动脉搏动一致的点头运动，见于严重主动脉瓣关闭不全。

二、头部器官

（一）眼

1. 眼眉 外 1/3 的眉毛过于稀疏或脱落，见于黏液性水肿和垂体前叶功能减低症；特别稀疏或严重脱落应考虑麻风病。

2. 眼睑 睑内翻见于沙眼；双侧上睑下垂见于先天性上睑下垂、重症肌无力；单侧上睑下垂见于蛛网膜下腔出血、脑炎、外伤等引起的动眼神经麻痹。双侧眼睑闭合障碍可见于甲状腺功能亢进症；单侧闭合障碍见于面神经麻痹。眼睑水肿见于肾炎、慢性肝病、营养不良、贫血、血管神经性水肿等。

3. 结膜 检查上睑结膜时需要翻转眼睑。翻转要领为：用示指和拇指捏住上睑中部的边缘，嘱患者向下看，此时轻轻向前下方牵拉，然后示指向下压迫睑板上缘，并与拇指配合将睑缘向上捻转即可将眼睑翻开。翻眼睑时动作要轻柔，检查后嘱患者往上看，即可使眼睑恢复正常位置。

结膜充血发红见于结膜炎、角膜炎；结膜苍白见于贫血；结膜发黄见于黄疸；有颗粒与滤泡见于沙眼；若有大片的结膜下出血，可见于高血压、动脉硬化。除沙眼、春季卡他性结膜炎外，几乎所有的结膜炎症在下睑结膜的表现都比上睑结膜更明显。

4. 眼球外形与运动

（1）眼球突出：双侧眼球突出并有眼裂增宽见于甲状腺功能亢进；单侧眼球突出多见于眶内占位性病变。

（2）眼球凹陷：双侧凹陷见于严重脱水或眼球萎缩；单侧下陷见于 Horner 综

合征。

（3）眼球运动：实际上是检查 6 条眼外肌的运动功能。医师置目标物（棉签或手指尖）于受检者眼前 30～40cm 处，嘱患者固定头位，眼球随目标方向移动，一般按左—左上—左下，右—右上—右下 6 个方向的顺序进行。眼球运动受动眼、滑车、外展 3 对脑神经支配，这些神经麻痹时就会出现眼球运动障碍，并伴有复视。

双侧眼球发生一系列有规律的快速往返运动，称为眼球震颤。检查方法是嘱被检查者眼球随医生手指所示方向（水平和垂直）运动数次，观察是否出现震颤。运动方向以水平方向为常见，垂直和旋转方向较少。自发性眼球震颤见于耳源性眩晕、小脑疾患和视力严重低下等。

5. 巩膜　正常呈瓷白色。显性黄疸最先出现在巩膜。中年以后在内眦部可出现黄色斑块，为脂肪沉着所形成，呈不均匀性分布，应与黄疸鉴别。

6. 角膜　角膜表面有丰富的感觉神经末梢，因此感觉十分灵敏。检查时观察其透明度，注意有无云翳、白斑、软化、溃疡、新生血管等。云翳与白斑如发生在角膜的瞳孔部位可以引起不同程度的视力障碍。角膜边缘及周围出现灰白色混浊环，多见于老年人，故称为老年环。

7. 虹膜　虹膜中央是瞳孔，虹膜内有瞳孔括约肌与扩大肌，能调节瞳孔的大小。正常虹膜纹理近瞳孔部分呈放射状排列，周边呈环形排列。纹理模糊或消失见于虹膜炎症、水肿或萎缩。

8. 瞳孔　正常直径为 3～4mm。检查瞳孔应注意瞳孔的形状、大小、位置，双侧是否等圆、等大，对光及集合反射等。

（1）瞳孔的形状：正常为圆形，双侧等大。有青光眼或眼内肿瘤时可呈椭圆形；虹膜粘连时形状可不规则。

（2）瞳孔大小：瞳孔缩小见于虹膜炎症、有机磷类农药中毒、药物反应（毛果芸香碱、吗啡、氯丙嗪）等；瞳孔扩大见于外伤、颈交感神经刺激、视神经萎缩、药物影响（阿托品、可卡因）、濒死状态等；大小不等见于脑外伤、脑肿瘤、脑疝等造成的颅内压增高。

（3）对光反射：①直接对光反射：用手电筒直接照射瞳孔并观察其动态反应。正常人当眼受到光线刺激后瞳孔立即缩小，移开光源后瞳孔迅速复原。②间接对光反射：是指光线照射一眼时，另一眼瞳孔立即缩小，移开光线，瞳孔扩大。检查间接对光反射时，应以一手隔开光线以免对检查眼有照射而形成直接对光反射。对光反射迟钝或消失，见于昏迷患者。

（4）调节反射与集合反射：嘱患者注视 1m 以外的目标（通常是检查者的示指尖），然后将目标逐渐移近眼球（距眼球约 10cm），正常人可见双眼球内聚（集合反射），同时伴有双侧瞳孔缩小（调节反射）。调节反射、集合反射消失，见于动眼神经功能损害。

9. 眼部功能检查

（1）视力：通常用国际标准视力表进行检测。

（2）色觉：色觉的异常可分为色弱和色盲两种。色弱为对某种颜色的识别能力减低；色盲为对某种颜色的识别能力丧失。色盲又分先天性与后天性两种。后天性者多由视网膜病变、视神经萎缩和球后视神经炎引起。

（二）耳

耳是听觉和平衡器官，分外耳、中耳、内耳三个部分。

1. 外耳

（1）耳郭：注意耳郭的外形、对称性，是否有发育畸形等。耳郭红肿并有局部发热和疼痛见于感染；牵拉和触诊耳郭引起疼痛，常提示有炎症。

（2）外耳道：观察有无溢液，如有黄色液体流出并有痒痛者为外耳道炎；外耳道内有局部红肿，并有牵拉痛则为疖肿；有脓液流出并有全身症状，则应考虑急性中耳炎；有血液或脑脊液流出则应考虑颅底骨折；对耳鸣患者则应注意是否存在外耳道狭窄、耵聍或异物堵塞。

2. 中耳 用耳镜观察鼓膜是否穿孔和溢脓等。

3. 乳突 乳突与中耳道相连。患化脓性中耳炎引流不畅时可蔓延为乳突炎，检查时可发现耳郭后方皮肤有红肿，乳突有明显压痛。

4. 听力 粗略的检测方法为：在安静的室内嘱被检查者闭目坐于椅子上，并用手指堵塞一侧耳道，医师持手表或以拇指与示指互相摩擦，自1m以外逐渐移近被检查者耳部，直到被检查者听到声音为止，测量距离。同样方法检查另一耳。比较两耳的测试结果并与正常人的听力进行对照。正常人在1m处可闻及机械表声或捻指声。精测方法需使用规定频率的音叉或电测听设备进行测试，对明确诊断更有价值。

听力减退见于耳道有耵聍或异物、听神经损害、局部或全身血管硬化、中耳炎、耳硬化等。经粗略检测发现被检查者有听力减退则应进行专科检查。

（三）鼻

1. 鼻外形 观察鼻部颜色和外形的改变。如鼻梁部皮肤出现红色斑块，病损处高起皮面并向两侧面颊部扩展，见于系统性红斑狼疮；如发红的皮肤损害主要在鼻尖和鼻翼，并有毛细血管扩张和组织肥厚，见于酒渣鼻；鼻腔完全堵塞、外鼻变形、鼻梁宽平如蛙状，称为蛙状鼻，见于肥大的鼻息肉患者；鞍鼻是由于鼻骨破坏、鼻梁塌陷所致，见于鼻骨折、鼻骨发育不良、先天性梅毒和麻风病。

2.鼻翼煽动 吸气时鼻孔张大，呼气时鼻孔回缩。见于严重呼吸困难者，如肺炎等。

3.鼻中隔 正常人的鼻中隔稍有偏曲，如有明显的偏曲，并产生呼吸障碍，称为鼻中隔偏曲，严重的高位偏曲可压迫鼻甲，引起神经性头痛。

4.鼻出血 多为单侧，见于外伤、局部血管损伤、鼻咽癌、鼻中隔偏曲等；双侧出血则多由全身性疾病引起，如流行性出血热、血小板减少性紫癜、再生障碍性贫血、高血压病、肝脾疾患等；妇女如发生周期性鼻出血则应考虑子宫内膜异位症。

5.鼻腔黏膜 急性鼻黏膜肿胀多为炎症充血所致，伴有鼻塞和流涕，见于急性鼻炎；慢性鼻黏膜肿胀多为黏膜组织肥厚，见于各种因素引起的慢性鼻炎；鼻黏膜萎缩、鼻腔分泌物减少、鼻甲缩小、鼻腔宽大、嗅觉减退或丧失，见于慢性萎缩性鼻炎。

6.鼻腔分泌物 鼻腔黏膜受到各种刺激时会产生过多的分泌物。清稀无色的分泌物为卡他性炎症，黏稠发黄或发绿的分泌物为鼻或鼻窦的化脓性炎症所引起。

7.鼻窦 为鼻腔周围含气的骨质空腔，共四对，均有窦口与鼻腔相通，当引流不畅时易于发生炎症。鼻窦炎时出现鼻塞、流涕、头痛和鼻窦压痛。各鼻窦区压痛检查法如下：

（1）上颌窦：医师双手固定于患者的两侧耳后，将拇指分别置于左右颧部向后按压，询问有无压痛，并比较两侧压痛有无区别。

（2）额窦：一手扶持患者枕部，用另一手拇指或示指置于眼眶上缘内侧用力向后向上按压。或以两手固定手部，双手拇指置于眼眶上缘内侧向后、向上按压，询问有无压痛，两侧有无差异。

（3）筛窦：双手固定患者两侧耳后，双侧拇指分别置于鼻根部与眼内眦之间向后方按压，询问有无压痛。

（4）蝶窦：因解剖位置较深，不能在体表进行检查。

（四）口

1.口唇 健康人口唇红润有光泽。唇色苍白见于虚脱、休克和贫血；唇色深红见于急性发热性疾病；口唇发绀见于心力衰竭和呼吸衰竭等；口唇疱疹多为单纯疱疹病毒感染所引起，常伴发于大叶性肺炎、感冒、流行性脑脊髓膜炎等；口唇突然发生非炎症性、无痛性肿胀，见于血管神经性水肿；口角糜烂见于核黄素缺乏症；口角歪斜见于面神经麻痹。

2.口腔黏膜 正常口腔黏膜光洁呈粉红色。如出现蓝黑色色素沉着斑片多为肾上腺皮质功能减退症；如黏膜下有出血点或瘀斑，见于出血性疾病或维生素C

缺乏；如在第二磨牙的颊黏膜处出现针头大小白色斑点，周围绕以红晕，称为麻疹黏膜斑（Koplik 斑），为麻疹的早期特征；黏膜溃疡见于慢性复发性口疮；雪口病（鹅口疮）为白色念珠菌感染，多见于体质衰弱或长期使用广谱抗生素和抗癌药之后。

3. 牙 注意有无龋齿、残根、缺齿和义齿等。如发现牙齿疾患，应按规定格式标明所在部位。

例：左下第 4 个牙和右上第 6 个牙为龋齿，可记录为 $\dfrac{\quad|6}{4|\quad}$ 龋齿。

牙的色泽与形状也具有临床诊断意义，如牙呈黄褐色称斑釉牙，为长期饮用含氟量过高的水所引起；单纯牙间隙过宽见于肢端肥大症。

4. 牙龈 正常牙龈呈粉红色，质坚韧且与牙颈部紧密贴合，压迫时无出血及溢脓。牙龈水肿见于慢性牙周炎；牙龈缘出血见于牙结石、维生素 C 缺乏症、血液系统疾病或出血性疾病等；牙龈挤压后有脓液溢出见于慢性牙周炎、齿龈瘘管等；牙龈的游离缘出现蓝灰色点线称为铅线，是铅中毒的特征。

5. 舌 正常人舌质淡红，湿润柔软，活动自如无震颤。舌面干燥见于脱水、大出血、高热；舌面上出现黄色上皮细胞堆积而成的隆起部分，状如地图，称为地图舌，可由核黄素缺乏引起；舌乳头肿胀发红，类似草莓，称草莓舌，见于猩红热或长期发热患者；牛肉舌可见舌面绛红如生牛肉状，见于糙皮病（烟酸缺乏）；镜面舌可见舌乳头萎缩，舌体较小，舌面光滑呈粉红色或红色，见于缺铁性贫血、恶性贫血及慢性萎缩性胃炎；舌震颤见于甲状腺功能亢进症；舌伸出后偏向患侧，见于舌下神经麻痹。

6. 咽部及扁桃体 咽部的检查方法：被检查者取坐位，面向光源，头略后仰，口张大发"啊"音，医师用压舌板在舌的前 2/3 与后 1/3 交界处迅速下压，此时软腭上抬，即可见软腭、腭垂、咽腭弓、扁桃体、咽后壁等。咽部黏膜充血、红肿，黏膜腺分泌增多，多见于急性咽炎；咽部暗红，咽后壁出现淋巴滤泡、颗粒状的淋巴小结，见于慢性咽炎；扁桃体发炎时，腺体红肿、增大，在扁桃体隐窝内有黄白色分泌物，或渗出物形成的苔片状假膜，很易剥离，这点与咽白喉在扁桃体所形成的假膜不同，白喉假膜不易剥离，若强行剥离则易引起出血。

扁桃体肿大分为三度：不超过咽腭弓者为 I 度；超过咽腭弓者为 II 度；达到或超过咽后壁中线者为 III 度。

7. 喉 是发音的主要器官。急性嘶哑或失音常见于急性炎症，慢性失音要考虑喉癌。喉的神经支配有喉上神经与喉返神经，上述神经受到损害，如纵隔或喉肿瘤时，可引起声带麻痹以致失音。

8. 口腔气味　健康人口腔无特殊气味，如有特殊气味可由口腔局部或全身性疾病引起。局部原因：如牙龈炎、龋齿、牙周炎；齿槽脓肿为腥臭味；牙龈出血为血腥味。其他疾病引起的口臭见于：糖尿病酮症酸中毒有烂苹果味；尿毒症患者有尿味；肝坏死患者有肝臭味；有机磷农药中毒者有大蒜味。

（五）腮腺

腮腺位于由耳屏、下颌角、颧弓所构成的三角区内，正常腺体薄而软，触诊时摸不出腺体轮廓。腮腺肿大时可见到以耳垂为中心的隆起，并可触及边缘不明显的包块。腮腺导管开口位于相当于上颌第 2 磨牙对面的颊黏膜上。检查时注意导管口有无分泌物。腮腺肿大见于急性流行性腮腺炎、急性化脓性腮腺炎和腮腺肿瘤。

第四节　颈部检查

颈部的检查应在平静、自然的状态下进行，让被检查者取坐位或仰卧位，解开内衣，暴露颈部和肩部。检查采用视诊和触诊，检查时手法应轻柔。

一、颈部的外形

正常人颈部两侧对称，矮胖者较粗短，瘦长者较细长，男性喉结比较突出，女性不明显，转头时可见胸锁乳突肌突起。头稍后仰，更易观察颈部有无包块、瘢痕和两侧是否对称。正常人在静坐时颈部血管不显露。

二、颈部的姿势与运动

正常人坐位时颈部直立，伸屈、转动自如，检查时应注意颈部静态与动态时的改变。如头不能抬起，见于严重消耗性疾病的晚期、重症肌无力、脊髓前角细胞炎、进行性肌萎缩等。头部向一侧偏斜称为斜颈，见于颈肌外伤、先天性颈肌挛缩或斜颈。颈部运动受限并伴有疼痛，可见于软组织炎症、颈肌扭伤、颈椎结核或肿瘤等。颈部强直为脑膜受刺激的特征，见于各种脑膜炎、蛛网膜下腔出血等。

三、颈部血管

正常人立位或坐位时，颈静脉常不显露，平卧时可稍见充盈，充盈的水平仅限于锁骨上缘至下颌角下缘距离的下 1/3 以内。若取 30°～ 45°的半卧位时静脉充盈度超过正常水平，或立位与坐位时可见明显静脉充盈，称为颈静脉怒张，提示静脉压增高，见于右心衰竭、缩窄性心包炎、心包积液或上腔静脉阻塞综合征。

正常情况下不会出现颈静脉搏动，只有在三尖瓣关闭不全伴颈静脉怒张时才可看到。一般静脉搏动柔和，范围弥散，触诊时无搏动感。

正常人颈动脉的搏动只在剧烈活动后可见。如在安静状态下出现颈动脉的明显搏动，多见于主动脉瓣关闭不全、高血压、甲状腺功能亢进及严重贫血患者。动脉搏动比较强劲，为膨胀性，搏动感明显。

四、甲状腺

甲状腺位于甲状软骨下方和两侧，表面光滑柔软，不易触及。在做吞咽动作时可随吞咽向上移动，以此可与颈前其他包块鉴别。触到肿大的甲状腺，应注意肿大程度、硬度、对称性、表面是否光滑、有无结节、压痛和震颤，与周围组织有无粘连，听诊有无血管杂音。

（一）甲状腺检查法

1. 视诊 观察甲状腺的大小和对称性。正常人甲状腺外观不突出，女性在青春期可略增大，检查时嘱被检查者做吞咽动作，可见甲状腺随吞咽动作而向上移动，如不易辨认时，嘱被检查者两手放于枕后，头向后仰，再进行观察即较明显。

2. 触诊 触诊包括甲状腺峡部和甲状腺侧叶的检查。

（1）甲状腺峡部：甲状腺峡部位于环状软骨下方第 2～4 气管环前面。检查者站于受检者前面用拇指或站于受检者后面用示指从胸骨上切迹向上触摸，可感到气管前软组织，判断有无增厚，请受检者吞咽，可感到此软组织在手指下滑动，判断有无增大。

（2）甲状腺侧叶：①前面触诊：一手拇指施压于一叶甲状软骨，将气管推向对侧，另一手示指、中指在对侧胸锁乳突肌后缘向前推挤甲状腺侧叶，拇指在胸锁乳突肌前缘触诊，配合吞咽动作，重复检查，可触及被推挤的甲状腺。用同样方法检查另一叶甲状腺。②后面触诊：类似前面触诊。一手食、中指施压于一叶甲状软骨，将气管推向对侧，另一手拇指在对侧胸锁乳突肌后缘向前推挤甲状腺，食、中指在其前缘触诊甲状腺。配合吞咽动作，重复检查。用同样方法检查另一侧甲状腺。

3. 听诊 当触到甲状腺肿大时，用钟形听诊器直接放在肿大的甲状腺上，如听到低调的连续性静脉"嗡鸣"音，是血管增多、增粗、血流增速的结果，有助于诊断甲状腺功能亢进症。

甲状腺肿大可分为 3 度：不能看出肿大但能触及者为 I 度；能看到肿大又能触

及，但在胸锁乳突肌以内者为Ⅱ度；超过胸锁乳突肌外缘者为Ⅲ度。

（二）甲状腺肿大的临床意义

1.甲状腺功能亢进 肿大的甲状腺质地柔软，两侧可对称或不对称，触诊时可有震颤，或能听到"嗡鸣"样血管杂音。

2.单纯性甲状腺肿 发病的主要原因是缺碘，腺体呈对称性肿大，质地柔软，可为弥漫性，也可为结节性，不伴有甲状腺功能亢进的表现。

3.甲状腺癌 常呈不对称性肿大，触诊为不规则结节、质硬，与周围组织粘连，波及喉返神经、颈交感神经时，可引起声音嘶哑，因发展较慢，体积较小，易与甲状腺腺瘤、颈前淋巴结肿大相混淆。

4.慢性淋巴性甲状腺炎（桥本甲状腺炎） 呈弥漫性或结节性肿大，表面光滑，质地坚韧有弹性，易与甲状腺癌相混淆。由于肿大的炎性腺体可将颈总动脉向后方推移，因而在腺体后缘可以触到颈总动脉搏动，而甲状腺癌则往往将颈总动脉包绕在癌组织内，触诊时摸不到颈总动脉搏动，可借此鉴别。

五、气管

正常人气管位于颈前正中部。检查时让患者取舒适坐位或仰卧位，使颈部处于自然正中位置，医师将右手示指与环指分别置于两侧胸锁关节上，将中指置于气管之上，观察中指是否在示指与环指正中间，如不在正中表示气管有偏移。

根据气管的偏移方向可以判断病变的性质。大量胸腔积液、积气、纵隔肿瘤以及单侧甲状腺肿大可将气管推向健侧，而肺不张、肺硬化、胸膜粘连可将气管拉向患侧。

第五节　胸肺检查

一、胸廓、胸壁及乳房检查

（一）胸廓检查

1.正常胸廓 胸廓由12个胸椎、12对肋骨、胸骨和它们之间的连接共同构成，起着支持、保护胸腔及腹腔器官的作用，并参与呼吸运动。正常胸廓近似圆锥形，上窄下宽，两侧大致对称，前后径与横径（左右径）之比约为1∶1.5，小儿和老年人前后径略小于或等于横径。

2. 常见异常胸廓

（1）桶状胸：特点是胸廓前后径增大，与横径几乎相等，使胸廓呈圆桶形，肋骨几乎呈水平位，肋间隙增宽，锁骨上、下窝展平或突出，颈短肩高，腹上角增大呈钝角，胸椎后凸。临床见于慢性阻塞性肺气肿及支气管哮喘发作时；也可见于部分老年人及矮胖体型者。

（2）扁平胸：特点是胸廓扁平，前后径常不到横径的1/2，颈部细长，锁骨突出，锁骨上、下窝凹陷，肋骨向下倾斜度增加，腹上角呈锐角。临床见于瘦长体型者及慢性消耗性疾病患者，如肺结核等。

（3）佝偻病胸（鸡胸）：为佝偻病所致的胸部病变，多见于儿童。特点是：胸骨特别是胸骨下部显著前凸，两侧肋骨凹陷，胸廓前后径增大而横径缩小，形似鸡胸，故称为鸡胸。严重病例可见肋骨与肋软骨交接处增厚隆起呈圆珠状，在胸骨两侧排列成串珠状，称为佝偻病串珠；或见到肋膈沟（前胸下部膈肌附着处，因肋骨质软，长期受膈肌牵拉可向内凹陷，而下部肋缘则外翻，形成一水平状深沟，称肋膈沟）。

（4）漏斗胸：特点是胸骨下端剑突处内陷，有时连同依附的肋软骨一起内陷而形似漏斗，称为漏斗胸。临床上见于佝偻病、胸骨下部长期受压者，或原因不明。

（5）胸廓一侧或局限性变形：①一侧胸廓膨隆：一侧胸廓膨隆多伴有肋间隙增宽，若同时有呼吸运动受限，气管、心脏向健侧移位者，见于一侧大量胸腔积液、气胸、液气胸、胸内巨大肿物等；病侧呼吸功能严重障碍者，健侧也可呈代偿性肺气肿而隆起。②局限性胸壁隆起：见于心脏肥大、大量心包积液、主动脉瘤、胸内或胸壁肿瘤、胸壁炎症、皮下气肿等。③一侧或局限性胸廓凹陷：多见于肺不张、肺萎缩、肺纤维化、慢性纤维空洞型肺结核、胸膜增厚粘连、一侧肺叶切除术后等，此时，因健侧代偿性肺气肿而膨隆，使两侧胸廓不对称的表现更加明显。

（6）胸廓局部突起：肋骨软骨炎常发生在肋骨与肋软骨交接处，可有一个或多个菱形痛性较硬包块，疼痛可持续数周至数月。肋骨骨折时，可见骨折部位局部凸起，检查者用两手掌在胸部前后挤压时，在骨折部位会有剧痛并同时可听到骨摩擦音。

（7）脊柱畸形所引起的胸廓变形：①脊柱后凸：脊柱后凸畸形（驼背）多发生在胸椎，可见胸椎向后凸起，胸廓上下径缩短，肋骨靠拢，胸骨向内牵拉，常见于胸椎结核、强直性脊柱炎、老年人、骨质软化症。②脊柱侧凸：侧凸畸形时，外凸侧肩高，肋间隙增宽，而对侧肋间隙变窄，见于胸椎疾患、长期姿势不正或发育畸形。

（二）胸壁检查

1. 胸壁静脉　正常胸壁无明显静脉可见。上腔静脉或下腔静脉回流受阻建立侧支循环时，胸壁静脉可充盈或曲张。上腔静脉受阻时，胸壁静脉的血流方向是自上向下；下腔静脉梗阻时，胸壁静脉的血流方向是由下向上。哺乳期女性乳房附近的皮下静脉可较明显。

2. 皮下气肿　气体存积于皮下引起的局部肿胀称为皮下气肿。胸部皮下气肿可因肺、气管、胸膜受伤或病变所致，也偶见于产气杆菌感染。严重胸部皮下气肿可向颈部、腹部或其他部位皮下蔓延。

3. 胸壁压痛　用手指轻压或轻叩胸壁，正常人无疼痛感觉。胸壁炎症、肿瘤浸润、肋软骨炎、肋间神经痛、带状疱疹、肋骨骨折等，可有局部压痛。骨髓异常增生时，常有胸骨压痛或叩击痛，见于白血病患者。

（三）乳房检查

乳房检查采取的方法是视诊和触诊。正常情况下，儿童及成年男性的乳房不明显，乳头一般位于锁骨中线第4肋间隙。女性乳房在青春期逐渐长大呈半球形，乳头也逐渐长大呈圆柱状。孕妇及哺乳期妇女的乳房增大，向前突出或下垂，乳晕扩大，色素加深，乳房浅表静脉可扩张。成年、老年妇女乳房多下垂呈袋状。

1. 视诊　检查时注意两侧乳房的大小、对称性、外表等，注意乳头的位置、大小，两侧是否对称，乳头状态及有无溢液，有无皮肤回缩等。

2. 触诊　触诊乳房时，被检查者采取坐位，先两臂下垂，然后双臂高举超过头部或双手叉腰再行检查。触诊先由健侧乳房开始，后检查患侧。检查者的手指和手掌应平置在乳房上，应用指腹，轻施压力，以旋转或来回滑动进行触诊。检查左侧乳房时由外上象限开始，然后顺时针方向进行由浅入深触诊直至4个象限检查完毕为止，最后触诊乳头。以同样方式检查右侧乳房，但沿逆时针方向进行，触诊乳房时应着重注意有无红肿、热痛和包块。

二、肺脏检查

检查时患者一般取坐位或仰卧位，脱去外衣，使腰部以上的胸部充分暴露。室内应舒适温暖，环境安静，光线充足。

（一）视诊

视诊的内容：呼吸类型、呼吸频率节律与深度、胸廓两侧呼吸运动。

1. 呼吸类型

（1）正常呼吸类型：正常情况下，根据呼吸时膈肌和肋间外肌的收缩和舒张所引起的腹壁和胸廓运动表现，将呼吸分为两种类型。以胸廓（肋间外肌）运动为主的呼吸称为胸式呼吸；以腹部（膈肌）运动为主的呼吸称为腹式呼吸。实际上，这两种类型的呼吸运动常同时存在于一身，但以其中的一种为主。一般说来，成年女性以胸式呼吸为主，儿童及成年男性以腹式呼吸为主。

（2）呼吸类型异常的临床意义：如果呼吸类型发生改变，则意味着病变存在。如肺炎、重症肺结核、胸膜炎、肋骨骨折、肋间肌麻痹等胸部疾患时，因肋间肌运动受限可使胸式呼吸减弱而腹式呼吸增强，即胸式呼吸变为腹式呼吸；而腹膜炎、腹水、巨大卵巢囊肿、肝脾极度肿大、胃肠胀气等腹部疾病及妊娠后期，因膈肌向下运动受限可使腹式呼吸减弱而胸式呼吸增强，即腹式呼吸变为胸式呼吸。

2. 呼吸频率、深度、节律 平静状态下，健康人进行着有节律的、深度适中的呼吸运动。成人呼吸频率为 16 ～ 20 次 / 分，呼吸与脉搏之比为 1：4。

（1）呼吸频率变化：成人呼吸频率超过 24 次 / 分称为呼吸过速，见于剧烈体力活动、发热、疼痛、贫血、甲状腺功能亢进症、呼吸衰竭、心力衰竭、肺炎、胸膜炎、精神紧张等；成人呼吸频率低于 12 次 / 分称为呼吸频率过缓，见于深睡、颅内高压、黏液性水肿、吗啡及巴比妥中毒等。

（2）呼吸深度变化：呼吸幅度加深是呼吸中枢受到强烈刺激所致。突然发生情绪激动或紧张时，呼吸深而快，可有通气、换气过度而使动脉血 CO_2 含量降低，出现呼吸性碱中毒。严重代谢性酸中毒时，患者可以出现节律匀齐，呼吸深而大（吸气慢而深，呼气短促），患者不感呼吸困难的呼吸，称为库斯莫尔（Kussmaul）呼吸，又称酸中毒大呼吸，见于尿毒症、糖尿病酮症酸中毒等；呼吸浅快可见于肺气肿、胸膜炎、胸腔积液、气胸、呼吸肌麻痹、大量腹水、肥胖、鼓肠等。

（3）呼吸节律变化：常见的有两种类型：潮式呼吸和间停呼吸。①潮式呼吸，又称陈-施（Cheyne-Stokes）呼吸。特点是呼吸由浅慢逐渐变为深快，由深快逐渐变为浅慢，直至呼吸停止片刻（5 ～ 30 秒），再开始上述周期性呼吸，形成如潮水涨落的节律，故称为潮式呼吸。潮式呼吸的周期为 30 ～ 120 秒。潮式呼吸的发生是呼吸中枢对 CO_2 的敏感性降低，以及左心衰竭共同作用的结果。多见于中枢神经系统疾病，如脑炎、脑膜炎、颅内压增高以及某些中毒，也见于心力衰竭（肺-脑循环时间延长）、缺氧及某些脑干损伤。有些老年人在深睡时也可出现潮式呼吸，可能是脑动脉硬化、脑供血不足的表现。②间停呼吸，又称比奥（Biot）呼吸，表现为有规律的深度相等的呼吸几次之后，突然停止呼吸，间隔一个短时间后又开始深度相同的呼吸，如此周而复始。周期持续时间 10 ～ 60 秒。间停呼吸较潮式呼吸更严重，多发生于中枢神经系统疾病，如脑损伤、颅内高压、脑炎、脑膜炎等疾病，常为临终前的危急征象。

3. 胸廓两侧呼吸运动 正常时，胸廓两侧呼吸运动对称。双侧呼吸运动减弱见于阻塞性肺气肿；双侧呼吸运动增强见于剧烈运动以及高热、甲状腺功能亢进症、库斯莫尔呼吸等。一侧呼吸运动减弱或消失见于患侧大量胸腔积液、气胸、胸膜肥厚、大面积肺实变、肺不张等；一侧呼吸运动增强见于健侧代偿性肺气肿。

（二）触诊

肺部触诊的内容：胸廓两侧呼吸运动、触觉语颤、胸膜摩擦感。

1.呼吸运动 呼吸运动即呼吸时胸廓的活动度，在胸廓下部检查较易发现，因为呼吸时该处的活动幅度更大。

（1）触诊方法：检查前胸时，被检查者取坐位或仰卧位，检查者的左、右拇指展开在胸骨下端正中线相遇，两手掌及其余四指分开紧贴两侧前下胸部，让被检查者作深吸气运动，检查者即可感觉到被检查者的胸廓呼吸运动的范围及两侧呼吸运动是否对称，亦可从拇指移开正中线的距离来判断。检查背部时，被检查者取坐位，检查者将两手掌面贴于肩胛下区对称部位，两手拇指在后正中线相遇，其余四指并拢放在腋下，同样可以观察呼吸运动的范围及两侧呼吸运动是否对称。

（2）临床意义：同视诊胸廓两侧呼吸运动检查。

2.触觉语颤（简称语颤） 是指当被检查者发音时，检查者在其胸壁触到的一种震动感。

（1）检查方法：检查者将两手掌或手掌尺侧缘平贴于被检查者胸壁两侧对称部位，让其用低音调拉长说"一"字音，这时检查者手掌所感觉到的震动即为触觉语颤。检查的顺序是：先前胸、再后背，自上而下、从内侧到外侧，比较两侧对称部位的语颤是否相同。

（2）临床意义：语颤增强主要见于：①肺实变：见于肺炎链球菌肺炎、肺梗死、肺结核、肺脓肿及肺癌等。②压迫性肺不张：见于胸腔积液上方受压而萎陷的肺组织及受肿瘤压迫的肺组织。③较浅而大的肺空洞：见于肺结核、肺脓肿、肺肿瘤所致的空洞。但当与空洞相通的支气管被阻塞时，因声波传导受阻，语颤减弱或消失。

语颤减弱或消失主要见于：①肺泡内含气量增多：如肺气肿及支气管哮喘发作时。②支气管阻塞：如阻塞性肺不张、气管内分泌物增多等。③胸壁距肺组织距离加大：如胸腔积液、气胸、胸膜高度增厚及粘连、胸壁水肿或高度肥厚、胸壁皮下气肿。④体质衰弱：因发音较弱而语颤减弱。大量胸腔积液、严重气胸时，语颤消失。

3.胸膜摩擦感

（1）方法：检查者用手掌轻贴胸壁，嘱被检查者反复行深呼吸，此时若有皮革相互摩擦的感觉，即为胸膜摩擦感。胸膜的任何部位均可出现胸膜摩擦感，但以腋中线第 5 ～ 7 肋间隙最易感觉到，因为呼吸时该部位胸廓的活动度较大。

（2）临床意义：见胸膜摩擦音。

（三）叩诊

叩诊内容有正常肺部叩诊音、肺界叩诊、有无病理性叩诊音。肺部叩诊主要采用间接叩诊法，被检查者通常取坐位，或仰卧位，放松肌肉，呼吸均匀。先检查前胸部，叩诊自锁骨上窝开始，然后从第 1 肋间隙逐一肋间隙向下进行叩诊；检查腋部时，让患者将上臂置于头顶，从腋窝开始向下叩至肋缘；检查背部时，让被检查者头低垂，上身略向前倾，双手交叉抱肘，先叩得肺上界宽度，然后叩诊从肺尖开始，逐一肋间隙向下叩诊。

1. 肺部正常叩诊音　　肺部正常叩诊呈清音。在肺与肝或心交界的重叠区域，叩诊时为浊音，又称肝脏或心脏的相对浊音区。叩诊未被肺遮盖的心脏或肝脏时为实音，又称心脏或肝脏的绝对浊音区。前胸左下方为胃泡区，叩诊呈鼓音，其上界为左肺下缘，右界为肝脏，左界为脾脏，下界为肋弓。该鼓音区的大小随胃内含气量的多少而变化。

2. 肺界叩诊

（1）肺上界：肺尖近似圆锥形，在前胸约占锁骨内侧 1/3，上缘达锁骨上方约 3cm，在肩上缘叩诊呈清音，此清音带的宽度可认为是肺尖的宽度，称为肺尖清音峡（Kronig 峡）。

检查方法是：被检查者取坐位，检查者在背侧。自斜方肌前缘中央开始叩诊，此时为清音，逐渐向外侧叩诊，当清音变为浊音时，用笔做一记号，然后转向内侧叩诊，直到清音转为浊音时为止，并再做一记号，测量两者之间的距离。

正常肺上界为 4 ～ 6cm，右肺尖位置较低且右肩部肌肉较厚，故右侧的宽度较左侧稍窄。

临床意义：气胸、肺气肿、肺尖部的肺大疱时，此峡增宽且叩诊可呈鼓音或过清音。肺尖有结核、肿瘤、纤维化、萎缩或胸膜增厚时，此峡变窄或消失。

（2）肺下界：两侧肺下界大致相同。右下肺与肝脏相邻，其边缘覆盖在肝上部，肝上缘因有肺脏遮盖而呈浊音，至无肺遮盖的肝脏时叩诊呈实音。

检查方法：在胸部右锁骨中线上，自上（通常是第 4 肋间隙）而下轻叩时，先为清音（第 4 肋间隙），然后是浊音（常在第 5 肋间隙），最后是实音（常在第 6 肋间隙），浊音与实音的交界（一般在第 6 肋骨）即为肺下界。按上述方法，也可在腋中线、肩胛线上，分别叩出肺下界。

正常值：平静呼吸时，右肺下界在右侧锁骨中线、腋中线、肩胛线分别为第 6、8、10 肋间。左肺下界除在左锁骨中线上变动较大（因有胃泡鼓音区）外，其余与右侧大致相同。

临床意义：肺下界下移见于肺气肿；肺下界上移见于肺不张、胸腔积液、气胸以及大量腹水、鼓肠、肝大、腹腔巨大肿瘤等。胸腔积液和气胸时，肺下界上移而膈肌下移，液体或气体位于两者之间。下叶肺实变、胸腔积液、胸膜增厚时，肺下界不易叩出。

（3）肺下界移动度：检查方法：在按上述方法叩得肺下界的基础上，嘱被检查者深吸气后屏住呼吸，重新叩出肺下界，用笔标记；稍事休息，再嘱其深呼气后屏住呼吸，叩出肺下界，用笔标记，两个标记之间的距离即为肺下界移动度。正常两侧肺下界移动度为 6～8cm。肺下界移动度减小见于阻塞性肺气肿、胸腔积液、气胸、肺不张、胸膜粘连以及大量腹水、鼓肠、腹腔巨大肿瘤等，大量胸腔积液、气胸或广泛胸膜增厚粘连时，肺下界移动度难以叩出。

3. 肺部病理性叩诊音　正常肺部清音区如出现清音以外的其他叩诊音时，称为病理性叩诊音。病理性叩诊音的性质及范围取决于病变的性质、大小及病变部位的深浅。常见的病理性叩诊音有实音、浊音、过清音和鼓音。①浊音或实音：见于肺组织含气量减少或消失时，如肺炎、肺结核、肺梗死、肺不张、肺水肿、肺肿瘤、胸腔积液、胸膜增厚粘连、胸壁水肿等。②鼓音：见于气胸及直径 3～4cm 的浅表肺空洞，如空洞型肺结核等。③过清音：见于肺气肿、支气管哮喘发作时。

（四）听诊

听诊肺部时，被检查者取坐位或卧位。听诊顺序一般由肺尖开始，自上而下，左右对称部位对比，先听前胸，再听侧胸，最后听背部；必要时嘱被检查者做较深的呼吸或咳嗽几声后立即听诊。听诊的主要内容有：正常呼吸音、异常呼吸音（病理性呼吸音）、啰音、胸膜摩擦音。

1. 正常呼吸音　正常呼吸音有三种，即肺泡呼吸音、支气管呼吸音、支气管肺泡呼吸音。听诊时应注意比较吸气与呼气时呼吸音的强度、时限及音调的高低。

（1）支气管呼吸音　是由呼吸时气流在声门及气管、支气管内形成的湍流和摩擦所产生的声音。听诊特点：①似将舌抬高后张口呼吸时所发出的"哈"音。②音强调高，吸气时弱而短，呼气时强而长。③正常人在喉部、胸骨上窝、背部第 6 颈椎至第 2 胸椎附近可以听到。如在肺部其他部位听到则为病理性支气管呼吸音。

（2）肺泡呼吸音　肺泡呼吸音是气流进出肺泡所产生的声音。听诊特点：①似上齿咬下唇呼吸时发出的"夫"音，声音柔和而有吹风性质。②吸气音较呼气音强，且音调更高，时相更长。③正常人，除了上述支气管呼吸音的部位和下述的支气管肺泡呼吸音的部位外，其余肺部都可听到肺泡呼吸音。④肺泡呼吸音的强弱与呼吸运动的深浅、肺组织的弹性、胸壁厚薄、年龄及性别等因素有关。

（3）支气管肺泡呼吸音（又称混合呼吸音）　它是支气管呼吸音与肺泡呼吸音的混合音。听诊特点：①吸气音和呼气音的强弱、音调、时相大致相等。②正常人在胸骨角附近，肩胛间区的第3、4胸椎水平及右肺尖可以听到。如在肺部其他部位听到则为病理性支气管肺泡呼吸音。

2. 异常呼吸音（病理性呼吸音）　主要有病理性肺泡呼吸音、病理性支气管呼吸音、病理性支气管肺泡呼吸音。

（1）病理性肺泡呼吸音　为肺脏发生病变时所引起的肺泡呼吸音减弱、增强或性质改变，可表现为：①肺泡呼吸音减弱或消失：可为双侧、单侧或局部肺泡呼吸音减弱或消失，由进入肺泡内的空气量减少，气流速度减慢或声音传导障碍引起。常见病因有呼吸运动障碍（如全身衰弱、呼吸肌瘫痪、腹压过高、胸膜炎、肋骨骨折、肋间神经痛等）、呼吸道阻塞（如支气管炎、支气管哮喘、喉或大支气管肿瘤等）、肺顺应性降低（如肺气肿、肺淤血、肺间质炎症等）、胸腔内肿物（如肺癌、肺囊肿等）以及胸膜疾患（如胸腔积液、气胸、胸膜增厚及粘连等）。②肺泡呼吸音增强：双侧肺泡呼吸音增强见于运动、发热、甲状腺功能亢进症；一侧肺脏或胸腔病变可使患侧呼吸音减弱或消失，健侧或无病变部分的肺泡呼吸音代偿性增强。③呼气音延长：两肺呼气延长见于支气管哮喘、喘息型支气管炎及慢性阻塞性肺气肿；局部呼气延长见于局限性支气管狭窄或部分阻塞，如支气管肺癌。

（2）病理性支气管呼吸音　在正常肺泡呼吸音分布的区域内听到了支气管呼吸音，即为病理性支气管呼吸音，亦称管状呼吸音。常见于：①肺组织实变。②肺内大空洞。③压迫性肺不张。

（3）病理性支气管肺泡呼吸音　在正常肺泡呼吸音分布的区域内听到支气管肺泡呼吸音，称为病理性支气管肺泡呼吸音。常见于肺实变区域较小且与正常肺组织掺杂存在，或肺实变部位较深并被正常肺组织所遮盖，实变区的支气管呼吸音和正常肺组织的肺泡呼吸音均可听到，两音一起形成混合呼吸音。

3. 啰音　啰音是伴随呼吸音的附加音。依声音性质不同，分为干啰音和湿啰音。

（1）干啰音：是一种持续时间较长的呼吸性附加音，是气流通过狭窄的支气管时发生旋涡，或气流通过有黏稠分泌物的管腔时冲击黏稠分泌物引起的震动所致。引起管腔狭窄的原因有支气管黏膜水肿、渗出或增厚，支气管平滑肌痉挛，管腔内肿瘤侵入，异物或分泌物，支气管外肿瘤或肿大淋巴结的压迫等。

干啰音的听诊特点：①吸气和呼气都可听到，但常在呼气时更加清楚。②性质多变且部位变化不定，如咳嗽后可以增多、减少、消失或出现，多为黏稠分泌物移动所致。③音调较高，每个音响持续时间较长。④几种不同性质的干啰音可同时存在。⑤发生于主支气管以上的干啰音，有时不用听诊器都可听到，称喘鸣。

干啰音的临床意义：干啰音是支气管有病变的表现。如两肺都出现干啰音，见于急慢性支气管炎、支气管哮喘、支气管肺炎、心源性哮喘等；局限性干啰音是由局部支气管狭窄所致，常见于支气管局部结核、肿瘤、异物或黏稠分泌物附着；局部固定而持久的干啰音见于肺癌早期或支气管内膜结核。

（2）湿啰音（水泡音）：是因为肺泡或支气管内有较稀薄的液体，呼吸时气流通过液体形成水泡并立即破裂所产生的声音，很像用小管插入水中吹气时所产生的水泡破裂音，故也称水泡音。

湿啰音的听诊特点：①吸气和呼气都可听到，以吸气终末时最清楚。②部位较恒定，性质不易改变。③大、中、小湿啰音可同时存在。

湿啰音的分类：①粗湿啰音（大水泡音）产生于气管、大支气管或空洞内，多出现在吸气早期，见于肺结核空洞、肺水肿、昏迷或濒死的患者，也可见于支气管扩张症。②中湿啰音（中水泡音）产生于中等大小管径的支气管内，多出现于吸气的中期，见于支气管肺炎、支气管炎、肺梗死、肺结核等。③细湿啰音（小水泡音）发生在小支气管或肺泡内，多在吸气终末出现，常见于细支气管炎、支气管肺炎、肺结核早期、肺淤血、肺水肿及肺梗死等。

湿啰音的临床意义：湿啰音是肺与支气管有病变的表现。湿啰音两肺散在性分布，常见于支气管炎、支气管肺炎、血行播散型肺结核、肺水肿；两肺底分布，多见于肺淤血、肺水肿及支气管肺炎；一侧或局限性分布，常见于肺炎、肺结核（多在肺上部）、支气管扩张症（多在肺下部）、肺脓肿等。

（3）捻发音（微小湿啰音）：听诊很像用手在耳边捻搓一束头发所产生的声音，所以称捻发音。一般认为，捻发音是由未展开的或液体稍增多而互相黏合的肺泡在吸气时被气流冲开而产生的。临床意义同湿啰音，但出现时间早于湿啰音，多见于肺炎早期、肺结核早期、肺淤血早期；也可见于老年人、深睡或长期卧床者。

4.胸膜摩擦音 胸膜发生炎症时，表面粗糙，呼吸时脏、壁两层胸膜相互摩擦产生震动，触诊时有胸膜摩擦感，听诊时有胸膜摩擦音，以胸膜摩擦音更易被发现，即听到胸膜摩擦音不一定能触到胸膜摩擦感，触到胸膜摩擦感一定能听到胸膜摩擦音。

（1）听诊特点：①胸膜摩擦音性质颇似以手掩耳，用指腹摩擦掩耳的手背时听到的声音。②胸膜摩擦音在吸气和呼气时皆可听到，一般以吸气末或呼气开始时较为明显。屏住呼吸时胸膜摩擦音消失，可借此与心包摩擦音区别。③深呼吸或在听诊器体件上加压时胸膜摩擦音常更清楚。④胸膜摩擦音可在短期内消失或重新出现，亦可持续存在数日或更久。⑤胸膜摩擦音可发生于胸膜的任何部位，但以胸廓下侧沿腋中线处最清楚。

（2）临床意义：胸膜摩擦音是干性胸膜炎的重要体征，见于各种原因的干性胸膜炎，如结核性胸膜炎、化脓性胸膜炎、尿毒症胸膜炎等。

（五）常见呼吸系统病变的主要体征

1. 肺实变

视诊：两侧胸廓对称，患侧或病变局部呼吸动度减弱或消失。

触诊：气管居中，触觉语颤增强。

叩诊：呈浊音，高度大块肺实变可呈实音。

听诊：肺泡呼吸音消失，可听到病理性支气管呼吸音。

2. 阻塞性肺不张

视诊：患侧胸廓下陷，肋间隙变窄，呼吸动度减弱或消失。

触诊：气管移向患侧，语颤减弱或消失。

叩诊：浊音或实音。

听诊：呼吸音消失。

3. 支气管哮喘发作

视诊：呼气性呼吸困难，严重者端坐呼吸，唇指发绀，胸廓饱满，呼吸动度减弱。

触诊：气管居中，语颤减弱，呼吸动度减弱。

叩诊：过清音，肺下界下移，肺下界移动度减小（严重病例无法进行肺下界及其移动度检查）。

听诊：两肺满布哮鸣音，呼气延长。

4. 慢性阻塞性肺气肿

视诊：胸廓呈桶状，肋间隙增宽，呼吸动度减弱。

触诊：气管居中，触觉语颤减弱。

叩诊：双肺叩诊过清音，心脏浊音界缩小或叩不出，肺下界下移，肺下界移动度减小。

听诊：肺泡呼吸音普遍减弱且呼气延长，心音遥远。

5. 气胸

视诊：患侧胸廓饱满，肋间隙增宽，呼吸动度减弱或消失。

触诊：患侧触觉语颤减弱或消失，气管被推向健侧。

叩诊：患侧为鼓音，心脏向健侧移位；右侧气胸时肝上界下移，左侧气胸时心浊音界叩不出。

听诊：患侧呼吸音减弱或消失。

6. 胸腔积液

视诊：患侧肋间隙饱满，呼吸动度减弱。

触诊：气管被推向健侧，患侧语颤减弱或消失。

叩诊：积液区叩浊，大量积液时叩诊呈实音；患侧心界可叩不出，积液量多时心界向健侧移位。

听诊：积液区呼吸音减弱或消失，积液以上区域因为压迫性肺不张可听到病理性支气管呼吸音或病理性支气管肺泡呼吸音。

7. 胸膜增厚及粘连

视诊：患侧胸壁下陷，肋间隙变窄，呼吸动度减弱或消失。

触诊：气管被拉向患侧，患侧触觉语颤减弱。

叩诊：患侧呈浊音或实音。

听诊：患侧呼吸音减弱或消失。

第六节　心脏血管检查

心脏血管检查是体格检查的重要内容之一，通过对心脏血管的视诊、触诊、叩诊、听诊，可帮助判断有无心血管病变，以及病变的可能病因、部位、性质、程度等，为诊断提供客观依据。

检查者站在被检查者右侧，根据情况让被检查者采取仰卧位、半卧位或坐位，依次进行视诊、触诊、叩诊、听诊检查。

一、视诊

视诊的内容有：心前区有无隆起、心尖搏动的位置及范围、心前区有无其他搏动。

（一）心前区有无隆起

正常人心前区与右侧相应部位对称，无异常隆起。心前区隆起见于：①先天性心脏病。②儿童时期患风湿性心脏瓣膜病伴有心脏增大。③大量心包积液。

（二）心尖搏动的位置、范围

正常人心尖搏动位于第 5 肋间、左侧锁骨中线内侧 0.5 ～ 1cm 处，搏动范围直径梗死为 2 ～ 2.5cm。

（三）心尖搏动异常改变的临床意义

1. 心尖搏动位置改变

（1）生理性改变：①仰卧位时，心尖搏动略上移。②左侧卧位，心尖搏动可左移 2～3cm。③右侧卧位可向右移 1.0～2.5cm。④小儿、矮胖体型及妊娠中后期，心脏常呈横位，心尖搏动向上外移，可达第 4 肋间。⑤瘦长体型，心脏呈垂直位，心尖搏动向下移，可达第 6 肋间。⑥深吸气时，心尖搏动下降；深呼气时，心尖搏动升高。

（2）病理性改变：①心脏因素：左室增大时，心尖搏动向左下移位；右室增大时，心尖搏动向左移位，甚至可稍向上，但不向下。②胸部因素：大量胸腔积液或气胸时，心尖搏动推向健侧；肺不张、粘连性胸膜炎时，心尖搏动拉向患侧。③腹部因素：大量腹水、腹腔巨大肿瘤等可使心尖搏动位置上移。

2. 心尖搏动强度改变

（1）生理性改变：①胸壁增厚或肋间变窄时，心尖搏动减弱，范围减小。②胸壁薄或肋间增宽时，心尖搏动强，范围较大。③剧烈运动或情绪激动时，心尖搏动增强。

（2）病理性改变：①心尖搏动增强：见于各种原因所致的左心室肥大、甲状腺功能亢进、高热、贫血等。②心尖搏动减弱或消失：见于心包积液、肺气肿、左侧胸腔积液或气胸、心肌炎、心肌病、心功能不全等。③负性心尖搏动：见于粘连性心包炎。

3. 心前区其他部位的搏动

（1）右心室肥大时，胸骨左缘第三、四肋间有时可见搏动。

（2）肺气肿或肺气肿伴有右心室肥大时，心脏搏动可在剑突下出现，且深吸气时增强。

（3）全心脏明显增大时，心脏搏动弥散，在整个心前区都能看到。

二、触诊

1. 目的　心脏触诊不仅可验证视诊所见，而且可发现视诊未察觉的搏动、震颤等体征。

2. 手法　将全手掌、手掌尺侧或示指、中指指腹轻贴于胸壁上，并调节压力以获得最好效果。

3. 心脏触诊的内容　包括心脏搏动、有无震颤和心包摩擦感。

（1）心脏搏动的检查内容及临床意义：同心脏望诊。

（2）震颤（又称"猫喘"）：是用手掌放在检查部位，感触到的一种犹如猫呼吸时在其颈部触摸到的感觉。震颤是严重器质性心血管病变的体征。有震颤一定有杂音，但有杂音不一定有震颤。根据出现时期的不同，震颤分为收缩期、舒张期和连续性 3 种。震颤的临床意义，见表 4-2。

表 4-2　震颤发生的时间、部位及临床意义

发生时间	发生的部位	临床诊断
收缩期	胸骨右缘第二肋间及胸骨上窝	主动脉瓣狭窄
	胸骨左缘第二肋间	肺动脉瓣狭窄
	胸骨左缘第三、四肋间	心室间隔缺损
	心尖部	二尖瓣关闭不全
舒张期	心尖部	二尖瓣狭窄
连续性	胸骨左缘第二肋间及附近区域	动脉导管未闭

（3）心包摩擦感：是在心前区触知的连续性震动感，见于各种病因的心包炎早期（干性心包炎），如风湿性心包炎、尿毒症性心包炎、结核性心包炎等。

触诊特点是：①触诊部位以胸骨左缘第 4 肋间最清楚。②收缩期和舒张期均可触及，但收缩期更明显或更易触到。③坐位前倾或呼气末明显。④屏住呼吸时仍可触及。

三、叩诊

心脏叩诊的内容是确定心界；目的是通过心界大小、形状及在胸腔内的位置，判断有无病变及病变的可能原因。

（一）叩诊方法

采用间接叩诊法。被检查者采取坐位或仰卧位，检查者以左手中指作为板指，将板指与肋间隙平行并紧贴胸壁，用右手中指指端叩击板指，以叩打的正下方定浊音界，用力要均匀，尽可能轻叩。坐位时板指也可与肋间隙垂直或与心缘平行。

（二）叩诊顺序

先叩左界，再叩右界；自下而上，由外向内。

1.心脏左界叩诊　自心尖搏动最强点外 2 ～ 3cm 处开始叩起，由外向内叩诊，当叩诊音由清音变为浊音时，用笔做一标记。之后，叩诊上一肋间，并依次上移叩至第 2 肋间为止。

2.心脏右界叩诊　自肝浊音界的上一肋间开始叩诊（方法同叩左界），依次上移叩至第 2 肋间。左右心界叩完后，用硬尺测量前正中线至各标记点的距离以及左锁骨中线至前正中线的距离。所作标记点，即为心脏相对浊音界，反映心脏的实际大小和形状。

（三）正常心脏浊音界

正常心界指心脏的左右相对浊音界，即心脏在胸部表面的投影。正常人右心界几乎与胸骨右缘相合，在第 4 肋间处可在胸骨右缘稍外方；左界第 2 肋间几乎与胸骨左缘相合，其下方则逐渐左移，并继续向左下形成向外突起的弧形。见表 4-3。

表 4-3　正常心脏相对浊音界

右（cm）	肋间	左（cm）
2～3	Ⅱ	2～3
2～3	Ⅲ	3.5～4.5
3～4	Ⅳ	5～6
	Ⅴ	7～9

左锁骨中线距前正中线 8～10cm。

（四）心脏浊音界改变及其临床意义

心浊音界大小、形态和位置可受多种因素的影响而发生改变。

1. 心脏本身因素

（1）左心室增大时，心脏浊音界向左向下扩大，心腰部相对内凹，使心脏的浊音界呈靴形，故称靴形心或主动脉型心脏。常见于主动脉瓣关闭不全、高血压等。

（2）明显右心室增大时，心脏浊音界向左右两侧扩大，以向左扩大较为明显。常见于慢性肺源性心脏病、单纯二尖瓣狭窄等。

（3）双心室增大时，心浊音界向两侧扩大，且左界向下扩大，心脏呈普大型。常见于扩张型心肌病、克山病、重症心肌炎、全心衰竭等。

（4）左心房及肺动脉扩大时，胸骨左缘第 2、3 肋间心浊音界向外扩大，心腰饱满或膨出，心浊音界如梨形，称为梨形心，因常见于二尖瓣狭窄，故又称二尖瓣型心脏。

（5）主动脉扩张、升主动脉瘤、纵隔肿瘤及心包大量积液时，心底部（第 1～2 肋间隙）浊音区增宽。

（6）心包积液时，坐位或立位心脏外形呈三角（烧瓶）状，仰卧位时心底部浊音区增宽。这种心浊音界随体位改变而变化是心包积液的典型体征。

2. 心外因素

（1）大量胸腔积液和气胸时，患侧心脏浊音界叩不出，健侧心浊音界向外移。

（2）肺实变、肺肿瘤或纵隔淋巴结肿大时，如与心浊音界重叠则心界叩不出。

（3）肺气肿时，可使心脏浊音区变小或叩不出。

（4）大量腹腔积液或腹腔巨大肿瘤、妊娠末期等，均可使膈肌位置上移使心脏呈横位，心脏的左、右界均增大。

四、听诊

心脏听诊是体格检查中的重点和难点，掌握心脏听诊知识并能熟练运用，对临床医生至关重要。通过对心脏听诊，可帮助判断心脏是否正常、有无病理性音响等，为诊断提供依据。

（一）心脏瓣膜听诊区

心脏瓣膜听诊区是指心脏各瓣膜开闭活动所产生的声音，沿血流方向传导至体表听诊最清楚的部位。心脏有 5 个瓣膜听诊区，它们是：

1. 二尖瓣区　位于心尖部，即左侧第 5 肋间，锁骨中线稍内侧。

2. 主动脉瓣区　位于胸骨右缘第 2 肋间。

3. 肺动脉瓣区　位于胸骨左缘第 2 肋间。

4. 主动脉瓣第二听诊区　位于胸骨左缘第 3、4 肋间。

5. 三尖瓣区　位于胸骨体下端近剑突，偏左或偏右。

（二）听诊的方法与顺序

1. 方法　心脏听诊多采用间接听诊法，即借助听诊器进行听诊。被检查者可取坐位或仰卧位，医生站在其右侧。听诊时，胸件紧贴胸壁，适当加压。对频率较低的杂音，用钟形听诊器听诊较清楚。

2. 顺序　从心尖部开始，按逆时针方向依次听诊，即：二尖瓣区（心尖部）→肺动脉瓣区→主动脉瓣区→主动脉瓣第二听诊区→三尖瓣区。

（三）听诊内容

心脏听诊的主要内容有：心率、心律、心音、杂音和心包摩擦音。

1. 心率　即每分钟心跳的次数，正常成年人为 60 ～ 100 次 / 分。心率超过 100 次 / 分称为窦性心动过速，常见病因有发热、贫血、心功能不全、休克、甲状腺功能亢进以及应用肾上腺素、阿托品等药物之后。心率每分钟小于 60 次称为窦性心动过缓，病因有颅内高压症、阻塞性黄疸、甲状腺功能减退以及洋地黄、奎尼丁或心得安类药物过量或中毒等；长期锻炼或从事重体力劳动的健康者和运动员也可存在窦性心动过缓，但心率多在 56 ～ 60 次 / 分。

2. 心律　指心脏跳动的节律。正常成人心律规整。听诊心律改变的常见原因有：窦性心律不齐、期前收缩（过早搏动）和心房颤动。

（1）窦性心律不齐：指听诊时心律不规则，吸气时增快，呼气时变慢，见于健康青少年。

（2）期前收缩（又称过早搏动，简称早搏）：指听诊时，在正常的节律中闻及一个提前出现的心音，其后有一较长的间歇（代偿间歇）。期前收缩时，第一心音明显增强，第二心音大多减弱。期前收缩如每隔一个正常心脏搏动后出现一次，称为二联律；如每隔两个正常心脏搏动出现一次，或每个正常心脏搏动后连续出现两个期前收缩，则称为三联律。按异位起搏点的不同，期前收缩分为房性、房室交界性及室性3种，室性期前收缩最多见。

（3）心房颤动（简称房颤）：①听诊特点：心律绝对不规则，第一心音强弱不等，脉率少于心率（这种脉搏脱漏现象称为脉搏短绌或短绌脉）是房颤的3大听诊特点。②常见病因：二尖瓣狭窄、冠心病、甲状腺功能亢进症是房颤的3大病因。

3. 心音

（1）正常心音：正常心音有四个，分别为第一心音（S_1）、第二心音（S_2）、第三心音（S_3）和第四心音（S_4）。通常只能听到 S_1 和 S_2，有时亦可听到 S_3，尤其是儿童和青少年。S_4 一般听不到，如能听到则为病理性。①第一心音（S_1）：主要由于心室收缩开始，二尖瓣和三尖瓣突然关闭，瓣叶突然紧张引起震动而产生。听诊特点：音调较低钝；强度较响；历时较长（持续约0.1秒）；与心尖搏动同时出现；心尖部听诊最清楚。②第二心音（S_2）：在第一心音之后听到的心音，主要是由于心室舒张开始时主动脉瓣和肺动脉瓣突然关闭引起的瓣膜震动所产生。听诊特点：音调较高脆；强度较 S_1 为低；历时较短（约0.08秒）；在心尖搏动之后出现；心底部听诊最清楚。第一心音与第二心音的区分具有重要的临床意义，只有正确区分 S_1 和 S_2，才能正确判定收缩期和舒张期，确定异常心音或杂音出现的时期以及与 S_1、S_2 的时间关系。第一心音与第二心音的区分见表4-4。③第三心音：S_3 的产生是由于心室快速充盈时，血流冲击心室壁引起室壁（包括乳头肌和腱索）震动所致。正常情况下，儿童和部分青少年可以听到。40岁以上听到为病理性第三心音，多见于心功能不全者。听诊特点：音调低；强度弱；性质重浊而低钝，似为 S_2 的回声；持续时间短；心尖部及其内上方听诊较清楚；一般在呼气末清楚。④第四心音：一般听不到，听到为病理性第四心音。

表 4-4　第一心音与第二心音的区分

	第一心音	第二心音
声音特点	音强、调低、时限较长	音弱、调高、时限较短
最响部位	心尖部	心底部
与心尖搏动和颈动脉的关系	同时出现	稍迟出现
心音之间的距离	第一心音到第二心音之间（收缩期）较短	第二心音到下一次第一心音之间（舒张期）较长

（2）心音强度改变：影响心音强度的主要因素有：心室充盈情况与瓣膜位置，瓣膜完整性与活动性，心室收缩力与收缩速率等。①第一心音强度改变：生理性第一心音增强见于：儿童、胸壁薄者，以及运动、情绪激动、过量饮酒、饮浓茶、咖啡等。病理性第一心音增强见于：二尖瓣狭窄、高热、甲状腺功能亢进症及左心室肥大时。第一心音减弱见于：二尖瓣关闭不全、心肌炎、心肌梗死、心力衰竭、心包积液以及肺气肿、休克、胸壁肥厚者等。第一心音强弱不等主要见于心房颤动、Ⅲ度房室传导阻滞等。②第二心音强度改变：S_2 有两个主要成分，即主动脉瓣成分（A_2）和肺动脉瓣成分（P_2），通常 P_2 在肺动脉瓣听诊区最清楚，A_2 在主动脉瓣区听诊最清楚。正常青少年肺动脉瓣区第二心音较主动脉瓣区第二心音强（$P_2 > A_2$），老年人则相反（$A_2 > P_2$），中年人两者相等（$P_2 = A_2$）。主动脉瓣第二心音增强见于高血压、主动脉粥样硬化等；肺动脉瓣第二心音增强常见于肺动脉高压症、室间隔缺损、动脉导管未闭、二尖瓣狭窄、慢性肺源性心脏病等；主动脉瓣区第二心音减弱见于主动脉瓣狭窄或关闭不全、低血压等；肺动脉瓣区第二心音减弱常见于单纯性肺动脉瓣狭窄和关闭不全等。③2 个心音同时增强见于高热、甲状腺功能亢进症、贫血、胸壁薄、运动、情绪激动、饮浓茶、咖啡等；2 个心音同时减弱见于心肌炎、心肌梗死、心力衰竭、心包积液、肺气肿、休克、左侧大量胸腔积液或气胸以及胸壁肥厚者等。

（3）心音性质改变：主要有钟摆律和胎心律。钟摆律是指在心尖区听诊时，第一心音失去其原来固有的低钝性音调，而与第二心音相似，同时伴有心动过速，听诊极似钟摆之"滴答声"，故称为钟摆律。当钟摆律患者心率增快至 120 次／分以上时，两心音连续发生，酷似胎儿心音，故又称为"胎心律"。钟摆律和胎心律均提示病情危重，多见于心力衰竭、急性心肌梗死、重症心肌炎、克山病、末梢循环衰竭等。

（4）心音分裂：生理情况下，心室收缩时三尖瓣关闭略迟于二尖瓣；心室舒张时肺动脉瓣关闭略迟于主动脉瓣。但这种差别时间极短，人耳不能分辨，故听诊时只能听到单一的 S_1 和 S_2。如果二尖瓣和三尖瓣关闭时间差距加大，超过 0.04 秒，则形成 S_1 分裂；而主动脉瓣和肺动脉瓣关闭时间差距加大，超过 0.35 秒，则形成 S_2 分裂。听诊时可感觉它们分裂成两个声音。正常人尤其是儿童及青年、胸廓扁平和瘦小者，在体力劳动或运动后易出现第一心音分裂，属生理性；而二尖瓣狭窄、一侧心室衰竭、房间隔缺损、肺动脉高压、心脏神经官能症、甲状腺功能亢进症等引起的分裂为病理性分裂。

（5）额外心音：常见的有舒张期早期奔马律、二尖瓣开放拍击音。①舒张早期奔马律：是最常见的一种奔马律。实际上是 S_1、S_2 与病理性 S_3 所构成的节律，听诊特点是：出现在舒张期即 S_2 后，音调较低，强度较弱，心尖部听诊最清楚。临床常见于心力衰竭、急性心肌梗死、急性心肌炎、心肌病、贫血性心脏病和慢性肺源性心脏病等。②开瓣音（又称二尖瓣开放拍击音）：它是在二尖瓣狭窄患者第二心音后（0.07 秒）出现的一个高调而清脆的额外音。听诊特点是：心尖与胸骨左缘之间听到的，紧跟第二心音之后的，音调较高而响亮、清脆、短促，呈拍击样音，呼气时增强。该音的存在表明瓣膜尚有一定的弹性，可作为二尖瓣分离术的指征之一。

4. 心脏杂音 是指在正常心音以外的一种具有不同频率、不同强度、持续时间较长的夹杂声音。它可与心音分开，也可与心音相连续，甚至完全掩盖心音。

（1）杂音的产生机制：①血流加速。②瓣膜口狭窄。③瓣膜关闭不全。④异常通道。⑤心腔内漂浮物。⑥血管腔扩大或狭窄。由于以上异常存在，使血流由层流变为湍流，并形成旋涡，撞击心壁、瓣膜、腱索或大血管壁使之产生震动，从而在相应部位听到的声音，即杂音。

（2）杂音的听诊注意事项：听到杂音时，应注意杂音的出现时间、最强部位、传导方向、性质、音调及强弱、与体位及呼吸的关系等特征，以正确识别和判定杂音及其临床意义。①最响部位：杂音在某瓣膜听诊区最响，提示病变发生在该瓣膜。如杂音在心尖部最响，说明病变在二尖瓣。②时期：按杂音出现的时期不同，将杂音分为：收缩期杂音、舒张期杂音和连续性杂音 3 种。临床上，舒张期及连续性杂音均为病理性，而收缩期杂音很多为功能性的。③性质：杂音的性质是指由于震动频率不同而出现的不同音色和音调。不同病变产生的杂音性质也不同。二尖瓣区粗糙的吹风样杂音，常提示二尖瓣关闭不全；典型的隆隆样杂音是二尖瓣狭窄的特征性杂音。叹气样杂音主要见于主动脉瓣第二听诊区，为主动脉瓣关闭不全的特征性杂音。机器声样杂音主要见于动脉导管未闭。音乐样杂音是细菌性心内膜炎及梅毒性主动脉瓣关闭不全的特征。一般器质性杂音性质粗糙，而功能性杂音则较为柔和。④传导：杂音沿血流方向传导，也可经周围组织传导。杂音越响，传导越广。根据杂音最响部位及传导方向，可判断杂音的产生部位及可能病因。如二尖瓣关闭不全的收缩期杂音在心尖部最响，向左腋下及左肩胛下角处传导；主动脉瓣关闭不全的舒张期杂音，以主动脉第二听诊区最响，向胸骨下端或心尖部传导；主动脉瓣狭窄的收缩期杂音，以主动脉瓣区最响，可向上传导至颈部。有的杂音较局限，如二尖瓣狭窄的舒张期杂音，常局限于心尖部；肺动脉瓣狭窄的收缩期杂音亦较局限。⑤强度：即杂音的响度。杂音的强度取决于狭窄程度、狭窄口两侧压力差、血流速度、心肌收缩力等。收缩期杂音的强度分级见表 4-5。

表 4-5　收缩期杂音强度分级（Levine 6 级）

Levine 级	响度	听诊特点	震颤
1	最轻	很弱，须在安静环境下仔细听诊才能听到，易被忽略	无
2	轻度	较易听到的弱杂音	无
3	中度	明显的杂音，较响亮	一般没有
4	响亮	杂音响亮	多有
5	很响	杂音很强，但听诊器抬离胸壁即听不到	明显
6	最响	杂音震耳，即使听诊器稍离胸壁也能听到	强烈

杂音强度的表示法是"3/6 级收缩期杂音"。一般 2/6 级及以下收缩期杂音为功能性，3/6 级及以上收缩期杂音多为器质性。

（3）杂音的影响因素：体位、呼吸和运动都可对杂音产生一定影响。一般左侧卧位时，可使二尖瓣狭窄的舒张期隆隆样杂音更明显；坐位前倾时，可使主动脉瓣关闭不全的舒张期杂音更明显；仰卧时，可使肺动脉瓣关闭不全的杂音更明显；深吸气时使右心发生的杂音增强；深呼气时使左心发生的杂音增强；运动时心率增快，可使器质性杂音增强。

（4）心脏功能性收缩期杂音和器质性收缩期杂音的鉴别　见表 4-6。

表 4-6　功能性收缩期杂音与器质性收缩期杂音的鉴别

鉴别点	功能性	器质性
部位	肺动脉瓣区和（或）心尖区	可在任何瓣膜听诊区
性质	柔和，吹风样	粗糙，吹风样，常呈高调
持续时间	短促，不遮盖第一心音	较长，常为全收缩期甚至遮盖 S_1
强度	一般为 2/6 级以下	常在 3/6 级以上
震颤	无	常伴有
传导	比较局限	较远而广
心脏大小	正常	可有心房或（及）心室扩大

（5）各瓣膜区杂音的特点及临床意义：①二尖瓣区：舒张期器质性杂音主要见于风湿性心脏病二尖瓣狭窄，听诊特点：舒张中、晚期隆隆样杂音，音调较低而局限，左侧卧位呼气末时较清楚，常伴有第一心音亢进、二尖瓣开瓣音和舒张期震颤；相对性二尖瓣狭窄的舒张期杂音，可发生于主动脉瓣关闭不全时，此音称奥 - 弗杂音，不伴有第一心音亢进或开瓣音。心尖部收缩期器质性杂音多见于风湿性心脏病二尖瓣关闭不全，杂音为吹风样，较粗糙，多在 3 级以上，往往占全收缩期，

甚至遮盖第一心音，且向左腋下传导，吸气时减弱，呼气时增强，左侧卧位时更清楚；收缩期功能性杂音较局限，不向他处传导，可见于发热、轻中度贫血、甲状腺功能亢进、妊娠、剧烈运动等；相对性二尖瓣关闭不全的杂音呈柔和的吹风样，传导不明显，见于高血压性心脏病、急性风湿热、严重贫血等。②主动脉瓣区：舒张期杂音主要见于器质性主动脉瓣关闭不全，杂音为叹气样，可传导至胸骨下端左侧或心尖部，在主动脉瓣第二听诊区听诊较清楚，坐位前倾及呼气末屏住呼吸时更加清楚；收缩期器质性杂音主要见于主动脉瓣狭窄，在主动脉瓣区听到粗糙的收缩期杂音，向颈部传导，常伴有收缩期震颤，并伴有主动脉瓣区第二心音减弱；高血压病等可引起主动脉扩张，导致相对性主动脉瓣狭窄，在主动脉瓣区听到柔和的或粗糙的收缩期杂音。③肺动脉瓣区：收缩期杂音多为功能性；舒张期杂音主要见于二尖瓣狭窄引起的肺动脉瓣相对性关闭不全，在肺动脉瓣区听到舒张期吹风样杂音，称格-斯（Graham-Steell）杂音。④其他部位杂音：在胸骨左缘第二肋间及其附近区域听到粗糙的、连续性杂音，类似机器发出的声音（亦称机器声样杂音），收缩期声音加强，并有连续性震颤，主要见于动脉导管未闭，亦可见于动静脉瘘；在胸骨左缘第3、4肋间听到的响亮而粗糙的收缩期杂音，伴有收缩期震颤，见于室间隔缺损。

5. 心包摩擦音　见于干性心包炎时，由于壁层和脏层心包表面变得粗糙，随心脏搏动互相摩擦而产生的声音。

（1）听诊特点：性质粗糙，听诊似用指腹摩擦耳郭的声音，与心跳一致，与呼吸无关，屏气时摩擦音仍出现。摩擦音可在整个心前区听到，但以胸骨左缘第3、4肋间最清楚，坐位前倾时更明显。心包摩擦音不是在心音之后出现，而是与之重叠甚至遮盖心音，将听诊器胸件向胸壁加压时，摩擦音更清楚。

（2）临床意义：见于各种原因的干性心包炎，如结核性心包炎、风湿性心包炎、化脓性心包炎以及急性心肌梗死、尿毒症和系统性红斑狼疮等引起的心包炎。

五、血管和脉搏检查

血管检查是体格检查中不可忽略的一部分。因许多内容已在各部分检查中叙述，故本节主要阐述周围血管征检查、脉搏检查。

1. 毛细血管搏动征　用手指轻压患者指甲床末端，或用一清洁玻片轻压其口唇黏膜，如见有红白交替出现、与患者心律一致的微血管搏动现象，为毛细血管搏动征，系由于脉压差增大所致。见于主动脉瓣关闭不全、动脉导管未闭、甲状腺功能亢进、严重贫血等。

2. 肝颈静脉回流征　患者仰卧位，平稳呼吸，用右手压迫患者右上腹部

30～60秒，若颈静脉出现显著的膨胀，或颈静脉搏动水平升高1cm以上，为肝颈静脉回流征阳性。见于右心功能不全、渗出性或缩窄性心包炎等。

3.脉搏波形　脉搏波形是指将血流通过动脉时动脉内压力上升和下降的情况，用脉搏计描记出来的曲线。临床上也可利用触诊来粗略估计其波形。

（1）水冲脉：指脉搏骤起骤落，有急促而有力的水冲感和冲击后急促消退的塌陷感。当被检查者手臂抬高过头时，冲击感明显。 多见于风湿性心脏瓣膜病主动脉瓣关闭不全、梅毒性主动脉瓣关闭不全、动脉导管未闭、高热、甲状腺功能亢进、严重贫血等。

（2）交替脉：交替脉指脉搏节律正常但搏动强、弱交替出现，是心肌损害的表现，为诊断左心衰竭的一个有价值的线索，见于高血压性心脏病、急性心肌梗死等。

（3）重搏脉：指在一次动脉搏动中，触到双重的搏动，其中后一个动脉搏动较前一个搏动为弱。常见于伤寒及长期发热性疾病，亦可见于梗阻性肥厚型心肌病。

（4）奇脉（吸停脉）：指吸气时脉搏明显减弱甚至消失，而呼气终了时增强。奇脉是急性心包填塞征之一，对于心包积液和缩窄性心包炎有较大的诊断价值。

4.血管杂音

（1）枪击音与杜氏双重杂音：当主动脉瓣关闭不全时，将听诊器胸件，放于肱动脉或股动脉处，可听到"嗒……嗒"音称为枪击音，这是由于脉压增大使脉波冲击动脉壁所致。如再稍加压力，则可听到收缩期与舒张期双重杂音，称为杜氏双重杂音，有时在甲状腺功能亢进症、贫血、高热患者，亦可听到枪击音或杜氏双重杂音。

（2）肾动脉狭窄时，在上腹部或腰背部可闻及收缩期杂音。

（3）多发性大动脉炎时，在动脉狭窄处可闻及收缩期杂音。

（4）甲状腺功能亢进症时，在甲状腺侧叶可闻及连续性杂音。

（5）肝硬化门静脉高压引起腹壁静脉曲张时，在脐周或上腹部可闻及连续性静脉营营声。

5.周围血管征　包括头部随脉搏呈节律性点头运动、颈动脉搏动明显、毛细血管搏动征、水冲脉、枪击音、杜氏双重杂音，是由于脉压增大所引起，见于主动脉瓣关闭不全、甲状腺功能亢进症、严重贫血及高热患者。

六、循环系统常见疾病的主要体征

（一）二尖瓣狭窄

视诊：二尖瓣面容，心尖搏动向左移。

触诊：心尖搏动向左移，心尖部可触及舒张期震颤。

叩诊：梨形心是其典型心浊音界改变。

听诊：心尖部 S_1 亢进，有较局限的、舒张中晚期隆隆样杂音，左侧卧位时更清楚；可伴有二尖瓣开放拍击音，肺动脉瓣区 P_2 亢进、分裂；相对性肺动脉瓣关闭不全时可听到 Graham-Steell 杂音。右室明显扩大也可引起相对性三尖瓣关闭不全，在三尖瓣区听到收缩期吹风样杂音。

（二）二尖瓣关闭不全

视诊：心尖搏动向左下移位，搏动增强，发生心脏衰竭后搏动减弱。

触诊：心尖搏动向左下移位，可呈抬举性；重度关闭不全者可触及收缩期震颤。

叩诊：心浊音区向左下扩大，后期亦可向右扩大。

听诊：心尖部 S_1 减弱；心尖部有 3/6 级或以上较粗糙的全收缩期吹风样杂音，范围较广，向左腋下或左肩胛下角处传导，并可掩盖减弱的 S_1。

（三）主动脉瓣狭窄

视诊：心尖搏动可向左下移位。

触诊：心尖搏动向左下移位，呈抬举性，主动脉瓣区可触及收缩期震颤。

叩诊：心浊音界向左下扩大。

听诊：主动脉瓣区有高调、粗糙的收缩期喷射性杂音伴震颤，向颈部传导；心尖部 S_1 减弱；A_2 减弱，甚至消失。

（四）主动脉瓣关闭不全

视诊：颜面较苍白，可见点头运动，颈动脉搏动明显，心尖搏动向左下移位且范围较广，毛细血管搏动征阳性。

触诊：心尖搏动向左下移位并呈抬举样，有水冲脉及毛细血管搏动征等。

叩诊：心界向左下扩大，心浊音界呈靴形。

听诊：主动脉瓣第二听诊区闻及叹气样舒张期杂音，可传导到心尖部；心尖部 S_1 减弱，主动脉瓣区 S_2 减弱或消失。有相对二尖瓣关闭不全时，心尖部可听到柔和的收缩期吹风样杂音。如有相对性二尖瓣狭窄，心尖部可听到柔和的舒张中期隆隆样杂音（奥 – 弗杂音）。可听到股动脉枪击音及杜氏双重杂音。

（五）心包积液

视诊：前倾坐位，呼吸困难，颈静脉怒张，深吸气时更明显；心尖搏动减弱或消失。

触诊：心尖搏动减弱或触不到，若能触及则在心脏浊音界之内；脉搏快而弱，有奇脉；肝颈静脉反流征阳性。

叩诊：心浊音界向两侧扩大，相对浊音界与绝对浊音界几乎一致，坐位时心脏外形呈烧瓶状，卧位时心底部浊音界增宽。这种心脏浊音界随体位变化而改变的现象是心包积液的特有体征。

听诊：心音弱而遥远，或听不到，心率增快。

（六）右心衰竭体征

除原有心脏病体征外，主要表现体循环静脉淤血和心脏的体征。

视诊：颈静脉怒张、水肿、发绀。

触诊：肝脏淤血肿大、压痛，肝－颈静脉回流征阳性；水肿最早出现在身体下垂部位，起床活动的患者以脚踝和胫前较明显，卧床患者表现为腰骶部水肿，严重时呈全身水肿，并可出现胸腔积液、腹水。

叩诊：心浊音界向两侧扩大，有腹水时，移动性浊音阳性。

听诊：心率增快，心尖部闻及舒张期奔马律。

第七节　腹部检查

腹部检查是体格检查的重要组成部分，腹部检查的方法仍然是视、触、叩、听四诊法，其中以触诊最为重要。

一、腹部分区（九区法）

九区法是目前常用的腹部分区法。即，用两条水平线和两条垂直线将腹部分成九个区；上水平线为两侧肋弓下缘最低点的连线，下水平线为两侧髂前上棘连线，两条垂直线为通过左右髂前上棘至腹中线连线的中点所作的垂直线。自上而下将腹部分成九区，各区脏器的分布及各区命名如下：

1. 左上腹部（左季肋部） 胃、脾、结肠脾曲、胰尾、左肾上腺、左肾。

2. 左侧腹部（左腰部） 降结肠、空肠或回肠、左肾下部。

3. 左下腹部（左髂部） 乙状结肠、女性左侧卵巢及输卵管、男性左侧精索及淋巴结。

4. 上腹部 肝左叶、胃、十二指肠、胰头和胰体、大网膜、横结肠、腹主动脉。

5. 中腹部（脐部） 大网膜、下垂的胃或横结肠、十二指肠下部、空肠和回肠、输尿管、腹主动脉、肠系膜及淋巴结。

6. 下腹部 回肠、输尿管、乙状结肠、胀大的膀胱、增大的子宫。

7. 右上腹部（右季肋部） 肝右叶、胆囊、部分十二指肠、结肠肝曲、右肾上腺、右肾。

8. 右侧腹部（右腰部） 升结肠、空肠、部分十二指肠、右肾下部。

9. 右下腹部（右髂部） 盲肠、阑尾、回肠下端、淋巴结、女性右侧卵巢及输卵管、男性右侧精索。

二、视诊

腹部视诊时，室内需温暖，最好采取自然光线，患者取仰卧位，充分暴露全腹，医生站在患者右边，按一定的顺序作全面的观察，保持视线与患者的腹部在同一平面上，有利于观察腹部细微的变化。腹部视诊的主要内容有腹部外形、腹壁状态、脐部改变、蠕动波及腹部搏动等。

（一）腹部外形

应注意腹部是否对称、有无局部肿胀、隆起或凹陷，有腹水或腹部包块时还应测量腹围的大小。健康成年人腹部平坦，表现为仰卧时，前腹壁大约处在胸骨下端至耻骨联合水平面上；肥胖者及小儿腹部稍隆起于胸骨下端至耻骨联合水平面，称为腹部饱满；如前腹壁稍内凹，低于胸骨下端至耻骨联合水平面，称为腹部低平，多见于老年人和消瘦者。

1. 腹部膨隆 仰卧时前腹壁明显高于胸骨下端至耻骨联合水平面称为腹部膨隆。腹部膨隆分为弥漫性膨隆和局限性膨隆两种。

（1）弥漫性膨隆：腹外形可呈球状或蛙腹样，主要见于：①腹腔积液（腹水）：因腹腔内有大量液体，故腹部外形可随体位而变化，取仰卧位时，腹壁松弛，液体下沉于腹腔两侧，呈蛙状腹；立位时，腹水积于下腹部，呈悬垂腹。为了动态观察腹水的增减，应定期测量腹围大小，方法是取仰卧位，空腹及排尿后，用软尺测量经脐环绕腹部一周的长度，每次测量腹围均须在同样条件下进行。腹水的常见原因有肝硬化、心功能不全、缩窄性心包炎、腹膜转移癌、肾病综合征和结核性腹膜炎。②胃肠胀气：由于胃肠道大量积气，引起全腹膨隆，呈球形，两侧腰部膨出不明显，外形不随体位变化，多见于肠梗阻、肠麻痹、晚期肝硬化等。③腹腔巨大肿块：如巨大卵巢囊肿，可使全腹膨隆。④气腹：腹部呈均匀性膨大如球形，见于胃肠穿孔、人工气腹等。⑤其他：如妊娠后期、肥胖症等，腹部呈球状。肥胖症与腹腔大量积液鉴别，可观察脐部，脐膨出者为腹腔大量积液，脐凹陷者为肥胖。

（2）局限性膨隆：局部腹膨隆常因炎性包块、胃肠胀气、脏器肿大、腹内肿瘤、腹壁肿瘤和疝等所致。

视诊时应注意局部膨隆的部位、外形、有无搏动和是否随体位改变，或随呼吸运动而移位等。右上腹膨隆多见于肝肿瘤、肝脓肿、瘀血性肝大、胆囊肿大或结肠肝曲胀气等；上腹膨隆见于各种原因所致肝大、胃扩张、胃癌和胰腺囊肿等；左上腹膨隆多见于脾肿大；腰部膨隆见于患侧多囊肾、巨大肾上腺瘤、巨大肾盂积水或积脓；右下腹膨隆见于阑尾周围脓肿、回盲部结核或肿瘤；左下腹膨隆见于左肾下垂并高度肿大，降结肠或乙状结肠癌；下腹部膨隆多见于尿潴留，经导尿后膨隆可立即消失，女性患者应想到妊娠子宫、子宫肌瘤和卵巢囊肿的可能。

对发现的腹部局部肿块，应注意鉴别是在腹壁上或腹腔内，可嘱患者两手托头，从仰卧位作起坐动作，使腹部肌紧张，如果肿块更清楚，说明是腹壁上肿块，被腹肌托起而明显；反之，如肿块变得不清楚或消失，说明是腹腔内肿块，被收缩变硬的腹肌所掩盖（抬头试验）。

2.腹部凹陷 仰卧位前腹壁明显低于胸骨下端至耻骨联合的水平面称腹部凹陷，见于显著消瘦、严重脱水、恶病质等；若腹部向下塌陷几乎贴近脊柱，可看到腹主动脉搏动及胃肠轮廓，肋弓、髂嵴和耻骨联合显露，全腹呈舟状，称为舟状腹。

（二）呼吸运动

随着呼吸运动腹壁上下起伏称为腹式呼吸，正常时见于成年男性及儿童，当腹膜炎症、大量腹水、腹腔巨大肿块时，膈肌及腹肌运动受限或膈肌麻痹，则腹式呼吸减弱或消失，而胸式呼吸增强。

（三）腹壁静脉

正常人腹壁静脉一般看不清楚，在较瘦和皮肤色较白的人，腹壁静脉常隐约可见；老年人由于腹壁皮肤薄而松弛所以易看到凸出于皮肤的静脉，但无迂曲怒张。当肝硬化门静脉高压或上、下腔静脉梗阻而形成侧支循环时，腹壁静脉可显著的扩张迂曲，称腹壁静脉曲张。检查腹壁曲张静脉的血流方向，有利于判定静脉阻塞的部位。

检查血流方向的方法：医生用示指和中指并拢，压迫一段不分叉的曲张静脉，向两端推挤血液使血管空虚，然后交替抬起一指，观察血液从何端流入而使血管充盈，即可判断血流方向。正常时脐水平线以上的腹壁静脉血流自下而上经胸壁静脉和腋静脉而进入上腔静脉，脐水平线以下的腹壁静脉血流自上而下经大隐静脉而进入下腔静脉。

1.肝硬化门静脉高压 肝硬化门静脉高压形成的侧支循环，血流方向是从脐静脉经脐孔进入腹壁浅静脉流向四周，即，脐水平线以上的腹壁静脉血流自下而上进入上腔静脉，脐水平线以下的腹壁静脉血流自上而下进入下腔静脉。

2. 下腔静脉阻塞 曲张的静脉大部分布在腹壁两侧及背后，脐部上、下的腹壁静脉血流方向均为自下而上。

3. 上腔静脉阻塞 脐部上、下腹壁静脉血流方向均为由上而下。

（四）腹壁皮肤

1. 皮疹 皮疹常见于发疹性高热疾病，药疹及某些传染病，伤寒的玫瑰疹多最早见于腹壁皮肤。

2. 色素 脐周围发蓝为腹腔内大出血的现象，称 Cullen 征，见于异位妊娠破裂，或急性出血坏死性胰腺炎。

3. 腹纹 多分布于下腹部。肥胖者和高度水肿者可见腹壁白色纵形腹纹；经产妇的银白色条纹称为妊娠纹；肾上腺皮质功能亢进患者腹部、腰部及臀部都可出现紫红色纵形条纹称紫纹。

4. 瘢痕 腹部瘢痕多为外伤、手术或皮肤感染的遗迹，通过问诊即可明确原因。

5. 脐 正常脐与腹壁相平或稍凹陷。脐深陷见于腹壁肥胖者；脐稍突出见于少年和腹壁菲薄者；脐明显突出见于大量腹水；腹腔压力增加时，腹腔内容物经脐部向外膨出形成脐疝；脐部发炎、溃烂见于化脓性或结核性感染；脐部溃疡使局部坚硬、固定而突出的，多为癌肿。

6. 疝 腹腔内容物易经腹壁或骨盆壁的间隙或薄弱部分向体表突出形成疝。手术瘢痕愈合不良处可有切口疝；股疝位于腹股沟韧带中部，多见于女性；腹股沟疝则发生于髂窝部偏内侧，男性腹股沟斜疝可下降至阴囊，该疝在直立位或咳嗽用力时明显，平卧位时可缩小或消失，如有嵌顿，则可引起急性腹痛。

7. 腹部体毛 男性阴毛的分布多呈三角形，尖端向上，可沿前正中线直达脐部；女性阴毛倒三角形，上缘为一水平线，止于耻骨联合上缘处，界限清晰。腹部体毛增多或女性阴毛呈男性型分布，多见于皮质醇增多症；腹部阴毛稀少见于垂体前叶功能减退症、黏液性水肿等。

（五）胃肠型及蠕动波

当胃肠道梗阻时，可以看到梗阻上端的胃肠轮廓（称为胃型和肠型），以及其阵发性的蠕动增强波（蠕动波）。如幽门梗阻时，上腹部可见到胃型和自左至右的蠕动波。

（六）上腹部搏动

上腹部搏动大多由主动脉传导所致，可见于正常人较瘦者。有时见于右心室肥大、腹主动脉或其分支的动脉瘤等。

三、触诊

触诊是腹部最重要的检查。被检查者采取仰卧位，两手平放于躯干两侧，两腿并拢屈曲，使腹壁肌肉放松，作缓慢的腹式呼吸运动。医生站在其右侧，面向被检查者，以便观察其有无疼痛等表情。检查时手应温暖，动作应轻柔；触诊时可与被检查者交谈，转移其注意力，使腹肌放松。检查顺序，从健康部位开始，逐渐移向病变区域，一般常规体检先从左下腹开始，循逆时针方向，由下而上，先左后右，由浅入深，将腹部各区进行仔细触诊，左右对比。

触诊内容主要有：腹壁紧张度、有无压痛和反跳痛、腹部包块、液波感及肝脾等腹内脏器情况。

（一）腹壁紧张度

正常人腹壁柔软无抵抗。在某些病理情况下可使全腹或局部紧张度增加、减弱或消失。

1.腹壁紧张度增加　按压腹壁时，阻力较大，有明显抵抗感，多为腹腔内有急性炎症，刺激腹膜引起反射性腹肌痉挛所致，称为腹肌紧张。腹肌紧张可分为弥漫性或局限性。

（1）弥漫性腹肌紧张：多见于胃肠道穿孔或实质脏器破裂所致的急性弥漫性腹膜炎，此时腹壁常强直，硬如木板，故称为板状腹。

（2）局限性腹肌紧张：多系局限性腹膜炎所致，如右下腹腹壁紧张多见于急性阑尾炎、右上腹腹壁紧张多见于急性胆囊炎。

（3）腹膜慢性炎症时，触诊如揉面团一样，称为揉面感，常见于结核性腹膜炎、癌性腹膜炎。

2.腹壁紧张度减低或消失　按压腹壁时，感到腹壁松软无力，多为腹肌张力降低或消失所致。全腹紧张度减低，见于慢性消耗性疾病或刚放出大量腹水者，也可见于身体瘦弱的老年人和经产妇。全腹紧张度消失，见于脊髓损伤所致腹肌瘫痪和重症肌无力等。

（二）压痛及反跳痛

正常腹部在触诊时一般不引起疼痛，如由浅入深按压发生疼痛，称为压痛。压痛的部位多为病变所在部位。广泛性压痛见于弥漫性腹膜炎；局限性压痛见于局限性腹膜炎或局部脏器的病变。若压痛局限于一点时称为压痛点。明确而固定的压痛点是诊断某些疾病的重要依据。如麦氏（McBurney）点（右髂前上棘与脐连线中外1/3交界处）压痛多考虑急性阑尾炎；胆囊区（右腹直肌外缘与肋弓交界处）压痛考虑胆囊病变。

用 1～2 个手指逐渐用力压迫腹部某一局限部位，手指在原处稍停片刻，给被检查者短暂的适应时间，然后迅速将手抬起，如此时被检查者感觉腹痛加重，并有痛苦表情，称为反跳痛，表示炎症已波及腹膜壁层。腹肌紧张、压痛、反跳痛统称为腹膜刺激征，是急性腹膜炎的可靠体征。

（三）腹腔脏器触诊

1. 肝脏 采用单手或双手触诊法，分别在右侧锁骨中线延长线和前正中线上触诊肝脏右叶和左叶。

（1）单手触诊：将右手并拢的四指指端或示指桡侧指向右肋缘，自脐水平以下开始触诊，随被检查者呼吸运动逐步向上移动右手，必要时，嘱被检查者作均匀而较深的腹式呼吸。呼气时，腹壁松弛下陷，右手逐渐向腹部加压；吸气时，腹壁隆起，右手随腹壁缓慢被动抬起，但不要离开腹壁且应稍加压力，此时，由于膈肌下降，将肝下缘推向下方，如果肝脏肿大，右手便与肝下缘相遇，肝自手指下滑过；若未触及时，则可逐渐向上移动，每次移动不超过 1 厘米，一直到右肋缘下。

（2）双手触诊：在单手触诊基础上，将左手并拢的四指放于被检查者右腰部后方，相当于第 11、12 肋骨与其稍下的部位，拇指张开，置于右肋弓上，右手下压时，左手向前托起肝脏便于右手触诊。若有大量腹水时，则用冲击触诊法。

有时肝脏肿大但未能触及，除少数由于被检查者不能满意配合外，大多由于触诊手法的缘故。常见的原因有：①由于肝脏过大，开始触诊时右手放到了肝面上，而不是肝下缘。②右手压得过深，致肋缘下的腹壁绷得过紧，限制了肝脏随吸气下移。③被检查者深吸气之初，右手未等到肝下缘碰到触诊手指就过早随腹壁抬起；正确的方法是：随呼吸运动触诊肝脏，当被检查者吸气时，检查者手指的上抬一定要落后于被检查者腹壁抬起的速度；而被检查者呼气时，检查者手指应在被检查者腹壁下陷之前提前下压，这样才有可能触及肝脏下缘。

（3）肝脏触诊的注意事项：触及肝脏时，应详细描述其大小、质地、表面光滑度及边缘情况、有无压痛及搏动等。

大小：正常成人的肝脏一般摸不到，但腹壁松软或体瘦的人，当深吸气时在右肋缘下可触及肝脏约 1cm 以内；剑突下多在 3cm 以内。肝下缘超过上述标准，可能是肝大或肝下移，要结合肝上界的位置：如肝上界正常或升高，则提示肝大，若肝上界相应降低，则为肝下移，例如肺气肿、右侧胸腔积液及腹壁松弛、内脏下垂等所致的肝下移。肝大可分为弥漫性或局限性，弥漫性肝大常见于肝炎、肝瘀血、血吸虫病等；局限性肝大见于肝脓肿、肝肿瘤、肝囊肿等。肝脏缩小见于急性或亚急性肝坏死，晚期肝硬化。肝下缘记录方法：在右锁骨中线上，记录肝下缘距右肋下缘之间的距离，或正中线上记录肝下缘至剑突之间的距离，以厘米表示。

质地：一般将肝脏质地分为三个等级：质软（如触及嘴唇样感觉）、质地中等硬（如触鼻尖）和质硬（如触额部）。正常肝脏质地柔软，急性肝炎质地较软；慢性肝炎、脂肪肝等肝脏中等硬度；肝癌时质最坚硬；肝脓肿或肝囊肿有液体时呈囊性感，大而表浅者可能触到波动感。

表面：正常肝脏表面光滑；肝硬化时表面可略不平，可触及小结节；肝表面高低不平、有结节样隆起见于肝癌、多囊肝；若肝表面呈大块状隆起，见于巨块型肝癌、肝脓肿。

边缘：正常肝脏边缘稍锐利；脂肪肝、肝瘀血时，边缘稍圆钝；肝硬化、肝癌时边缘不规则。

压痛：正常肝脏无压痛，当肝包膜有炎症反应或肝大使肝包膜张力增加，则肝区有压痛。轻度弥漫性压痛见于急性肝炎、肝瘀血，局限性明显压痛见于较表浅的肝脓肿。

搏动：正常肝脏或因炎症、肿瘤等原因导致的肝大均无搏动。三尖瓣关闭不全或罕见的肝动脉瘤时，肝脏表面可触及扩张性搏动；较大的腹主动脉瘤时，肝脏可有传导性搏动。前者向四周扩散，后者只向一个方向传导。

右心功能不全引起的肝瘀血肿大时，压迫肝脏，可见颈静脉怒张更明显，称为肝颈静脉回流征阳性。

2. 胆囊　用单手滑行触诊法，要领同肝脏触诊。

（1）胆囊点及胆囊触痛的检查方法：①胆囊点：右侧腹直肌外缘与肋弓交界处即为胆囊点。②胆囊触痛的检查方法：医生将左手掌平放在被检查者的右肋，拇指放在胆囊点用中等压力按压腹壁，然后嘱被检查者缓慢深呼吸，如果深吸气时被检查者因疼痛而突然屏气，则称胆囊触痛征（Murphy's sign，墨菲征）阳性，见于急性胆囊炎。

（2）临床意义：正常胆囊不能触到。急性胆囊炎引起胆囊肿大时墨菲征阳性；胰头癌压迫胆总管导致胆囊肿大时无压痛，但有逐渐加深的黄疸，称库瓦济埃征（Courvoisier's sign）阳性，又称胆总管渐进阻塞症。胆囊肿大，有实性感者，见于胆囊结石或胆囊癌。

3. 脾脏

（1）检查方法：脾脏明显肿大用浅部触诊法就可以触到。若脾脏位置较深或腹壁较厚，则用双手触诊法，嘱被检查者取仰卧位，检查者左手掌平放于被检查者左腰部第7～10肋处，将脾脏从后向前托起，右手掌平放于左侧腹部，与肋弓成垂直方向，自下而上随被检查者腹式呼吸进行触诊检查。脾脏轻度肿大而仰卧位不易触到时可嘱被检查者改用右侧卧位，右下肢伸直、左下肢屈髋屈膝进行检查。大量腹水时用冲击法检查。触诊要领与肝脏触诊相同。

（2）注意事项：注意描述其大小、质地、表面光滑度及边缘情况、有无压痛及搏动等。

大小：正常脾脏不能触及，内脏下垂、左侧胸腔大量积液或气胸时膈肌下降，可使脾向下移位而被触及，除此之外，若能触及脾脏则提示脾肿大。临床上将肿大的脾脏分为轻度、中度、高度肿大。深吸气时，脾脏在肋下不超过3cm者为轻度肿大；超过3cm至脐水平线为中度肿大；高度肿大指脾脏到达脐水平以下者，又称巨脾。肿大的脾脏随呼吸运动而上下移动，中度以上肿大时脾右缘常可触到切迹。脾大的测量方法：用三线记录法（单位：厘米），ab线测量左锁骨中线与左肋缘交点（a点）至脾下缘（b点）之间的距离；ac线是测量a点至脾脏最远端（c点）之间的距离；de线是测量脾右缘d点与前正中线之间的距离；如脾脏高度增大，向右越过前正中线，则测量脾右缘至前正中线的最大距离，以"＋"表示；未超过前正中线，则测量脾右缘与前正中线的最短距离，以"－"表示。

质地：伤寒、败血症时脾脏肿大质地柔软；疟疾、肝硬化、慢性白血病脾脏肿大、质地较硬。

表面：肝硬化、白血病脾脏表面光滑；脾肿瘤、囊肿、结核、淋巴肉瘤均可使脾表面不平滑，结节或凹凸不平，并可引起脾脏的变形。

边缘：脾脏中等程度以上肿大者，常可在内侧缘摸到脾切迹，以此可与左上腹部其他肿块相鉴别。

压痛：一般无压痛。脾周围炎、脾脓肿、脾梗死时，炎症累及脾包膜及壁层腹膜，则可出现脾区压痛与疼痛。

（3）脾脏肿大的原因：①轻度肿大：多见于急性传染病或严重感染时，如病毒性肝炎、伤寒、粟粒性肺结核、亚急性细菌性心内膜炎、败血症、疟疾等，脾脏质软。②中度肿大：见于慢性感染或短期内重复感染者，如慢性溶血、淋巴瘤、肝硬化、疟疾后遗症等，脾脏质地较硬。③高度肿大：主要见于慢性粒细胞性白血病、慢性疟疾、黑热病等，质地坚韧。

4. 肾脏

（1）触诊方法：触诊肾脏用双手触诊法。触诊右肾时，检查者将左手托住被检查者的右腰部，右手掌放在同侧肋缘下，将微弯的手指末端置于肋弓下方，嘱被检查者作腹式呼吸，当呼气末，右手逐渐压向腹腔深部，同时用左手将后腹壁推向前方，两手互相配合，即可触及右肾下极；触诊左肾时，检查者的左手自被检查者前方绕过，左手掌托住被检查者左侧后腰部，右手同上触诊（或检查者站在被检查者左侧进行触诊，手法与站在右侧相反），如未触及肾脏，可嘱其深吸气，使肾脏下降，有时肾脏可从触诊的双手中滑过。若卧位未触到肾脏，可立位检查，此时肾脏位置较低，易于触及。

（2）注意事项：触诊肾脏时要注意其大小、硬度、形状、表面状态、有无压痛及活动度。正常人的肾脏一般不能触及，在腹壁松弛、内脏下垂和瘦长的人，深吸气后可能触到右肾下极；触到肾脏时，被检查者常有酸痛或恶心感。正常肾脏表面光滑，边缘圆钝、质实而有弹性，随呼吸上下移动，无压痛而有不适感。如在深吸气时能触到移动度较大的肾脏即为肾下垂。

（3）肾脏肿大的原因：见于肾盂积水或积脓、肾肿瘤、多囊肾等。肾盂积水时肾实质柔软有弹性，有时可有波动感；肾肿瘤时表面不平，质地坚硬。

（4）泌尿系疾病压痛点：肾和尿路有炎症疾患时，常在一些部位出现压痛点：①季肋点：在第10肋骨前端。②上输尿管点：在脐水平线上腹直肌外缘。③中输尿管点：两侧髂前上棘连线上腹直肌外缘。④肋脊点：背部第12肋骨与脊柱交角（肋脊角）的顶点。⑤肋腰点：第12肋骨与腰肌外缘交角（肋腰角）的顶点。肾周围脓肿或肾盂炎时，肋脊点和肋腰点有压痛；输尿管结石、结核或化脓性炎症时，可于上、中输尿管点出现压痛。

5. 胰腺触诊 胰腺位于腹膜后，正常不能触及。当胰腺肿瘤或胰腺囊肿发展到相当大时，在上腹部和左季肋部用深部触诊法才能触到。胰头癌压迫胆总管，可使黄疸明显加深，胆囊显著肿大但无压痛，称 Courvoisier 征。左季肋部或上腹部触到囊性肿物，位置固定，表面光滑，无压痛，多为假性胰腺囊肿。当急性胰腺炎时，上腹及左上腹部有明显压痛，而局部肌紧张较轻。

6. 膀胱触诊 用单手滑行触诊法。正常膀胱空虚时不能触到。当膀胱积尿而充盈时，在下腹正中部可触到圆形、表面光滑的囊状物，排尿后包块消失，此点可与腹部其他包块相鉴别。尿潴留常见于尿道梗阻、脊髓病、昏迷、腰椎或骶椎麻醉及手术后患者。导尿后肿块消失即可确诊膀胱潴留。

（四）正常腹部可触到的脏器

正常人，尤其是体质消瘦者腹腔内某些脏器可以被触及，应注意与病理性包块鉴别。

1. 腹主动脉 脐的深处，沿腹中线或偏左可触及腹主动脉的搏动。

2. 乙状结肠 在左下腹可触及乙状结肠，尤其在便秘或结肠痉挛时更易发现，呈粗索条状物，可移动。

3. 横结肠 在上腹部可触及横结肠，呈稍向下弯曲的横条状物，可以推动，若向下弯曲呈 U 字形，见于显著内脏下垂者。

4. 腰椎椎体及骶骨岬 脐或脐下可触到第 4、5 腰椎椎体及骶骨岬，质硬而固定。

（五）腹部包块

腹腔脏器的肿大、异位、肿瘤、囊肿或脓肿、炎性组织粘连或肿大的淋巴结等均可形成包块。如触到包块要鉴别其来源于何种脏器；是炎症性还是非炎症性；是实质性还是囊性；是良性还是恶性；在腹腔内还是在腹壁上。左下腹包块要注意与粪块鉴别。腹部包块触诊注意事项如下：

1. 位置 一般来说，出现包块的部位，就是病变脏器所在的位置。如右腰部触及包块，考虑可能为右肾下极或升结肠肿块；上腹部包块则要考虑肝、胃、胰腺、横结肠等脏器病变。但应该注意，带蒂的包块或肠系膜、大网膜的包块位置多变。

2. 大小 凡触及包块均要用尺测量其上下（纵长）、左右（横径），其大小以厘米记载，明确标记，便于动态观察。也可用实物比拟其大小，如鸡蛋、拳头、核桃、黄豆等。

3. 形态 要摸清包块的形状如何，轮廓是否清楚，表面是否光滑，有无结节，边缘是否规则，有否切迹等。如触及表面光滑的圆形包块，多提示为膨胀的空腔脏器或良性肿物；触及形态不规则，且表面呈结节形状或凸凹不平，多考虑为恶性肿瘤、炎性肿物或结核包块；条索状或管状肿物，且形态多变者，多为蛔虫团或肠套叠；肿大的脾脏内侧可有明显的切迹。

4. 质地 囊性包块，质地多柔软，多见于囊肿、脓肿等；实质性包块，其质地可以柔软、中等硬或坚硬，见于炎性或结核浸润块、肿瘤等；癌性包块质地坚硬，如肝癌、胃癌等。

5. 压痛 炎症性包块及部分肿瘤有明显压痛，无压痛的包块多系囊肿。

6. 活动度 如包块随着呼吸上下移动，多为肝、脾、肾、胆等；如包块随体位移动或可用手推动者，可能来自胃、肠或肠系膜；移动范围较广且距离较大，见于带蒂的肿物、游走脾、游走肾等；腹腔后肿瘤及炎症性肿块一般无移动性。

7. 搏动性 在腹正中线附近触及搏动性肿块，可能为腹主动脉或其分支动脉瘤；也可能是腹主动脉附近的肿块，受到腹主动脉搏动影响传导所致，应注意鉴别；严重的三尖瓣关闭不全可在肝脏表面触及扩张性搏动。

（六）液波震颤

液波震颤，见于腹腔内有大量腹水（3 000 ～ 4 000mL）的患者。检查方法：被检查者取平卧位，检查者用左手掌面轻贴于其腹壁的一侧，用右手并拢的指端叩击或冲击对侧腹部，则腹水的震动波可传至左手而被感知。为防止因腹壁本身震动传至对侧而发生误诊，可让另一人将一伸直的手掌尺侧缘轻压在脐部正中线上，阻止腹壁震动的传导。

（七）振水音

正常人在餐后或大量饮水后，胃内液体过多可出现上腹部振水音，如果清晨或餐后 8 小时以上仍然有振水音，多见于胃液分泌过多、幽门梗阻、胃潴留或胃扩张。检查方法：被检查者取仰卧位，检查者以耳凑近其上腹部，同时以冲击触诊法触动胃部，听到气、水撞击的声音即为阳性。

四、叩诊

腹部叩诊有直接叩诊和间接叩诊，一般多采用间接叩诊法。腹部叩诊内容有腹部正常叩诊音、腹腔脏器叩诊、移动性浊音叩诊。

（一）腹部叩诊音

正常腹部叩诊除肝、脾区呈浊音或实音外，其余部位均为鼓音。鼓音的程度与胃肠道的气体有直接关系，胃肠高度胀气、人工气腹和胃肠穿孔时，腹部呈高度鼓音。实质脏器极度肿大、腹腔内肿物或大量腹水时，病变部可出现浊音或实音，鼓音范围缩小。

（二）肝脏叩诊

肝脏是不含气体的实质性脏器，叩诊呈实音。

1. 叩诊方法 叩诊肝脏上、下界时，一般沿右侧锁骨中线自上而下进行叩诊。当清音转为浊音时，即为肝上界，相当于肺遮盖的肝顶部，故又称为肝脏相对浊音界；继续向下叩诊由浊音转为实音处，即为肝脏绝对浊音界，相当于肺下缘的位置，继续向下叩诊，由实音转为鼓音处，即为肝下界。定肝下界时，也可由腹部鼓音区沿锁骨中线向上叩诊，由鼓音转为浊音处即是。肝下界因与胃、结肠等重叠，很难叩准，故多用触诊确定。一般叩得的肝下界比触得的肝下缘高 2 ～ 3cm；若肝缘明显增厚，则叩诊与触诊结果较为接近。正常肝上界在右锁骨中线上第 5 肋间（肝绝对浊音界比相对浊音界位置低一肋骨），下界位于右肋缘下，瘦长体型者肝上、下界均可低一个肋间，矮胖体型者则可高一个肋间。正常成年人肝上界至肝下界之间的距离为 9 ～ 11cm。

2. 肝浊音界异常的临床意义

（1）肝浊音界扩大见于肝脓肿、肝癌、肝包虫、肝瘀血等。

（2）肝浊音界缩小见于暴发性肝炎、肝硬化晚期及胃肠胀气等。

（3）肝浊音界消失代之以鼓音，主要见于急性胃肠穿孔、人工气腹。

（4）肝浊音界向上移位，见于右肺纤维化、右肺不张、腹水、鼓肠等。

（5）肝浊音界向下移位，见于肺气肿、右侧大量气胸等。

（6）膈下脓肿时，由于肝脏下移和膈升高，所以肝浊音区也扩大，但肝脏本身并无增大。

（三）脾脏叩诊

采用轻叩法。被检查者取仰卧或右侧卧位，沿左腋中线上进行叩诊。正常脾浊音区在左侧第 9 ～ 11 肋间，宽度为 4 ～ 7cm，前方不超过腋前线。脾浊音区缩小或消失见于左侧气胸、胃扩张、鼓肠等；脾肿大时，脾浊音区明显扩大。有时在左季肋下触不到脾，而叩诊脾浊音界增大，有助于临床诊断。

（四）膀胱叩诊

排空的膀胱位于耻骨联合后方，不能叩及。当其被尿液充盈时，耻骨上方叩诊呈圆形浊音区，妊娠的子宫、子宫肌瘤或卵巢囊肿也在该区叩诊浊音，但膀胱浊音区在排尿或导尿后消失，可以鉴别。腹水时，耻骨上叩诊也可有浊音，但浊音区的弧形上缘凹向脐部；而胀大膀胱的浊音区的弧形上缘凸向脐部。

（五）移动性浊音

1. 检查方法　被检查者先取仰卧位，检查者站在其右侧，自脐向一侧腰部叩诊，当鼓音变为浊音时，固定手指，让被检查者转向对侧，稍后，继续叩诊，此时若浊音变为鼓音，则为移动性浊音阳性。这是诊断腹水的重要方法。如果腹水量少，还可采取胸膝位，使脐部处于最低位，叩脐部，如该部由仰卧位的鼓音转为浊音，则提示有腹水可能。

2. 临床意义　移动性浊音阳性，说明腹腔内游离液体量超过 1000mL；见于肝硬化肝功能失代偿期、右心衰竭、肾病综合征、结核性腹膜炎等。

（六）胃泡鼓音区（又称 Traube 区）

在左前胸下部，叩出的半月形鼓音区。其上界为左肺下缘，右界为肝左缘，左界为脾脏，下界为肋弓。正常情况下，胃泡区的大小既与胃内含气量的多少有关，也受邻近器官和组织的影响。当胃扩张、幽门梗阻时，鼓音区增大；肝、脾肿大，左侧胸腔积液时，该鼓音区缩小甚至消失。

（七）叩击痛

医生用左手手掌平放在某脏器（如肝脏、肾脏）的体表相应部位，右手握拳用尺侧轻叩左手背，如被检查者感到疼痛即为叩击痛阳性。正常人各脏器无叩击痛，当腹腔内脏器或其周围有病变时，可出现叩击痛，如右季肋叩击痛，见于肝炎、肝脓肿等；肾区叩击痛见于肾炎、肾盂肾炎、肾结核、肾结石及肾周围炎等。

五、听诊

（一）肠鸣音

1. 概念　肠蠕动时，肠管内气体和液体随之流动，产生一种断断续续的咕噜声，称为肠鸣音。正常情况下，肠鸣音一般每分钟4～5次。

2. 异常表现及其意义

（1）肠鸣音亢进：当肠蠕动增强，肠鸣音每分钟在10次以上时，称肠鸣音亢进，见于急性肠炎、服泻药后或胃肠道大出血等。

（2）肠鸣音减弱或消失：肠鸣音持续数分钟才听到一次者称为肠鸣音减弱，如持续3～5分钟听不到肠鸣音者称为肠鸣音消失。肠鸣音减弱或消失见于急性腹膜炎、电解质紊乱（低钾血症）、胃肠动力低下、肠麻痹等。

（二）血管杂音

正常腹部无血管杂音。在妊娠5个月以上，腹部可听到胎心音。病理性血管杂音有：①肾动脉狭窄：在左、右上腹部或脐水平正中线两侧可听到强弱不等的吹风样杂音，有时较粗糙，尤其是年轻高血压患者，应考虑肾动脉狭窄所致。②门静脉高压所致腹壁静脉曲张：在脐周围可听到连续性杂音。③肝血管瘤或左叶肝癌压迫肝动脉或腹主动脉：在肿块部位可听到连续性血管杂音。④腹主动脉瘤或腹主动脉狭窄：在中腹部可闻及收缩期血管杂音（喷射性杂音）。

六、腹部常见病变的主要体征

（一）肝硬化肝功能失代偿期的体征

面色灰暗，皮肤干燥粗糙、色素沉着，可有黄疸、紫癜等；男性常有乳房发育并伴压痛；肝脏由肿大而变小，质地变硬，表面呈结节状，后期不能被触及；脾脏轻中度肿大；下肢常有水肿；并出现门静脉高压的三大体征。

1. 腹水 视诊：大量腹水时可见蛙状腹，或脐疝，呼吸困难，腹式呼吸减弱或消失；触诊：下肢水肿，液波震颤阳性；叩诊：移动性浊音阳性；听诊：肠鸣音可减弱。

2. 侧支循环的建立与开放 重要的侧支循环有3条。

（1）食管－胃底静脉曲张：是由腔静脉系统的食管静脉与门静脉系统的胃冠状静脉形成的侧支循环，表现为食管下端和胃底部静脉曲张（需X线食管钡餐确诊）。

（2）腹壁静脉曲张：门静脉高压使脐静脉重新开放，与腹壁静脉形成侧支循环，可见脐周及腹壁静脉曲张，在脐周腹壁静脉曲张处可听到静脉营营声。脐以上的腹壁静脉血流经胸壁静脉和腋静脉回流入上腔静脉，脐以下腹壁静脉经大隐静脉、髂外静脉回流入下腔静脉。高度腹壁静脉曲张外观可呈水母头状。

（3）痔静脉曲张：系门静脉系统的直肠上静脉与下腔静脉系统的直肠中、下静脉吻合形成的侧支循环，明显扩张形成痔核，易破裂出血。

3. 脾肿大 多为轻中度肿大，可伴有脾功能亢进，导致全血细胞减少。当发生上消化道大量出血时，脾脏可暂时缩小。

（二）急性腹膜炎

腹膜受到细菌感染或化学物质刺激引起的急性炎症，称为急性腹膜炎。

1.急性弥漫性腹膜炎 可见急性病容，表情痛苦，脱水重者可见皮肤及舌面干燥、眼球内陷、脉搏频速无力；患者常采取强迫仰卧位，腹部检查可发现腹壁运动受限，腹式呼吸明显减弱或消失，或见腹部膨胀；全腹肌紧张、呈板状，伴有压痛、反跳痛；叩诊肝浊音界缩小或消失，可叩出移动性浊音；听诊时肠鸣音减弱或消失。

2.急性局限性腹膜炎 常发生在病变器官所在的解剖部位。有局限性腹壁紧张，伴有明显压痛和反跳痛。胆囊炎引起的局限性腹膜炎病变常局限于右上腹，有右上腹肌紧张，伴有压痛、反跳痛；阑尾炎引起的局限性腹膜炎常局限于右下腹，有右下腹肌紧张、压痛、反跳痛。

（三）幽门梗阻

临床主要表现为餐后上腹疼痛、饱胀感及嗳气，呕吐隔餐或隔宿食物，吐后感觉舒服；严重者有脱水表现；查体可发现上腹部膨隆，可见胃型、胃蠕动波或逆蠕动波，振水音阳性等。

（四）肠梗阻

患者表情痛苦、呼吸急促，严重者可发生休克。查体：腹部膨胀，腹壁紧张，有压痛或触及腹部包块；绞窄性肠梗阻时有反跳痛；机械性肠梗阻时可见肠型及蠕动波，听诊肠鸣音亢进；麻痹性肠梗阻时胃肠蠕动波消失，肠鸣音减弱或消失。

第八节　脊柱四肢检查

一、脊柱检查

脊柱是支持体重、维持躯体各种姿势的重要支柱，并作为躯体活动的枢纽。脊柱的病变主要表现为疼痛、姿势或形态异常以及功能活动受限等。查体以视诊为主，结合触诊和叩诊。检查的主要内容是弯曲度、有无畸形、活动范围是否受限、有无压痛、叩击痛等。

（一）脊柱弯曲度

1. 检查方法 用手指沿脊椎的棘突以适当压力往下划压，致皮肤出现一条红色充血痕，用于观察脊柱有无侧弯。

2. 生理性弯曲 正常人直立时，脊柱从侧面观察有四个生理弯曲，即颈曲、胸曲、腰曲和骶曲。检查时嘱被检查者取站立位或坐位，双臂自然下垂，人稍前倾，从后面观察脊柱有无侧弯。正常人脊柱无侧弯。

3. 病理性变形

（1）脊柱后凸（驼背）：脊柱过度后弯称为脊柱后凸，多发生于胸段。常见原因有佝偻病、胸椎结核、强直性脊柱炎、脊椎退行性变、脊柱外伤骨折等。

（2）脊柱前凸：脊柱过度向前凸出弯曲，多发生于腰椎。常见于妊娠后期、大量腹水、腹腔巨大肿瘤等。

（3）脊柱侧凸：脊柱离开后正中线向左或右偏曲称为脊柱侧凸，可分为姿势性和器质性两种。①姿势性侧凸无脊柱结构的异常，常见于儿童发育期坐立姿势不端正，或坐骨神经痛、双下肢长短不一、椎间盘脱出症等，改变体位可使侧凸得以纠正。②脊柱器质性侧凸的特点是改变体位不能使侧凸得以纠正，可见于胸膜肥厚、肩或胸部畸形、腰椎间盘突出症等。

（二）脊柱活动度

1. 正常活动度 正常人脊柱有一定活动度，但各部位活动范围明显不同。颈段与腰段活动范围最大，胸段活动范围较小，而骶段几乎无活动性。一般颈椎前屈45°，后伸55°，左右侧弯40°，旋转70°；腰椎前屈75°，后伸30°，左右侧弯35°，旋转8°；由于年龄、运动、训练等因素致使个体差异很大。

2. 脊柱活动度检查方法 检查颈段活动时，固定被检查者双肩，让其做颈部的前屈、后伸、侧弯、旋转等动作；检查腰段活动时，固定被检查者骨盆，让其做腰部的前屈、后伸、侧弯、旋转等动作。若已有外伤性骨折或关节脱位时，应避免做脊柱运动，以防损伤脊髓。

3. 脊柱活动度受限的原因 脊柱活动受限见于：

（1）软组织损伤：如颈肌、腰肌韧带劳损、肌纤维炎等。

（2）骨质增生：如颈椎、腰椎的增生性关节炎。

（3）脊椎骨折或脱位：多发生于外伤后，检查时注意观察局部有无肿胀或变形等。

（4）骨质破坏：见于脊椎结核或肿瘤。

（5）椎间盘突出。

（三）脊柱压痛和叩击痛

1. 压痛　脊柱压痛的检查方法是嘱被检查者取端坐位，身体稍向前倾，检查者以右手拇指自上而下逐个按压脊椎棘突及椎旁肌肉。正常每个棘突及椎旁肌肉均无压痛。若某一部位有压痛，提示压痛部位的脊椎或肌肉可能有病变或损伤。常见的原因有脊椎结核、椎间盘突出、脊椎外伤或骨折，以及腰背肌纤维炎或劳损等。

2. 叩击痛　检查方法有直接和间接两种。一般叩击痛的部位就是病变所在位置。

（1）直接叩击痛：即用中指或叩诊锤直接叩击各椎体的棘突，多用于检查胸椎与腰椎有无病变。

（2）间接叩击痛：检查的操作方法是：嘱被检查者取坐位，检查者将左手掌置于其头顶部，右手半握拳以小鱼际肌部位叩击左手背，观察有无脊柱叩击痛。叩击痛阳性常见于脊柱结核、脊椎骨折及椎间盘突出等。

二、四肢检查

主要观察四肢及其关节的形态、肢体位置、活动度或运动情况等。正常人四肢及其关节左右对称，形态正常，无肿胀及压痛，活动灵活。

（一）形态异常

1. 匙状甲（反甲）　其特点为指甲中央凹陷，边缘翘起，指甲变薄，表面粗糙有条纹。多见于缺铁性贫血、高原疾病，偶见于风湿热及甲癣等。

2. 杵状指（趾）　表现为手指或足趾末端增生、肥厚而呈杵状膨大，指（趾）甲从根部到末端呈拱形隆起。一般认为杵状指（趾）与肢体末端慢性缺氧、代谢障碍及中毒损害有关。临床常见于支气管扩张症、慢性肺脓肿、支气管肺癌、发绀型先天性心脏病、亚急性感染性心内膜炎等。

3. 肢端肥大症　见于腺垂体功能亢进，生长激素分泌过多者，表现为肢体末端异常粗大。见于肢端肥大症及巨人症。

4. 指关节变形　常见的指关节变形有：①梭形关节：表现为近端指关节增生、肿胀呈梭状畸形，双侧对称性病变。早期有红肿疼痛，晚期强直、活动受限，多见于类风湿关节炎。②爪形手：表现为手关节呈鸟爪样变形，见于进行性肌萎缩、脊髓空洞症等。

5. 膝关节变形　红、肿、热、痛、运动障碍多为炎症所致，常见于风湿性关节炎风湿活动期、结核性或外伤性关节炎、痛风等；关节腔内有过多液体积聚时，称为关节腔积液，其特点是关节周围明显肿胀，当膝关节屈曲成90°时，髌骨两侧的凹陷消失。

6. 膝内、外翻畸形 正常人双脚并拢直立时，双膝及双踝均能靠拢。如果双脚的内踝部靠拢时两膝向外翻，称为膝内翻或"O"形腿；当两下肢膝关节靠近时，双侧小腿斜向外方呈"X"形弯曲，使双侧的内踝分离，称为膝外翻或"X"形腿。见于佝偻病及大骨节病。

7. 下肢静脉曲张 多见于小腿，主要是下肢的浅静脉血液回流受阻或静脉瓣功能不全所致。表现为下肢静脉如蚯蚓状怒张、弯曲，久立位更明显，严重时有小腿肿胀感，局部皮肤颜色暗紫红色或有色素沉着，甚至形成溃疡。常见于从事站立性工作者或栓塞性静脉炎患者。

8. 水肿 全身性水肿时双侧下肢水肿较上肢明显，常为凹陷性水肿，特别是右心衰竭时；单侧肢体水肿多见于血栓性静脉炎或局部静脉受压，导致静脉血或淋巴液回流受阻所致，也可由于肢体瘫痪或神经营养不良引起。淋巴回流受阻常见于丝虫病或癌细胞的阻塞，由于淋巴液外溢致纤维组织大量增生，皮肤增厚，指压无凹陷，称为淋巴性水肿或象皮肿。

（二）运动功能障碍

四肢的运动是在神经的协调下，由肌肉、肌腱带动关节的活动来完成，其中任何一个环节受损，均可造成运动功能障碍或产生异常运动。

任何原因引起的关节病变（如关节强直、关节脱位、关节炎症或骨折等）、肢体某肌群运动障碍（如脊髓灰质炎、周围神经损伤、重症肌无力、周期性麻痹）以及中枢神经系统疾病均可造成运动功能障碍。

第九节　神经系统检查

神经系统主要包括大脑、脑干、小脑、脊髓及周围神经。神经系统检查包括脑神经、感觉神经、运动神经、神经反射和自主神经检查等。本节重点介绍神经反射检查，其次是运动功能检查。

一、脑神经检查

脑神经共 12 对。其中，属于单纯感觉神经的是嗅神经、视神经和听神经；单纯运动神经为动眼神经、滑车神经、展神经、副神经和舌下神经；混合神经为三叉神经、面神经、舌咽神经和迷走神经。

1. 嗅神经 发生嗅觉障碍时提示嗅神经或嗅觉中枢损害。

2. 视神经 检查包括视力、视野、眼底检查等。

3. 动眼、滑车、展神经 这三对脑神经同司眼球运动合称眼球运动神经。上睑下垂与眼球运动向内、向上及向下运动受限均提示动眼神经麻痹；眼球向下及向外运动减弱，提示滑车神经损害；眼球向外转动障碍提示展神经受损。

4. 三叉神经

（1）组成及功能：三叉神经共分3支，即：眼神经支、上颌神经支和下颌神经支。头面部感觉功能以及咀嚼运动由三叉神经支配。

（2）三叉神经感觉支受损的表现：三叉神经感觉支受损时，可见相应分布区的感觉障碍，同侧面部皮肤及眼、口、鼻腔黏膜感觉丧失，角膜反射消失等。

（3）三叉神经运动支受损表现：①一侧三叉神经运动支受损时，可见患侧咀嚼肌瘫痪，表现为患侧咬合无力，张口时下颌偏向患侧。②双侧三叉神经运动支受损时，表现为口半张，不能咀嚼。

（4）三叉神经痛：是临床常见的病症，表现为一侧突发的面部短暂剧痛，可反复发作，在眶上孔、上颌孔等处有压痛，常见于动脉粥样硬化、牙根脓肿、龋齿、鼻窦炎、颅脑外伤及肿瘤等。

5. 面神经 面神经主要支配面部表情肌运动，并负责舌前2/3味觉。面神经损伤时造成面部表情肌瘫痪，根据损伤部位不同，面神经瘫痪分为中枢性和周围性两种。各自特点如下：

（1）中枢性面瘫：病变部位在面神经核以上。临床表现为病变对侧颜面下部表情肌麻痹，如病变对侧鼻唇沟变浅、口角下垂、露齿时口角引向病变侧、不能吹口哨、不能鼓腮。常见于脑血管病、肿瘤或炎症等。

（2）周围性面瘫：为一侧面神经或面神经核受损。临床表现为病变侧全部面部表情肌麻痹，如病变侧鼻唇沟变浅、口角下垂、露齿时口角引向健侧、不能吹口哨及鼓腮、病变侧眼裂大，不能闭眼，额纹消失，角膜反射消失；还可有病变侧舌前2/3味觉丧失等。常见于受寒冷刺激、耳部或脑膜感染等。

6. 听神经 包括前庭及耳蜗神经。检查包括听力及前庭功能。

7. 舌咽、迷走神经 吞咽困难、呛咳、舌后1/3味觉减退是舌咽、迷走神经损伤的表现。

8. 副神经 检查胸锁乳头肌与斜方肌是否萎缩，耸肩及转颈运动是否正常。

9. 舌下神经 观察舌肌有无萎缩，伸舌有无偏斜。

二、运动功能检查

（一）肌力

肌力是指运动时肌肉收缩的力量。

1. 检查方法　检查时嘱被检查者做某动作，而检查者加以阻挡；或被检查者按要求维持某些状态，而检查者将其向相反方向拉开，同时触摸该肌收缩情况，了解是否有代偿。

2. 肌力的分级方法　肌力分6级："0级"肌肉无收缩，为完全瘫痪。"1级"肌肉有微弱收缩，但不能移动关节。"2级"肌肉收缩可带动关节在水平方向运动，但不能对抗地心引力。"3级"肌肉收缩能对抗地心引力移动关节，但不能抵抗阻力。"4级"肌肉收缩能对抗地心引力运动肢体，且能抵抗一定强度的阻力。"5级"肌肉收缩能抵抗较强阻力运动肢体。

其中，0级为全瘫，1～4级为不完全瘫痪（轻瘫），5级为正常肌力。

3. 瘫痪的分类　随意运动功能丧失称为瘫痪。

（1）按病变部位分类：中枢性瘫痪和周围性瘫痪，两者鉴别见表4-7。

表 4-7　中枢性瘫痪与周围性瘫痪的鉴别

	中枢性瘫痪	周围性瘫痪
瘫痪分布	范围较广，单瘫、偏瘫、截瘫	范围较局限，以肌群为主
肌张力	增强	降低
肌萎缩	不明显	明显
膝腱反射	亢进	减弱或消失
病理反射	有	无
肌束颤动	无	可有

（2）按瘫痪形式分类：①单瘫：单一肢体瘫痪，多见于脊髓灰质炎。②偏瘫：为一侧肢体（上、下肢）瘫痪，常伴有同侧脑神经损害，多见于颅内病变或脑卒中。③交叉性偏瘫：为一侧偏瘫及对侧脑神经损害。④截瘫：为双下肢瘫痪，是脊髓横贯性损伤，见于脊髓外伤、炎症等。

（二）肌张力

指静息状态下肌肉的紧张度。通过触摸肌肉、感觉伸屈肢体时阻力进行判断。

1. 肌张力增高　肌张力增高时，触摸肌肉坚实，感觉伸屈肢体时阻力增加，表现为痉挛状态。即在被动运动开始时阻力较大，终末时阻力突然下降，有如开折刀的感觉，称为"折刀状"肌张力增强，见于锥体束损害；或铅管样强直，即：被动运动时伸肌与屈肌肌张力均增强，见于锥体外系损害。

2. 肌张力降低 肌张力降低见于周围神经炎、前角灰质炎和小脑病变等。

（三）不自主运动

不自主运动是指患者意识清楚时由随意肌不自主收缩而产生的一些不能自行控制的异常动作，多为锥体外系损害的表现。包括震颤、舞蹈样运动及手足徐动。

1. 震颤

（1）静止性震颤：静止时震颤明显，动作如搓丸样，活动时减轻或消失，见于帕金森病。

（2）动作性震颤：动作时震颤出现，动作愈接近目标时震颤愈明显，见于小脑疾病。

（3）姿势性震颤：身体主动地保持某种姿势时出现，运动及休息时消失，常见于甲状腺功能亢进症、焦虑等。

（4）扑翼样震颤：将被检查者两臂向前平伸，使其手和腕部悬空，可出现两手快落慢抬的动作，称为扑翼样震颤，见于肝性脑病、尿毒症和肺性脑病等。

（5）老年性震颤：表现为点头、摇头或手抖，多不伴肌张力增高，常见于老年动脉硬化者。

2. 舞蹈症 为肢体及头面部的不规则、无目的的粗大运动，紧张或情绪激动时加剧，安静时减轻，睡眠时消失，常见于儿童脑风湿病变。

3. 手足搐搦症 为缺钙引起的阵发性手足肌肉的紧张性痉挛，见于低钙血症和碱中毒。

（四）共济运动

共济运动是指机体完成任何动作时参与肌群的协调一致运动。共济运动的完成依靠小脑、锥体外系、前庭神经、感觉系统等的协调，其中任何一个环节发生损害都会导致协调运动障碍，称为共济失调。

1. 共济运动的检查方法

（1）指鼻试验：嘱被检查者前臂外旋伸直，随即屈臂以示指触自己的鼻尖，由慢到快，先睁眼后闭眼，反复进行，观察动作是否稳准。

（2）对指试验：嘱被检查者两上肢向外展开，伸直两手示指，由远而近使指尖相碰，先睁眼后闭眼，反复进行，观察动作是否稳准。

（3）跟－膝－胫试验：嘱被检查者仰卧，两下肢伸直，先抬起一侧下肢，将足跟放在对侧下肢髌骨下方，沿胫骨前缘向下移动，先睁眼后闭眼，反复进行，观察动作是否稳准。

（4）闭目难立试验：嘱被检查者两足并拢直立，两臂向前平伸，然后闭眼，视其有无摇晃或倾倒。

2. 共济失调的表现

（1）感觉性共济失调：有共济失调表现，并与视觉有关，即睁眼时减轻，闭眼时加剧，常见于多发性神经炎、脊髓空洞症和脑部病变等。

（2）小脑性共济失调：共济失调与视觉无关，不受睁眼与闭眼影响，不伴有感觉障碍，但有肌张力降低、眼球震颤等，见于小脑肿瘤等。

（3）前庭性共济失调：共济失调伴有眩晕、恶心、呕吐及眼球震颤，常见于梅尼埃病等。

三、感觉功能检查

1. 注意事项　检查感觉功能必须在被检查者意识清醒时进行；检查前先让被检查者了解检查的目的和方法，以取得配合；检查时嘱被检查者闭目，注意左右两侧对比及近端与远端对比。

2. 常规检查内容

（1）浅感觉：指皮肤黏膜的触觉、痛觉和温度觉。

（2）深感觉：指肌腱、关节等运动器官的运动觉、位置觉和振动觉。

（3）复合感觉（又称皮质感觉）：一般在浅感觉、深感觉都正常时检查才有意义，内容包括皮肤定位觉、实体辨别觉、两点辨别觉和体表图形觉。

3. 临床意义　感觉功能异常分为以下 5 种：

（1）疼痛：指无外界刺激时的自发性疼痛，包括局部痛、放射痛、牵涉痛、烧灼样神经痛。

（2）感觉减退或感觉缺失。

（3）感觉异常：指无外界刺激的情况下产生的主观异常感觉，如针刺感、蚁走感、麻木感、肿胀感、沉重感、冷热感等。

（4）感觉过敏：指对轻微刺激出现的强烈反应，见于多发性神经炎和带状疱疹等。

（5）感觉分离：指在同一区域内一种或数种感觉缺失而其他感觉仍存在，如脊髓空洞症或脊髓内肿瘤时出现痛觉、温度觉缺失而触觉存在。

四、神经反射检查

神经反射是通过反射弧完成的，一个反射弧包括：感受器、传入神经元、中枢、传出神经元和效应器。反射弧中任何一部分有病变，都可使反射活动减弱或消失；同时，反射活动还受高级中枢控制，如锥体束以上有病变时，反射活动失去抑制，表现为反射亢进。临床上根据刺激的部位，将反射分为浅反射和深反射。

（一）浅反射

刺激皮肤或黏膜引起的反应称为浅反射，常用的有以下几种。

1. 角膜反射　被检查者坐位平视或仰卧位向上方注视，检查者用细棉签毛由角膜外缘轻触被检查者的角膜。正常时，被检查者眼睑迅速闭合，称为直接角膜反射；刺激一侧角膜，对侧出现眼睑闭合反应，称为间接角膜反射。角膜反射的传入神经为三叉神经眼支，传出神经为面神经。所以，直接、间接角膜反射皆消失，见于患侧三叉神经病变；直接反射消失，间接反射存在，见于患侧面神经瘫痪；角膜反射完全消失见于深昏迷。

2. 腹壁反射　被检查者取仰卧位，两下肢稍屈，腹壁放松，检查者用稍钝工具按上（两侧肋弓下）、中（脐水平线两侧）、下（两侧腹股沟）三个部位由外向内轻划腹壁皮肤，正常情况下，受刺激的部位可见腹壁肌收缩。上部腹壁反射消失说明病变在胸髓 7～8 节；中部腹壁反射消失说明病变在胸髓 8～10 节；下部腹壁反射消失说明病变在胸髓 11～12 节；一侧腹壁反射消失，多见于同侧锥体束病损；上、中、下腹壁反射均消失见于昏迷或急腹症患者。此外，肥胖、老年人、经产妇也可见腹壁反射消失。

3. 提睾反射　用竹签由下向上轻划股内侧上方皮肤，可引起同侧提睾肌收缩，睾丸上提。一侧反射减弱或消失见于锥体束损害，或腹股沟疝、阴囊水肿、睾丸炎等；双侧反射消失见于腰髓 1～2 节病损。

（二）深反射

刺激骨膜、肌腱深部感受器引起的反射活动，称为深反射。常用的有以下几种。

1. 肱二头肌反射　检查者以左手托扶被检查者屈曲的肘部，并将拇指置于肱二头肌肌腱上，然后以叩诊锤叩击拇指，正常反应为肱二头肌收缩，前臂快速屈曲。反射中枢在颈髓 5～6 节。

2. 肱三头肌反射　检查者以左手托扶被检查者肘部，嘱其肘部屈曲，然后以叩诊锤直接叩击尺骨鹰嘴突上方的肱三头肌肌腱，正常反应为肱三头肌收缩，前臂稍伸展。反射中枢在颈髓 6～7 节。

3. 膝反射　坐位检查时，小腿完全松弛，自然悬垂；卧位检查时，检查者用左手在腘窝处托起两下肢，使髋、膝关节稍屈、用右手持叩诊锤叩击髌骨下方的股四头肌肌腱。正常反应为小腿伸展，反射中枢在腰段 2～4 节。

4. 跟腱反射　被检查者取仰卧位，髋、膝关节稍屈曲，下肢外旋外展位，检查者用左手托夹被检查者足掌，将被检查者足部背屈成直角，然后以叩诊锤叩击跟腱。反应为腓肠肌收缩，足向跖面屈曲，反射中枢在骶段 1～2 节。

深反射减弱或消失：见于下运动神经元病变，如末梢神经炎、神经根炎等，或见于脑血管病等的急性期。深反射亢进见于急性脑血管病后。

（三）病理反射

锥体束病变时，失去对脑干和脊髓的抑制功能而出现的低级反射现象称为病理反射。一岁半以内的婴幼儿由于锥体束尚未发育完善，可以出现上述反射现象。成人出现则为病理反射。

1. 巴宾斯基（Babinski）征

（1）操作方法：让被检查者取仰卧位，髋及膝关节伸直，检查者手持其踝部，用钝器工具由后向前划足底外侧，在小趾根部转向跗趾。

（2）判断方法：正常表现为足趾向跖面屈曲，称为正常跖反射，即巴宾斯基征阴性；如表现为跗趾背屈，其余四趾呈扇形展开，则称巴宾斯基征阳性。

2. 奥本海姆（Oppenheim）征

（1）操作方法：检查者以拇指及示指沿被检查者胫骨前缘用力由上向下滑压到踝上方。

（2）判断方法：与巴宾斯基征相同。

3. 戈登（Gordon）征

（1）操作方法：检查者以拇指及其他四指以适度的力量捏腓肠肌肌腹部。

（2）判断方法：与巴宾斯基征相同。

4. 查多克（Charddock）征

（1）操作方法：检查者以钝器沿被检查者的外踝下方由后向前划至趾跖关节处为止。

（2）判断方法：与巴宾斯基征相同。

以上几种检查方法虽不同，但临床意义相同，其中，巴宾斯基征较容易引出。

5. 霍夫曼（Hoffmann）征

为上肢锥体束征。检查者左手持被检查者腕关节，右手以中指及示指夹持被检查者中指，稍向上提，使腕部处于轻度过伸位，然后以拇指迅速弹刮患者中指指甲，由于中指深屈肌受到牵引而引起其余四指的轻微掌屈反应为阳性，多见于颈髓病变。

（四）脑膜刺激征

脑膜刺激征是病变累及脑膜的表现，内容包括颈强直、克尼格征和布鲁津斯基征。

1.检查方法

（1）颈强直：嘱被检查者取仰卧位，下肢伸直，检查者用手托其枕部，做被动屈颈动作以测试其颈肌抵抗力。正常时下颏可接近前胸；若被动屈颈时抵抗力增强，下颏不能贴近前胸，即为颈强直。

（2）克尼格征（Kernig，克氏征）：被检查者取仰卧位，检查者将其一侧腿屈髋、屈膝各成直角后，继续将其小腿抬高伸膝，正常人膝关节可伸达135度以上。如伸膝受限，达不到135度，并伴有疼痛及屈肌痉挛，为克氏征阳性。

（3）布鲁津斯基征（Brudzinski，布氏征）：被检查者取仰卧位，双下肢自然伸直，嘱其自然放松颈部。检查者右手置于其胸前，左手托其枕部被动向前屈颈。如有双侧髋关节、膝关节反射性屈曲，即为阳性。

2.临床意义　脑膜刺激征阳性见于各种病因的脑膜炎、蛛网膜下腔出血等。颈强直可见于颈椎病、颈椎结核、颈部肌肉损伤等颈部疾病。

（五）拉塞格征（Lasègue sign，坐骨神经受刺激征）

是坐骨神经根受刺激的表现。

1.检查方法　嘱被检查者仰卧位，双下肢伸直，检查者一手压于其膝关节上，使其下肢保持伸直，另一手托其足跟将下肢伸直抬起，正常下肢可抬离床面70度以上。如果抬离床面不足30度便出现由上而下的放射性疼痛，称为拉塞格征阳性。

2.临床意义　阳性见于腰椎间盘突出症、坐骨神经痛等。

第十节　体格检查的顺序

体格检查是医生临床基本功的具体体现，通过系统、完整、细致、准确和熟练、有序的全身体格检查所发现的体征，对保证临床诊断客观、正确，减少误诊、漏诊具有重要作用。

一、全身体格检查的基本要求

1.内容全面、系统，重点突出　对患者进行系统全面的体格检查，有助于发现对疾病诊断有直接或间接价值的客观证据，增加诊断的客观性，减少主观臆断，提高诊断正确率。由于每个患者患病部位不一定相同，因此，在全身体格检查基础上，还需根据患者本次就诊主诉和伴随症状等，有侧重地进行检查。如：主诉发热患者，伴有咳嗽、胸痛、呼吸困难等症状，考虑其最可能患有呼吸系统疾病，因此，在全身检查基础上，应重点加强对胸肺部的体格检查。

2. 检查有序、熟知内容　全身体格检查一般应从头到脚，顺序进行，对每部分（如头部、颈部、肺脏、心脏等）检查内容应该熟练掌握，避免漏项。

3. 以人为本，灵活运用理论知识

（1）为减轻患者病痛，查体中应尽量避免同一部位重复检查、反复变动体位。临床操作中，在不违背原则的前提下，对有关理论，应灵活运用，不可教条，切忌死搬硬套。譬如，肺脏、心脏均在胸部，检查时可将相关项目合并进行，减少患者负担，提高查体效率。按照教条照办理论，则要对肺脏、心脏分别遵循视诊、触诊、叩诊、听诊顺序检查，并且肺脏检查要先触诊，后叩诊；触诊时需先触前胸，再触后背；叩诊同样是先前胸，再后背。如此反复变动体位，会增加患者病痛。因此，实际操作中，可将相关内容合并进行。如：视诊时，胸壁、肺脏、心脏视诊内容一同进行，但各自内容并不减少。

（2）急危重症、抢救优先。体格检查要系统、全面、有序进行，这是一般的原则，对急危重症患者不完全适应。临床遇有急危重症需要抢救时，应灵活处理，抢救优先，不可因过分强调系统、有序而贻误抢救时机。

4. 操作手法正确、熟练　俗话说"熟能生巧"，为养成规范的查体手法并能熟练运用于临床，平时应多进行相关训练。规范、熟练的查体，可以节省时间，减轻患者病痛，为抢救赢得时间。

5. 合理安排时间　一般要求 30 分钟左右完成全部体格检查内容。系统查体所需时间，要根据患者病情和检查者的操作熟练程度合理分配，而不是简单地把时间平均分配。在规定的时间内，既要保证全身查体内容完成，又要有较充足时间对重点系统或部位进行认真检查，做到系统全面，重点突出。

二、全身体格检查的顺序及主要内容

进行全身体格检查，被检查者一般应取仰卧位；严重心肺功能不全者，可取半卧位。体格检查的顺序及主要内容如下：

1. 生命体征与一般情况检查　观察意识状态、营养、发育、面容、表情、体型、体位；测量腋温 5 分钟、测量血压、计数脉搏和呼吸次数。

2. 头颈部检查

（1）头部检查：头部外形及毛发，有无肿块，有无压痛；双眼（眼球、眼睑、结膜、巩膜、瞳孔、角膜反射）及眉毛检查；鼻外形及鼻窦检查；外耳及乳突检查；头面部浅表淋巴结检查；口部检查；面神经检查。

（2）颈部检查：颈部外形及运动，颈部血管，甲状腺及气管检查，颈部淋巴结检查。

3. 前胸、侧胸检查（包括胸壁检查、肺脏检查、心脏检查）

（1）望诊：胸廓外形、呼吸类型及动度、蜘蛛痣、胸壁静脉、乳房乳头、心前区有无隆起、心尖搏动位置、范围。

（2）触诊：双侧呼吸动度、触觉语颤、胸膜摩擦感，心尖搏动、心包摩擦感，胸壁压痛，乳房触诊（专科做或必要时做）、锁骨上窝淋巴结。

（3）叩诊：双肺叩诊音，肺下界及移动度，心脏浊音界，肝上界。

（4）听诊：双肺听诊，心脏各瓣膜区听诊（心率、节律、心音、杂音、心包摩擦音）。

4. 背部检查　除进行与前胸相同肺脏检查内容外，还需要做：脊柱检查（有无畸形、压痛、叩击痛）；双肾叩击痛检查。

5. 腹部检查

（1）视诊：腹部外形、腹式呼吸、皮疹及瘢痕、腹壁静脉、胃肠型及蠕动波。

（2）听诊：肠鸣音（1分钟）、腹部血管杂音（腹主动脉、双肾动脉、双髂动脉）。

（3）触诊：全腹部柔韧度、压痛及反跳痛、腹部脏器检查、腹部肿块有无等，压痛点检查（如胆囊点、麦氏点、输尿管压痛点）、振水音、腹股沟淋巴结。

（4）叩诊：腹部叩诊音、肝脏、脾脏浊音界、肝区叩击痛、移动性浊音。

（5）腹壁反射。

6. 上肢检查　观察上肢皮肤、关节、双手及指甲外形，检查双侧腋窝淋巴结、滑车淋巴结，检查各关节外形及运动，上肢肌力、肌张力，检查肱二头肌反射、肱三头肌反射，检查 Hoffmann 征，感觉功能。

7. 下肢检查　观察双下肢外形、皮肤、下肢静脉、水肿，检查各关节活动及下肢肌力、肌张力，检查腘窝淋巴结、足背动脉，检查膝腱反射，感觉功能、提睾反射。

8. 肛门、直肠、外生殖器检查（必要时）。

9. 常用病理反射检查　病理性锥体束征（Babinski、Oppenheim、Gordon、Charddock）、脑膜刺激征（颈强直、Brudzinski 征、Kernig 征）、Lasègue 征。

10. 共济运动及步态检查　指鼻试验、对指试验、跟－膝－胫试验、闭目难立试验。

（习题）

第五章　疾病诊断的基本思路

医生的主要职责是救死扶伤，解除患者病痛，提高生命质量。实现这一职责，要求医生不仅要有良好的职业道德，而且必须具备相应的医学专业知识和良好临床技能，以及灵活运用这些知识技能综合分析、解决临床问题的能力。具体体现就是对疾病做出符合逻辑的正确诊断，为治疗指明方向，为疗效奠定基础。

疾病诊断能力是医生各方面素质、水平的综合反映；诊断的正确与否，决定着治疗的成败。疾病诊断的基本步骤是：调查研究、收集资料；综合分析，提出诊断；修正、确定诊断。在具体实施中，每一步都要有专业理论知识做铺垫，临床操作技能做支撑，并要有灵活运用这些知识、技能，综合分析问题、解决问题的能力做后盾，三大要素，缺一不可。而实事求是、认真细致的科学态度，是防止临床漏诊、误诊的基本保证。疾病诊断的基本思路体现在每一个诊断步骤中。

一、调查研究、收集资料、寻找方向

调查研究、收集资料是诊断的第一步，也是非常重要的一步，它关系到最终能否做出符合逻辑的正确诊断，影响着疾病诊断思考的方向。只有找对了方向，才不会犯原则性（方向性）错误，才比较容易接近诊断目标。这一步的具体做法包括：详细全面的问诊、系统细致的全身体格检查和选择必要的辅助检查。

（一）详细全面的问诊

问诊所得到的信息，对医生诊断思路的方向影响很大。如能短时间内抓住主诉（或主症），并结合主诉（或主症）展开相关问诊，尤其是伴随症状（次症或兼夹症）问诊，则所获得的信息对缩小诊断范围，尽早明确诊断会有很大帮助。如：主诉发热患者，除详细询问发热时间、起病缓急、有无诱因外，不同伴随症状对诊断思路的方向会有不同影响。伴有寒战、胸痛、呼吸困难者多考虑呼吸系统炎症；伴有头痛、意识障碍、呕吐则考虑中枢神经系统病变。而若以新出现的咳嗽声重、痰白清稀为主症，兼有鼻塞、流清涕、发热、恶寒、无汗、舌苔薄白、脉浮紧者，则中医辨证应考虑为风寒束肺之外感咳嗽。一般来说，一个有良好专业知识和临床经验的医生，在了解主诉后，基本就明确了方向，知道下一步该做什么了。

另外，有关年龄、发病季节、从事职业、居住环境等也均应具体记录，不能用"成人"儿童""工人""干部"这样笼统的说法。因为不同疾病有其好发年龄段及发病季节，如恶性肿瘤多见于 40 岁以上中老年人，肺结核多见于 20 ～ 40 岁青壮年，中毒性菌痢多发生在 7 岁以下儿童等；再譬如：发热伴有头痛、意识障碍、呕吐者，若发生在小儿，冬春季，多考虑流行性脑脊髓膜炎；夏季则考虑乙型脑炎。若发生在成年人，从事森林工作的，除考虑乙型脑炎外，还应考虑森林脑炎等。这些看起来似乎不太重要的内容，对疾病诊断与鉴别诊断可能起重要作用。因此，为使诊断更加准确，应尽可能详细全面问诊。

（二）系统细致的全身体格检查

按照体格检查要求，从一般检查到神经系统，进行全面、系统、细致的检查，可全面掌握患者身体各部位（系统）情况，有无阳性体征等，为建立正确诊断和中医辨证分析提供客观依据。对问诊资料分析中认为可能存在病变的系统，在全身体格检查基础上，还应进行更加细致的检查。如发热伴有胸痛、咳嗽、呼吸困难，应加强对胸肺的检查；发热伴有头痛、呕吐、意识障碍，应对神经系统重点检查，包括脑膜刺激征和病理反射检查，以及意识障碍程度判断等，不放过任何细节。临床上，很多病可以通过详细问诊、全面细致体格检查得出初步诊断。

（三）选择必要的相关辅助检查

对问诊、体格检查无法做出诊断者，应该根据实际情况，进行必要的辅助检查，以帮助明确诊断或进行相关疾病的鉴别诊断。选择辅助检查的原则是：常规检查（血、尿、粪三大常规）→专科检查（超声波、X 线、心电图等）→特殊检查（CT、造影等）；要兼顾安全、简便、经济、实用、无创（无害）和可操作。如：呼吸系统疾病，首选血常规、胸部 X 线检查，进一步可以进行痰液细菌学检查、痰脱落细胞检查、纤维支气管镜及肺功能检查等，再进一步可进行胸部 CT、放射性核素肺扫描等。

二、综合分析，提出诊断

通过对问诊、体格检查、辅助检查结果以及中医四诊资料的综合分析，逻辑推理，多数典型或单一疾病可以做出诊断。但对存在并发症或同时合并有其他疾病（中医兼夹证候），或局部疾病而以全身表现为主（如慢性肾衰竭以贫血为主要表现）或全身疾病以局部表现为主（如系统性红斑狼疮以骨关节肿痛为主要表现）等病情较为复杂者，明确诊断可能比较困难，对初学者更是如此。这种情况下的诊断思路是：首先搞清患者本次就诊的主诉是什么？即，哪些症状是主要症状（主症）？哪些属次要症状或伴随症状？哪些症状属于疾病诊断或第一诊断？哪些症状属于并发症表现或另外一个疾病的表现？这是对医生自身业务能力和灵活运用理论知识解决问题能力的真实检验，是医生实力及水平的具体体现。医生要在众多复杂的现象中，搞清哪些是表面现象，哪些是本质性的东西；哪些是主要的，哪些是次要的；认清异常表现所代表现象背后的深层含义，找出本质性的东西。一般来说，抓住了主要症状，也就抓住了主要矛盾，抓住了原发病；其他症状可能是并发症的表现，也可能是合并症的表现。

另外，既往史也很重要，它可以从发病时间顺序上帮助搞清主与次，主病与并发症等。

如一突然剧烈胸痛半小时患者，伴有大汗、濒死感，含服硝酸甘油 10 分钟不见缓解，既往有多尿、多饮、多食、消瘦史 5 年，检查空腹血糖 8.9mmol/L。此患者由于糖尿病存在在先，心肌梗死发生在后，因此，急性心肌梗死属于糖尿病的并发症。又如一患者多尿、多饮、多食、消瘦史 5 年，近 3 年经常上腹部疼痛，进食加重，空腹缓解，上消化道钡餐检查发现胃小弯龛影，位于胃轮廓外，应该诊断为糖尿病合并胃溃疡。有的患者可能几个病同时存在，许多症状、体征并存，诊断困难很大。越是这种情况越应该遵循基本诊断步骤，按部就班地问诊、体格检查和相关辅助检查结果综合分析、排查，去伪存真、去粗取精，去除表象，找出实质，确立诊断，无其他捷径可走。实事求是、客观、规范是解决一切问题的基本原则和基本思路，切忌主观臆断和粗心大意。不按规范的操作，是造成误诊、漏诊的主要原因。

为减少误诊，增加诊断的正确性，每个病做出诊断时都应该有相应的诊断依据，并且，依据越充分，诊断正确性就越高，也就越可能避免错误诊断的发生。通常，诊断依据主要由 3 部分组成：病史（包括诱因）、临床表现（包括症状、体征及中医舌脉）和相关辅助检查结果。当然，诊断正确的前提是所有资料都是真实、可靠的，包括客观资料，切忌臆造。

三、修正、确定诊断

初步诊断提出后，有的可能经过实践检验是正确的，各项检查以及治疗效果都与初步诊断相一致。也有的诊断部分与临床不符或诊断内容不全面，甚至有的完全不正确，因此，需要进行修正或补充、完善；对初步诊断错误的，应根据新的临床资料证据，重新分析思考，提出新的诊断。

四、疾病诊断的基本思路及诊断内容

（一）疾病诊断的基本思路

疾病诊断是在对患者病史资料、症状、体征、辅助检查结果及中医四诊资料等的综合分析判断基础上做出的。通常，诊断的思路是：先考虑常见病、多发病（常见中医病证），后考虑少见病（或少见证）和疑难病证；先考虑单一或典型病证，后考虑复杂病证；先考虑本地区病，后考虑输入病；先考虑器质性疾病，后考虑功能性疾病。另外，结合家族史、个人嗜好、生活居住地、职业、年龄、传染病接触史、发病季节等综合分析，逐一排查，逐渐缩小诊断视野，接近诊断目标，最终用1～2个病，对所有资料，做出符合逻辑的解释，得出正确诊断。有的诊断可能需要通过试验性治疗进行验证；个别始终不能明确诊断者，可用"某某病待查"做暂时诊断，同时指出其最可能的病因，如果有几个病因时，可根据可能性的大小进行排序。如："发热待查"，肺炎球菌肺炎可能大，病毒性肺炎？肺结核？

中医诊断除遵循上述原则外，应注重以主症为中心进行辨证，通过对主症的辨析，可以初步确定病位和病性。如：以久咳不止，气短而喘，食少腹胀便溏为主症的患者，其病位在肺脾，病性属虚。辨证中应注意机体与环境、微观与宏观、个性与共性、局部与整体、现象与本质的关系，考虑自然环境、社会环境、心理因素等对病证的影响，因时、因地、因人制宜地进行辨证。以八纲辨证为基本纲领，以脏腑辨证为核心，结合每个患者的具体病情及特点，通过对四诊资料综合分析，灵活运用各种辨证方法进行辨证，明确病因、病位、病性等辨证目标，准确把握病机。

（二）诊断内容

1. 中医诊断内容　中医诊断结论包括疾病诊断（包括主要疾病和其他疾病）和证候诊断（包括兼夹证候）。辨证中需遵循辨病在先，以病限证，病证结合的原则，如喘证，痰浊阻肺证。

2. 西医诊断内容　诊断内容包括病因诊断、病理解剖诊断、病理生理诊断、分型与分期、并发症诊断、合并症（伴发病）诊断等。

（1）病因诊断：是最理想的诊断。病因明确的疾病，治疗方案相对容易制定，疾病转归和预后也基本在预料当中。如：肺炎球菌肺炎、缺铁性贫血等。

（2）病理解剖诊断：是基于病变部位和性质做出的诊断。如先天性心脏病房间隔缺损、肝硬化、肾小球肾炎等。

（3）病理生理诊断：属于功能性诊断，可依此判断患者的病情轻重、预后状况、进行劳动力鉴定。如左心功能不全、右心功能不全、肾功能不全等。

（4）分型分期：一些疾病还需根据病程长短、病情轻重、病因不同等进行分型或分期。如慢性肺源性心脏病分为心肺功能代偿期和失代偿期；糖尿病分为 1 型和 2 型等。

（5）并发症诊断：并发症是指在原有疾病的基础上，出现了新的脏器损害，是病情加重的一种表现。如高血压病并发脑出血、糖尿病并发泌尿系感染等。

（6）合并症（伴发病）诊断：是指在患有一个疾病的同时，还有另外一个疾病存在，两者之间互不相关或没有明显关联，尤其是在主要症状方面根本不相关，也就是说，是两个独立存在的疾病。如急性黄疸型肝炎、三叉神经痛等。

（7）对暂时难以明确诊断的，可以用"某某病待查"临时诊断，并根据可能性大小依次列出可能的病因。如："发热待查"，肺炎球菌肺炎可能大，病毒性肺炎？肺结核？待病因明确后，予以修正。

五、疾病诊断书写格式

1. 基本原则　诊断次序多按照传统习惯先后排序，一般急性的、主要的、原发的、本科（本专业）的排在前面，其余的排在后面。

2. 注意事项　①诊断要全面，不要漏诊，尤其对身患几种疾病者。②病名规范。③本次就诊花费最大或对健康危害最大的疾病视作第一诊断；住院者以住院时间最长的病做第一诊断；死亡的，以直接致死的疾病做第一诊断。

3. 中医诊断格式举例　胃脘痛

肝胃不和证

4. 西医诊断格式举例　慢性肾小球肾炎（高血压型）

肾衰竭终末期

肾性贫血

胆囊息肉

（习题）

第六章 常用实验室检查

（PPT）

第一节 常规血液检查

一、血液一般检查

（一）血红蛋白测定与红细胞计数

1. 参考值

（1）血红蛋白测定：成年男性：120～160g/L；成年女性：110～150g/L。

（2）红细胞计数：成年男性：$(4.0～5.5)×10^{12}/L$；成年女性：$(3.5～5.0)×10^{12}/L$。

2. 临床意义 血红蛋白与红细胞计数临床意义基本相同。但贫血时血红蛋白与红细胞的减少程度可不一致，如缺铁性贫血时血红蛋白的减少较红细胞明显，而巨幼细胞贫血时红细胞的减少较血红蛋白明显。因此，同时测定红细胞和血红蛋白对贫血类型的鉴别有一定意义。

（1）红细胞和血红蛋白减少：生理性减少可见于妊娠中后期，婴幼儿及部分老年人。病理性减少见于各种原因引起的贫血，如：①红细胞生成减少：见于缺铁性贫血、巨幼细胞性贫血、再生障碍性贫血、白血病、恶性肿瘤、慢性肾病等。②红细胞破坏过多：见于脾功能亢进以及各种原因的溶血性贫血，如阵发性睡眠性血红蛋白尿、遗传性球形红细胞增多症等。③失血过多：见于各种原因的失血，如外伤或手术导致的急性大量失血，痔疮、钩虫病、妇女月经过多等导致的慢性失血。

（2）红细胞和血红蛋白增多：①相对性红细胞增多：见于各种原因引起的血液浓缩，如大量出汗、剧烈呕吐、反复腹泻、大面积烧伤等。②绝对性红细胞增多：分为生理性和病理性两类。生理性增多见于新生儿、高山居民、登山运动员和重体力劳动者，因缺氧导致红细胞生成素代偿性增加所致；病理性增多见于阻塞性肺气肿、肺源性心脏病、发绀型先天性心脏病等。

（二）白细胞计数与白细胞分类计数

1. 参考值

（1）白细胞计数：成人：$(4 \sim 10) \times 10^9/L$。

（2）白细胞分类计数：中性分叶核 $0.50 \sim 0.70$，绝对值 $(2.0 \sim 7.0) \times 10^9/L$；淋巴细胞 $0.20 \sim 0.40$，绝对值 $(0.8 \sim 4.0) \times 10^9/L$；嗜酸性粒细胞 $0.005 \sim 0.05$，绝对值 $(0.05 \sim 0.5) \times 10^9/L$；嗜碱性粒细胞 $0 \sim 0.01$，绝对值 $(0 \sim 0.1) \times 10^9/L$；单核细胞 $0.03 \sim 0.08$，绝对值 $(0.12 \sim 0.8) \times 10^9/L$。

2. 临床意义　白细胞计数高于 $10 \times 10^9/L$ 称为白细胞增多，低于 $4.0 \times 10^9/L$ 称为白细胞减少。白细胞计数的增多或减少主要受中性粒细胞变化的影响。

（1）中性粒细胞：中性粒细胞增多分为生理性和病理性两种。生理性增多见于新生儿、妊娠 5 个月以上、分娩以及剧烈运动后等。病理性增多的病因有：①各种原因的急性感染：以急性化脓性感染最常见，如肺炎球菌肺炎、急性阑尾炎等，还可见于流行性乙型脑炎、狂犬病等病毒性感染，以及血吸虫病等寄生虫感染。②急性大出血及溶血：如内脏破裂等。③组织损伤：如大手术后、大面积烧伤、严重外伤、心肌梗死等。④急性中毒：如药物或化学物质引起的急性中毒、尿毒症、糖尿病酮症酸中毒等。⑤胃癌、肝癌等恶性肿瘤晚期，以及急慢性粒细胞性白血病等。⑥其他：如长期使用肾上腺糖皮质激素、严重缺氧、类风湿关节炎、痛风、自身免疫性疾病、器官移植后的排异反应等。

中性粒细胞减少的病因有：①感染：以病毒感染最常见，如流行性感冒、麻疹、病毒性肝炎、水痘、风疹等，也可见于伤寒、疟疾等细菌或寄生虫感染。②某些血液病：如再生障碍性贫血、白细胞不增多性白血病、恶性组织细胞病等。③药物及理化因素的作用：如应用氯霉素、抗肿瘤药物、抗结核药物、抗甲状腺药物，接触大剂量 X 线及放射性核素等。④自身免疫性疾患：如系统性红斑狼疮等。⑤脾功能亢进。

当中性粒细胞绝对值小于 $1.5 \times 10^9/L$ 时，称为粒细胞减少症；小于 $0.5 \times 10^9/L$ 时，称为粒细胞缺乏症。

中性粒细胞的核象变化：中性粒细胞的核象是指粒细胞的分叶状况，它反映的是粒细胞的成熟程度。正常外周血中中性粒细胞以 3 叶者最多（见图 6-1）。核象变化表现分为核左移和核右移两种。①核左移：指周围血中杆状核增多，并可出现晚幼粒、中幼粒及早幼粒等细胞，见于各种病原体所致的感染、大出血、急性中毒、急性溶血、白血病。②核右移：指外周血中中性粒细胞分叶过多，大部分为 $4 \sim 5$ 叶或更多。核右移常伴有白细胞计数减少，为骨髓造血功能减退所致，常见于巨幼细胞贫血、恶性贫血，若在疾病进行期突然发现核右移，表示预后不良。

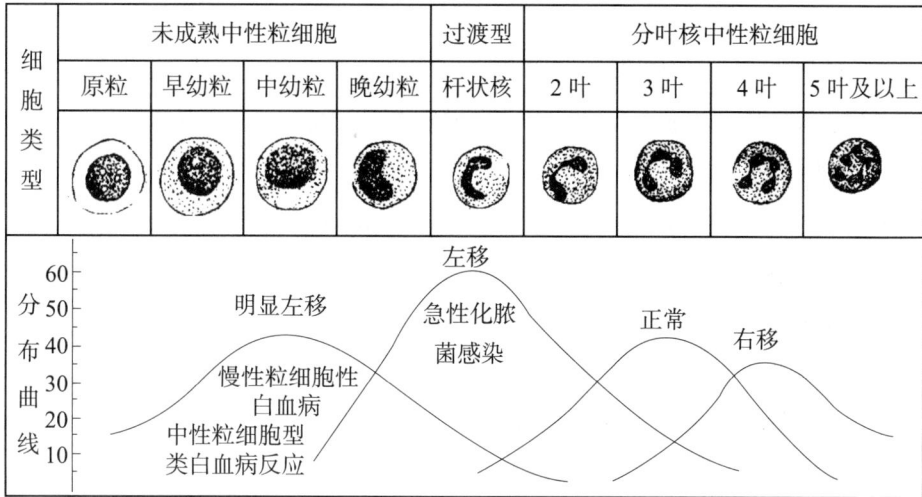

细胞类型	未成熟中性粒细胞				过渡型	分叶核中性粒细胞			
	原粒	早幼粒	中幼粒	晚幼粒	杆状核	2叶	3叶	4叶	5叶及以上

图 6-1　中性粒细胞的核象变化

中性粒细胞的中毒性改变：表现为细胞大小不一，出现中毒颗粒、空泡形成以及核变性等，常见于各种严重感染、中毒、恶性肿瘤及大面积烧伤等。

（2）淋巴细胞：淋巴细胞增多见于：①感染性疾病：多为病毒感染，如麻疹、水痘、风疹、流行性腮腺炎、传染性单核细胞增多症等；也可见于某些杆菌感染，如结核病、百日咳等。②某些血液病：如急性或慢性淋巴细胞白血病、淋巴瘤等。③急性传染病的恢复期。

淋巴细胞减少主要见于应用肾上腺糖皮质激素、接触放射线以及免疫缺陷性疾病等。

（3）嗜酸性粒细胞：嗜酸性粒细胞增多见于：①变态反应性疾病：如支气管哮喘、药物过敏反应、热带嗜酸性粒细胞增多症及某些皮肤病（如荨麻疹）等。②寄生虫病：如蛔虫病、钩虫病、血吸虫病、丝虫病等。③某些血液病：如慢性粒细胞白血病、嗜酸性粒细胞白血病及霍奇金病等。④其他：如猩红热、风湿性疾病、某些恶性肿瘤（如肺癌）、肾上腺皮质功能减退症等。

嗜酸性粒细胞减少见于伤寒、副伤寒、应激状态、休克等。

（4）嗜碱性粒细胞：嗜碱性粒细胞增多见于慢性粒细胞白血病、嗜碱性粒细胞白血病、转移癌、骨髓纤维化等。嗜碱性粒细胞减少一般无临床意义。

（5）单核细胞：单核细胞生理性增多，见于婴幼儿及儿童。病理性增多，主要见于某些感染（如感染性心内膜炎、活动性结核病、疟疾及急性感染的恢复期）以及某些血液病（如单核细胞白血病、粒细胞缺乏症恢复期、淋巴瘤和多发性骨髓瘤等）。

二、红细胞沉降率测定

红细胞沉降率（简称血沉）是指在一定条件下红细胞沉降的速度。

（一）参考值

成年男性：0～15mm/h；成年女性：0～20mm/h（魏氏法，Westergren）。

（二）临床意义

1. 生理性增快 见于妇女月经期、妊娠3个月以上妇女以及老年人。

2. 病理性增快 见于：①各种炎症：如细菌性急性炎症、风湿热和结核病活动期。②损伤及坏死：如较大的手术创伤、心肌梗死等。③恶性肿瘤。④各种原因导致的高球蛋白血症：如多发性骨髓瘤、感染性心内膜炎、系统性红斑狼疮、肾炎、肝硬化等。⑤其他：如贫血、各种疾病伴发的高胆固醇血症。

三、网织红细胞计数

（一）参考值

成人：0.005～0.015，绝对值（24～84）×10^9/L。

（二）临床意义

1. 反映骨髓造血功能状态 网织红细胞增多提示骨髓红细胞系增生旺盛，网织红细胞显著增多见于急性失血性贫血、溶血性贫血；网织红细胞减少提示骨髓造血功能减低，见于再生障碍性贫血、骨髓病性贫血（如急性白血病）。

2. 贫血疗效观察 贫血患者，给予有关抗贫血药物后，网织红细胞增高说明治疗有效，反之，说明治疗无效。

3. 观察病情变化 失血性贫血及溶血性贫血患者病程中，网织红细胞逐渐降低，表示出血或溶血已得到控制；反之，持续不减低，甚至增高者，表示病情尚未控制。

四、血栓与止血检查

（一）毛细血管抵抗力试验（束臂试验）

1. 参考值 5cm直径的圆圈内8分钟时间新的出血点，成年男性低于5个，儿童和成年女性低于10个。

2. 临床意义 新的出血点超过正常范围高限值为该试验阳性。见于：①毛细血管壁异常：如遗传性出血性毛细血管扩张症、单纯性紫癜、过敏性紫癜、维生素C缺乏症及中毒性损害（如尿毒症、败血症、感染性心内膜炎、砷中毒等）。②血小板量与质异常：如原发性或继发性血小板减少性紫癜、血小板无力症。③血管性血友病等。

（二）出血时间测定

1. 参考值 6.9±2.1 分钟（测定器法），超过 9 分钟为异常。

2. 临床意义

（1）出血时间延长：见于：①血小板显著减少：如原发性或继发性血小板减少性紫癜。②血小板功能不良：如血小板无力症、巨大血小板综合征。③毛细血管壁异常：如遗传性出血性毛细血管扩张症、维生素 C 缺乏症等。④某些凝血因子严重缺乏：如血管性血友病、DIC 等。

（2）出血时间缩短：主要见于血栓前状态或血栓性疾病。

（三）血小板计数

1. 参考值 （100 ～ 300）×10^9/L。

2. 临床意义 血小板数低于 100×10^9/L 为血小板减少，高于 400×10^9/L 为血小板增多。

（1）血小板减少：见于：①生成障碍：如再生障碍性贫血、急性白血病、急性放射病。②破坏或消耗增多：如原发性血小板减少性紫癜、急性白血病、脾功能亢进等。③分布异常：如脾肿大、血液被稀释（输入大量库存血或血浆）等。

（2）血小板增多：反应性增多见于脾摘除术后、急性大失血及溶血之后。原发性增多见于真性红细胞增多症、原发性血小板增多症、慢性粒细胞白血病等。

（四）血小板聚集试验

1. 参考值 方法不同，参考值不同。各实验室有自己的参考值。

2. 临床意义

（1）血小板聚集功能增高：见于血栓前状态和血栓性疾病，如心绞痛、心肌梗死、糖尿病、脑血管病、高脂血症等。

（2）血小板聚集功能减低：见于血管性血友病、血小板无力症、尿毒症、急性白血病和原发性血小板减少性紫癜等。

（五）凝血时间测定

1. 参考值 4 ～ 12 分钟（试管法）。

2. 临床意义

（1）凝血时间延长：见于血浆Ⅷ、Ⅸ、Ⅺ因子严重减少（如重症 A、B 型血友病，遗传性因子Ⅺ缺乏症），凝血酶原严重减少（如先天性凝血酶原缺乏症），纤维蛋白原严重减少（如先天性纤维蛋白原缺乏症），DIC 后期继发纤溶亢进时。

（2）凝血时间缩短：见于血液呈高凝状态时，如 DIC 早期、心肌梗死或脑血栓形成。

凝血时间测定目前已基本被活化部分凝血活酶时间（APTT）测定和凝血酶原时间（PT）取代。APTT是内源凝血系统最可靠的筛选试验，是监测肝素治疗的首选指标，PT是外源凝血系统较为灵敏的筛选试验，也是监测口服抗凝剂的首选指标。

五、ABO血型鉴定与交叉配血

（一）ABO血型系统的血型鉴定

输血前必须准确鉴定供血者与受血者的血型，为防止误漏，鉴定血型时应进行下列联合试验。只有被检查者红细胞上的抗原鉴定和血清中的抗体鉴定所得结果完全相符时才能确定其血型类型（表6-1）。

表6-1　ABO血型系统定型结果

受检红细胞＋标准血清			受检血清＋标准红细胞			血型
抗A血清	抗B血清	抗AB血清（O型血清）	A型	B型	O型	（ABO血型）
＋	－	＋	－	＋	－	A
－	＋	＋	＋	－	－	B
－	－	－	＋	＋	－	O
＋	＋	＋	－	－	－	AB

注："＋"表示凝集反应阳性，"－"表示凝集反应阴性。

（二）临床意义

1.输血方面　输血前必须准确鉴定供血者与受血者的血型，选择同型血液，并进行交叉配血试验，证明完全相符合时才可输血，如输入异型血可导致红细胞迅速破坏发生溶血反应，并威胁生命。不同亚型之间的输血也可能引起输血反应，为防止输血反应必须坚持同型输血，非同型病者输入O型血仍有可能发生溶血反应，O型血并非"万能血"。AB型患者接受非同型血可能引起溶血反应。

2.新生儿同种免疫溶血病　新生儿溶血病是母婴血型不合所致，大多数见于O型血的母亲孕育A型或B型血的胎儿。ABO系统血型不合的妊娠于第一胎时就可发生新生儿溶血病。

3.器官移植　ABO血型与器官移植特别是皮肤和肾移植关系密切。

4.其他　可用于亲缘鉴定。

六、常见骨髓细胞检查

（一）缺铁性贫血

骨髓增生明显活跃，粒红比值减低。红细胞系增生，以中、晚幼红细胞为主；幼红细胞体积小，边缘不规整，胞核小而致密，胞浆量少；成熟红细胞体积小，中心淡染区扩大，严重时可呈环状红细胞。骨髓铁染色阴性。

（二）再生障碍性贫血

1. 急性再生障碍性贫血 ①骨髓增生减低或重度减低。②粒、红两系细胞均明显减少，淋巴细胞相对增多，可达 0.80 以上。③粒细胞系中以成熟粒细胞最多见，细胞形态大致正常。④红细胞系中以晚幼红细胞最多见。⑤巨核细胞明显减少或缺如。⑥浆细胞、肥大细胞（组织嗜碱细胞）、网状细胞等非造血细胞增多。

2. 慢性再生障碍性贫血 ①骨髓增生程度不一，多为增生减低。②粒、红两系细胞均减少，淋巴细胞相对增多。③巨核细胞明显减少或缺如。④浆细胞、肥大细胞及网状细胞等非造血细胞增多，但比急性型为少。由于骨髓呈病灶性造血，故不同部位骨髓穿刺结果差异较大，有时需多部位穿刺，最好加做骨髓活检，以获得可靠诊断依据。

（三）白血病

白血病骨髓象的共同特点是：①骨髓增生明显活跃或极度活跃。②病变细胞系过度增生，以原始及幼稚细胞增生为主，而其他细胞系均受抑制，各阶段细胞明显减少。③巨核细胞明显减少或缺如。

1. 急性白血病

（1）急性淋巴细胞白血病：①骨髓增生明显活跃或极度活跃。②淋巴细胞系过度增生，以原始及幼稚淋巴细胞为主，且原、幼淋巴细胞形态异常。③粒细胞系及红细胞系均受抑制，各阶段细胞明显减少。④巨核细胞系受抑制，巨核细胞明显减少或缺如。

（2）急性粒细胞白血病：①骨髓增生极度活跃或明显活跃，粒红比值明显增高。②粒细胞系过度增生，以原粒细胞为主，原始细胞 ≥ 0.30；可见白血病裂孔现象（即可见大量原始细胞和少量成熟细胞，而缺乏中间过渡阶段的细胞）；原、幼粒细胞形态异常。③红细胞系受抑制，各阶段幼红细胞减少。④巨核细胞减少或缺如。

（3）急性单核细胞白血病：①骨髓增生极度活跃或明显活跃。②单核细胞系过度增生，以原始及幼稚单核细胞为主，且原、幼单核细胞形态异常。③粒、红两系均受抑制，各阶段细胞减少。④巨核细胞系受抑制，巨核细胞明显减少或缺如。

2. 慢性白血病

（1）慢性粒细胞白血病：①骨髓增生极度活跃或明显活跃，粒红比值显著增高。②粒细胞系极度增生，各阶段粒细胞均见增多，以中性中幼粒、晚幼粒细胞增多为主，原粒细胞较少，一般＜0.05；嗜碱性及嗜酸性粒细胞常增多。③红细胞系受抑制，各阶段幼红细胞减少，成熟红细胞形态正常。④巨核细胞及血小板早期正常或增多，晚期减少。

（2）慢性淋巴细胞白血病：①骨髓增生明显活跃或极度活跃。②淋巴细胞系高度增生，以小淋巴细胞为主，占有核细胞的50%以上，细胞形态似正常淋巴细胞；原始及幼稚淋巴细胞少见，一般＜0.05。③粒系及红系细胞均明显减少。④巨核细胞减少或缺如。

第二节　体液检查

一、尿液检测

（一）一般性状检查

1. 尿量

（1）多尿：尿量超过2500mL/24h者称为多尿。病理性多尿见于糖尿病、尿崩症、有浓缩功能障碍的肾脏疾病等。

（2）少尿或无尿：尿量少于400mL/24h或17mL/h者称为少尿；尿量少于100mL/24h者称为无尿或尿闭。少尿或无尿的病因有：①各种原因所致的肾血流量减少：如低血压、脱水、心力衰竭、休克等。②肾脏本身病变：如急慢性肾小球肾炎、急性肾衰竭少尿期及慢性肾衰竭终末期等。③尿路梗阻：如肿瘤、结石、结核、尿道狭窄等导致的尿路梗阻，排尿减少。

2. 颜色和透明度　正常新鲜尿为黄色或淡黄色，透明。食物、药物和尿量可影响其颜色。常见的病理性尿色有：

（1）血尿：呈淡红色、洗肉水样或混有血凝块，见于泌尿系统的炎症、结核、结石、肿瘤等。

（2）血红蛋白尿：外观呈浓茶色或酱油色，镜检无红细胞，隐血试验强阳性，见于蚕豆病、阵发性睡眠性血红蛋白尿、血型不合的输血反应、恶性疟疾等。

（3）胆红素尿：呈深黄色，见于肝细胞性黄疸及阻塞性黄疸。

（4）乳糜尿：呈乳白色，主要见于丝虫病。

（5）脓尿和菌尿：尿液混浊或呈浓雾样，见于肾盂肾炎等。

3. 气味　正常尿液气味来自尿内挥发的酸性物质。尿液新排出时即有氨味，提示慢性膀胱炎；尿中出现烂苹果样气味，见于糖尿病酮症酸中毒。此外，有些药物和食物（葱、蒜）也可使尿液散发特殊气味。

4. 酸碱反应　正常新鲜尿多呈弱酸性至中性反应，pH5.0～7.0（平均6.0）。尿液酸碱反应受食物等影响。尿液酸度增高见于代谢性酸中毒、痛风、肉类或蛋白质进食过多以及服用维生素C等；碱性尿见于代谢性碱中毒、素食者、服用碳酸氢钠类药物等。

5. 比重尿　比重高低主要取决于肾小管的浓缩稀释功能，正常人普通膳食情况下，尿比重波动在1.015～1.025。

（1）病理性尿比重增高：见于急性肾小球肾炎、糖尿病、蛋白尿、失水等。

（2）尿比重减低：见于大量饮水、尿崩症以及慢性肾小球肾炎、急性肾衰竭等的多尿期。

（3）比重固定：比重固定在1.010左右称为等张尿，见于慢性肾功能不全。

（二）化学检查

1. 尿蛋白

（1）参考值：正常人定性为阴性，定量检查成人0～80mg/24h。

（2）临床意义：尿蛋白定性呈阳性，或定量检查超过150mg/24h者称为蛋白尿。生理性蛋白尿见于发热、寒冷刺激、剧烈运动、精神紧张等。病理性蛋白尿见于：①肾脏本身疾病：如肾小球肾炎、肾病综合征、肾盂肾炎、肾结核、肾肿瘤等。②继发性肾损害：如糖尿病肾病、狼疮肾、高血压病、妊娠高血压综合征、药物或重金属中毒等。③其他：如急性血管内溶血、大面积心肌梗死、严重骨骼肌损伤、多发性骨髓瘤等。

2. 尿糖　正常人尿内可有微量葡萄糖，定性试验为阴性。当血糖升高超过肾糖阈或血糖正常而肾糖阈值降低时，尿糖定性试验阳性，称为糖尿。糖尿常见的原因有：

（1）血糖增高性糖尿：最常见于糖尿病，其次为甲状腺功能亢进症、肢端肥大症、嗜铬细胞瘤、库欣综合征等。

（2）血糖正常性糖尿（肾性糖尿）：见于慢性肾小球肾炎、肾病综合征等，为肾小管对葡萄糖重吸收功能减退，肾糖阈值降低所致。

（3）暂时性糖尿：①生理性糖尿：如短时间内摄入大量糖后。②应激性糖尿：

突然受到严重精神刺激、颅脑外伤、急性脑血管疾病等。

3. 酮体 酮体是脂肪代谢的中间产物，包括乙酰乙酸、β-羟丁酸和丙酮。当体内脂肪分解过多而氧化不完全时，便产生大量酮体，出现在尿中，形成酮尿。

（1）参考值：正常人定性为阴性。

（2）临床意义：糖尿病酮症酸中毒时尿酮体呈强阳性反应，妊娠剧烈呕吐、重症不能进食等尿酮体阳性。

（三）显微镜检查

1. 细胞

（1）红细胞：正常尿液中一般无红细胞，或偶见个别红细胞。离心后的尿沉渣，若每个高倍视野均见到1～2个红细胞，即为异常表现。若每个高倍视野红细胞超过3个，尿外观无血色，称为镜下血尿；尿内含血量较多，外观呈红色，称肉眼血尿。血尿常见于肾小球肾炎、急性膀胱炎、肾结核、肾结石、肾盂肾炎、狼疮性肾炎、紫癜性肾炎、血友病及肿瘤等。

（2）白细胞和脓细胞：正常尿中，离心沉淀法每个高倍视野白细胞可达0～5个，不离心尿不超过1个。若离心后每高倍视野超过5个白细胞或脓细胞，称镜下脓尿，见于肾盂肾炎、膀胱炎、尿道炎及肾结核等。成年女性生殖系统有炎症，尿内常混入阴道分泌物，镜下除成团的脓细胞外，还可见到多量扁平上皮细胞，应与泌尿系统炎症相鉴别，需取中段尿复查。

（3）上皮细胞：由泌尿生殖道不同部位的上皮细胞脱落而来。

①复层鳞状上皮细胞（扁平上皮细胞）：成年女性尿中多见，临床意义不大。

②移行上皮细胞：a. 表面移行上皮细胞（大圆上皮细胞）：偶见于正常人尿内，大量出现见于膀胱炎。b. 中层移行上皮细胞（尾形上皮细胞）：正常尿中很少，成片脱落见于肾盂肾炎、输尿管炎。

③肾小管上皮细胞（小圆上皮细胞）：主要来自肾小管上皮，尿中出现此类细胞表示肾小管有病变，常见于急性肾小球肾炎，也可见于肾移植后急性排斥反应，成堆出现表示有肾小管坏死。

2. 管型 管型是蛋白质、细胞或碎片在肾小管、集合管中凝结而成的管状体。常见管型及其临床意义如下。

（1）透明管型：①偶见于健康人。②少量出现见于剧烈运动、高热、心功能不全。③明显增多见于肾实质病变。

（2）细胞管型：管型内细胞数量超过其1/3体积时，称为细胞管型。

①红细胞管型：多与血尿伴随出现，主要见于急进性肾小球肾炎、急性肾小球肾炎、慢性肾小球肾炎急性发作、狼疮性肾炎以及肾移植后的急性排斥反应等。

②白细胞管型：常提示肾实质有活动性感染病变，主要见于肾盂肾炎、间质性肾炎等。

③肾小管上皮细胞管型：表示肾小管有病变，常见于急性肾小管坏死、肾病综合征、慢性肾小球肾炎晚期、高热、妊娠高血压综合征等。

（3）颗粒管型：见于慢性肾小球肾炎、肾盂肾炎或某些原因（药物中毒等）引起的肾小管损伤。

（4）脂肪管型：常见于肾病综合征、慢性肾小球肾炎急性发作等。

（5）蜡样管型：尿液中出现蜡样管型，说明肾小管病变严重，预后较差。见于慢性肾小球肾炎晚期、慢性肾衰竭及肾淀粉样变性。

3.结晶 尿中结晶体的临床意义不大。经常出现于新鲜尿中并伴有较多红细胞时，应考虑泌尿系结石的可能。若在服用磺胺类药物时尿中出现大量磺胺结晶体，应及时停药。

4.病原体 无菌操作取清洁中段尿，作尿液直接涂片镜检，或细菌定量培养，可查见大肠杆菌或葡萄球菌、结核杆菌、淋病球菌等。尿液直接涂片若平均每个油镜视野见 1 个以上细菌，为尿菌阳性。细菌定量培养菌落计数＞ 105/mL 为尿菌阳性，见于泌尿系感染。

（四）1 小时尿细胞计数

1.参考值 红细胞：男＜ 3 万 /h，女＜ 4 万 /h；白细胞：男＜ 7 万 /h，女＜ 14 万 /h。

2.临床意义 肾盂肾炎、膀胱炎、前列腺炎白细胞增多为主；急性肾炎、慢性肾炎急性发作红细胞数增多。

二、粪便检查

（一）一般性状检查

1.量 正常成年人一般每日排便 1 次，量为 100 ～ 300g。粪量受饮食影响，进食少、进食细粮或肉为主时，粪量较少，反之，较多。胃肠、胰腺病变及甲状腺功能亢进症等，排便次数及量可增多。

2.颜色及性状 正常成年人粪便呈黄褐色圆柱状软便，婴儿粪便呈黄色或金黄色。常见粪便性状改变及临床意义如下。

（1）水样便或稀便：多见于各种感染性或非感染性腹泻，如急性肠炎、甲状腺功能亢进症等。

（2）米泔样便：见于霍乱。

（3）黏液脓样或黏液脓血便：常见于痢疾、溃疡性结肠炎、直肠癌等。在阿米巴痢疾时，以血为主，呈暗红色果酱样；细菌性痢疾则以黏液脓性便或脓血便为主。

（4）鲜血便：多见于肠道下段出血，如痔疮（大便后滴血）、肛裂（出血附在粪便的表面）、直肠癌。

（5）柏油样便：见于消化性溃疡等引起的上消化道出血。

（6）灰白色便：见于胆结石、胆道蛔虫症等导致的阻塞性黄疸。

（7）细条状便：多见于直肠癌。

（8）乳儿绿色粪便：提示消化不良。

3. 寄生虫体 蛔虫、蛲虫、绦虫节片等较大虫体，肉眼即可分辨。

（二）显微镜检查

1. 细胞

（1）白细胞：大量白细胞出现，见于急性细菌性痢疾、溃疡性结肠炎。过敏性结肠炎、肠道寄生虫时，可见较多的嗜酸性粒细胞。

（2）红细胞：粪便中出现较多红细胞，提示肠道下段炎症或出血，如细菌性痢疾、阿米巴痢疾、溃疡性结肠炎、结肠癌、痔疮出血、直肠息肉等。

（3）巨噬细胞（大吞噬细胞）：主要见于急性细菌性痢疾。

2. 寄生虫 肠道寄生虫的诊断主要靠镜检查找虫卵、原虫滋养体及其包囊。如蛔虫、钩虫、蛲虫、绦虫及阿米巴滋养体等。

（三）隐血试验（潜血试验）

1. 参考值 正常人粪便隐血试验为阴性。

2. 临床意义 ①粪便隐血试验阳性常见于消化性溃疡活动期、胃癌、钩虫病以及消化道炎症、出血性疾病等。②隐血试验持续性阳性，多见于胃癌、结肠癌等消化道癌症。③服用铁剂，食用动物血、内脏、瘦肉以及大量绿叶蔬菜时，可出现假阳性。④口腔出血或消化道出血被咽下后，可呈阳性反应，应注意区别。

（四）细菌学检查

疑有肠道细菌感染时，可进行细菌学检查，包括直接涂片、粪便细菌培养等。

三、痰液检查

（一）临床意义

痰液检查对呼吸系统疾病的诊断有一定辅助作用。疑有细菌感染时，可通过痰液细菌培养和药物敏感试验明确感染细菌，有针对性地选用抗生素；疑有肺癌时，可连续多次查痰找癌细胞；可疑肺结核者，痰中找结核杆菌可以帮助诊断。

（二）标本采集注意事项

1. 留取标本前先漱口，然后用力咳出深部痰液，立即送检。

2. 细菌培养时，采用无菌容器，避免污染。

3. 作痰液脱落细胞学检查，最好收集上午 9 ～ 10 点钟痰液，立即送检。

4. 无痰或痰少患者，可用化痰药物或超声雾化排痰；昏迷者可采用负压吸引取痰。

5. 为保证痰液质量，必要时，可采用纤维支气管镜进行支气管肺泡灌洗，取灌洗液进行病原菌培养或细胞学检查。

6. 痰液细菌培养或脱落细胞学检查，一般连续检查 3 次，必要时，可以重复进行。

四、浆膜腔积液检查

生理状态下，人体的胸腹腔、心包腔和关节腔统称为浆膜腔，内含少量起润滑作用的液体，病理状态下，腔内大量液体潴留，形成浆膜腔积液。

（一）浆膜腔积液分类和发生机制

根据浆膜腔积液产生的原因及性质不同可分为：

1. 漏出液：血浆胶体渗透压降低、毛细血管内流体静脉压升高或者淋巴回流受阻形成的非炎性积液，常见于晚期肝硬化、肾病综合征、充血性心力衰竭和丝虫病等。

2. 渗出液：由病原微生物的毒素、炎症介质（结核性、细菌性感染性）或者化学刺激（血液、胰液、胃液和胆汁）以及组织缺氧产生的炎性积液，恶性肿瘤转移时也常出现。

（二）检测项目

1. 一般性状检查

（1）颜色：漏出液多为淡黄色。渗出液的颜色随病因而变化，血性积液可见于肿瘤、结核性胸腹膜炎、出血性疾病等；化脓性感染、乳糜积液呈乳白色；绿色积液见于铜绿假单胞菌感染；黄疸可产生黄色积液。

（2）透明度：漏出液多清晰透明，渗出液常呈现不同程度的混浊。

（3）比重：漏出液比重多小于 1.018，渗出液比重多大于 1.018。

（4）凝固性：漏出液纤维蛋白含量较少，不易凝固，而渗出液一般可自行凝固或者有凝块出现。

2. 化学检测

（1）黏蛋白定性试验：黏蛋白可在稀乙酸溶液中析出，产生白色沉淀，漏出液黏蛋白含量较少多为阴性反应，渗出液多为阳性反应。

（2）蛋白定量试验：利用双缩脲法可测定纤维蛋白、球蛋白和清蛋白的含量，漏出液蛋白含量常小于25g/L，而渗出液一般大于30g/L。

（3）葡萄糖测定：漏出液的糖含量接近血糖含量，而渗出液中的葡萄糖常因细菌或细胞酶的分解而减少，常低于血糖水平。

（4）乳酸脱氢酶（LDH）：漏出液LDH＜200U/L，积液LDH/血清LDH＜0.6；渗出液LDH＞200U/L，积液LDH/血清LDH＞0.6，尤其是化脓性胸膜炎，LDH活性增高最明显，恶性肿瘤产生的积液LDH/血清LDH＞1.0。

（5）腺苷脱氨酶：结核性积液常大于40U/L，癌性次之，漏出液最低。可作为抗结核治疗的疗效观察指标。

3.显微镜检查

（1）细胞计数：漏出液白细胞数＜100×10^6/L，渗出液白细胞数＞500×10^6/L。

（2）细胞分类计数：漏出液中细胞较少，主要有淋巴细胞和间皮细胞；化脓性积液、早期结核性积液以中性粒细胞为主，肿瘤性、结核性、梅毒性积液以淋巴细胞为主，气胸、血胸、肺梗死、过敏性疾病、腹膜透析和血管炎可见嗜酸性粒细胞增高。

4.细菌检测　通过浆膜腔液离心沉渣镜检，或浆膜腔液细菌培养＋药物敏感试验，有助于判断有无细菌感染存在。

第三节　血液生化检查

一、肝功能检查

（一）蛋白质代谢检查

1.血清总蛋白和白蛋白/球蛋白（A/G）比值测定

（1）参考值：血清总蛋白（双缩脲法）：60～80g/L。白蛋白（溴甲酚绿法）：40～55g/L，球蛋白20～30g/L。A/G值为1.5:1～2.5:1。

（2）临床意义：①肝脏疾病引起的血清总蛋白和A/G比值变化：慢性肝炎、肝硬化、肝癌等肝病常出现白蛋白减少，球蛋白增加，A/G比值减低。血清总蛋白则因白蛋白减少、球蛋白增加的不同而表现为增加、正常或减低。A/G比值倒置（A/G＜1）见于肝功能严重损害，如重度慢性肝炎、肝硬化。②低蛋白血症：见于蛋白质摄入不足或消化不良；蛋白质丢失过多，如肾病综合征、大面积烧伤等；消耗增加，如恶性肿瘤、甲状腺功能亢进症、重症结核等。③高蛋白血症：是指血清总蛋白高于 80g/L 或球蛋白高于 35g/L，亦称高球蛋白血症。主要因球蛋白增加引起，尤其是 γ 球蛋白增高为主，见于肝硬化、恶性淋巴瘤、慢性炎症、自身免疫性疾病、浆细胞病等。

2. 血清蛋白电泳

（1）参考值：白蛋白 0.62 ～ 0.71；α₁ 球蛋白 0.03 ～ 0.04；α₂ 球蛋白 0.06 ～ 0.10；β 球蛋白 0.07 ～ 0.11；γ 球蛋白 0.09 ～ 0.18。

（2）临床意义：①肝脏疾病：血清白蛋白、α₁、α₂ 及 β 球蛋白减少，γ 球蛋白增加，是肝病患者血清蛋白电泳的共同特征，慢性肝炎、肝硬化表现更明显。②其他疾病：肾病综合征、糖尿病肾病患者由于血脂增高，可致 α₂ 及 β 球蛋白等脂蛋白增高，白蛋白及 γ 球蛋白降低；浆细胞病（如多发性骨髓瘤、原发性巨球蛋白血症等）白蛋白轻度降低，γ 球蛋白明显升高。

3. 血氨测定

（1）参考值：18 ～ 72μmol/L。

（2）临床意义：血氨升高见于严重肝脏损害，如重型肝炎、肝硬化、肝癌等疾病，血氨升高是诊断肝性脑病的依据之一。上消化道大出血时，肠道内含氮物质剧增，产生大量氨，超过肝脏处理能力，血氨升高。休克、尿毒症时，尿素从肾脏排出障碍，血氨亦可升高。

（二）胆红素代谢检查

1. 血清中总胆红素、结合胆红素、非结合胆红素测定

（1）参考值：总胆红素：3.4 ～ 17.1μmol/L；结合胆红素：0 ～ 6.8μmol/L；非结合胆红素：1.7 ～ 10.2μmol/L。

（2）临床意义：①诊断有无黄疸及其程度：血清总胆红素 ＞ 17.1μmol/L 可诊断为黄疸；血清总胆红素 ＞ 17.1μmol/L，但 ＜ 34.2μmol/L，为隐性黄疸；总胆红素 ＞ 34.2μmol/L 为显性黄疸。血清总胆红素在 34.2 ～ 171μmol/L 为轻度黄疸；在 171 ～ 342μmol/L 为中度黄疸；＞ 342μmol/L 为高度黄疸。②鉴别黄疸类型及其病因：血清总胆红素与非结合胆红素增高见于溶血性黄疸，如溶血性贫血、新生儿黄疸、蚕豆病等；肝细胞性黄疸时，血清总胆红素、结合胆红素、非结合胆红素均增高，见于病毒性肝炎、中毒性肝炎、肝癌、肝硬化等疾病；胆石症、胆道蛔虫、胆道肿瘤、胰头癌、肝癌等导致的阻塞性黄疸时，血清总胆红素、结合胆红素增高。溶血性黄疸时，结合胆红素与总胆红素比值 ＜ 20%；肝细胞性黄疸时，结合胆红素与总胆红素比值在 20% ～ 50%；阻塞性黄疸时，结合胆红素与总胆红素比值 ＞ 50%。

2. 尿胆红素定性试验

（1）参考值：正常为阴性。

（2）临床意义：尿胆红素定性阳性，提示血液中结合胆红素升高，常见于肝细胞性黄疸和阻塞性黄疸。溶血性黄疸时尿胆红素定性试验为阴性。碱中毒时由于胆红素分泌增加，尿胆红素定性试验也可呈阳性反应。

3. 尿胆原检查

（1）参考值：定性：阴性或弱阳性反应（阳性稀释度在 1：20 以下）。定量：0.84 ～ 4.2μmol/（L·24h）。

（2）临床意义：尿胆原增多见于：①溶血性黄疸时明显增多。②肝细胞受损时可增多。③其他，如发热、心功能不全、肠梗阻、顽固性便秘等尿胆原也会增多。

尿胆原减少见于：①阻塞性黄疸：尿胆原减少或缺如。②新生儿及长期服用广谱抗生素者：由于肠道细菌缺乏或受到药物抑制，尿胆原生成减少。

胆红素代谢检查对黄疸的诊断和鉴别诊断具有重要的价值。三种黄疸鉴别见表6-2。

表 6-2　健康人及三种黄疸实验室检查鉴别表

	血清胆红素定性（μmol/L）			尿液		粪便	
	总胆红素	非结合胆红素	结合胆红素	尿胆原	尿胆红素	颜色	粪胆原
健康人	3.4 ～ 17.1	1.7 ～ 10.2	0 ～ 6.8	（－）	（－）	黄褐色	正常
溶血性黄疸	↑↑	↑↑	轻度↑或正常	强（+）	（－）	加深	增加
阻塞性黄疸	↑↑	轻度↑或正常	↑↑	（－）	（+）	变浅或灰白色	↓或消失
肝细胞性黄疸	↑↑	↑	↑	（+）或（－）	（+）	变浅或正常	↓或正常

（三）肝脏病常用血清酶检查

肝脏是人体含酶最丰富的器官，这些酶在机体物质代谢和生物转化中有重要作用，其中有些酶存在于肝细胞内。当肝细胞损伤时，这些酶释放到血液中使血清中酶含量增加，如 ALT、AST 等；有些酶是由肝细胞合成的，所以当肝脏病变时，其活性降低，如凝血酶等；有些酶是由肝脏和其他组织合成释放到血液中，并从胆汁排出的，所以任何原因导致胆道阻塞时，由于排泄受阻，血液中这些酶的活性可随之升高，如碱性磷酸酶（ALP）、γ- 谷氨酰转移酶（γ-GT）等；而单胺氧化酶

（MAO）、透明质酸酶（HA）等与肝脏纤维组织增生有关；当肝脏发生纤维化时，血清中这些酶活性升高。由此可知，检测血清中某些酶的含量或活性可帮助肝胆疾病的诊断。

1. 血清氨基转移酶（简称转氨酶）测定

（1）参考值：比色法（Karmen 法）：谷丙转氨酶（丙氨酸转氨酶）（ALT）5～25 卡门单位，谷草转氨酶（天冬氨酸转氨酶）（AST）8～28 卡门单位。

连续监测法（37℃）：ALT5～40U/L，AST8～40U/L。

（2）转氨酶升高的临床意义：血清氨基转移酶升高主要见于肝脏病变和急性心肌梗死时。①肝脏疾病：ALT 主要存在于肝脏，其次是心肌、肾脏、骨骼肌等组织中，AST 主要分布在心肌，其次是肝脏、骨骼肌和肾脏等组织中，所以当这些组织发生损伤时，血清 ALT 与 AST 升高。急性病毒性肝炎时，ALT 与 AST 均显著升高，但以 ALT 升高更加明显；急性重症肝炎时，肝坏死重，线粒体大量破坏，AST 明显升高，但在病情恶化时，黄疸进行性加深，酶活性反而降低，即出现"胆－酶分离"现象，提示肝细胞严重坏死，预后不良。慢性病毒性肝炎时，转氨酶轻度上升或正常。肝硬化时，转氨酶活性取决于肝细胞进行性坏死程度，终末期肝硬化转氨酶活性正常或降低；肝内外胆汁淤积，转氨酶活性通常正常或轻度上升。酒精性肝病、药物性肝炎、脂肪肝、肝癌等非病毒性肝病，转氨酶轻度升高或正常。②心肌梗死：急性心肌梗死后 6～8 小时，AST 增高，18～24 小时达高峰，升高的程度与心肌坏死范围和程度有关，4～5 天恢复正常。③其他疾病：如骨骼肌疾病（进行性肌萎缩、皮肌炎）、肺梗死、休克、胰腺炎、传染性单核细胞增多症等转氨酶也可轻度升高。

2. 碱性磷酸酶（ALP）测定

（1）参考值：男性：1～12 岁＜500U/L，12～15 岁＜750U/L，25 岁以上 40～150U/L；女性：1～12 岁＜500U/L，15 岁以上 40～150U/L。

（2）临床意义：ALP 增高见于：①胆道阻塞，如胰头癌、胆道结石、胆道蛔虫等，ALP 明显升高。②急慢性肝炎、肝硬化时，ALP 轻度升高。③骨骼疾病，如纤维性骨炎、佝偻病、骨软化症、成骨细胞瘤等，ALP 也升高。

3. γ－谷氨酰转移酶（γ-GT，GGT）测定　血清中 γ-GT 主要来自肝胆系统，当肝内合成亢进或胆汁排泄受阻时血清中 γ-GT 含量升高。

（1）参考值：男性：11～50U/L；女性：7～32U/L（γ-谷氨酰 -3-羧基－对硝基苯胺法，37℃）。

（2）γ-GT 增高临床意义：①胆道阻塞：如原发性胆汁性肝硬化、硬化性胆管炎等。②肝脏疾病：肝癌时 γ-GT 增高，若与 AFP 联合检测可提高肝癌诊断的正确率；急性肝炎 γ-GT 呈中等度升高；慢性肝炎、肝硬化的非活动期，γ-GT 活性正常，若 γ-GT 持续升高，提示病变活动或病情恶化；酒精性肝炎、药物性肝炎，γ-GT 可呈明显或中度以上升高。

4. 乳酸脱氢酶（LDH）及其同工酶测定　LDH 广泛存在于全身各组织中，以心肌、骨骼肌和肾脏中含量较多，因此，其诊断特异性差；而其同工酶 LDH1、LDH2 主要来自心肌，LDH3 主要来自肺脏、脾脏，LDH4、LDH5 主要来自肝脏，因此检测其同工酶有很强的组织特异性。

（1）参考值：LDH 活性：104～245U/L（连续监测法）。LDH 同工酶（圆盘电泳法）：LDH1（32.7±4.6）%，LDH2（45.1±3.53）%，LDH3（18.5±2.96）%，LDH4（2.9±0.89）%，LDH5（0.85±0.55）%。

（2）临床意义：LDH 增高见于：①肝脏疾病：如急性病毒性肝炎、慢性活动性肝炎、肝硬化、右心衰竭肝淤血以及肝癌。肝癌时以 LDH5 升高为主，且 LDH5 > LDH4；恶性肿瘤肝转移时 LDH4、LDH5 均升高。②心脏病变：急性心肌梗死 LDH8～18 小时开始升高，24～72 小时达到高峰，6～10 日恢复正常。LDH1、LDH2 在心肌梗死的 48 小时明显升高，常表现为 LDH1 > LDH2。③恶性肿瘤：恶性淋巴瘤、肺癌、结肠癌、肾癌、乳腺癌、宫颈癌时 LDH 明显升高。④其他：如恶性贫血、骨骼肌病变时 LDH 也升高。

二、肾功能检查

（一）肾小球功能试验

1. 血清尿素氮（BUN）测定

（1）参考值：成人 3.2～7.1mmol/L。

（2）临床意义：血清尿素氮可反映肾小球滤过功能，各种肾脏疾病都可以使 BUN 增高，而且常受肾外因素的影响，故 BUN 测定并不敏感，也不是肾功能损害的特异性指标。尿素氮升高多见于：①肾前性因素：如脱水、心功能不全、休克、水肿、腹水等引起的肾血流量不足；急性传染病、脓毒血症、上消化道出血、大面积烧伤、大手术后和甲状腺功能亢进症等引起的体内蛋白质分解过盛。这种情况下，BUN 增高，但其他肾功能指标多正常。②肾脏疾病：如慢性肾炎、肾动脉硬化症、严重肾盂肾炎、肾结核和肾肿瘤的晚期均可出现 BUN 升高。血清 BUN 增高的程度与尿毒症病情的严重性成正比，对尿毒症的诊断及预后估计有重要意义。③肾后性因素：如尿路结石、前列腺肥大、泌尿生殖系统肿瘤等疾病引起的尿路梗阻，造成肾小管内高压，肾小管内尿素逆扩散入血液，而使 BUN 升高。

2. 血肌酐（Cr）测定　血肌酐包括外源、内生两类。机体每日每 20g 肌肉代谢可产生 1mg 肌酐，如不进行剧烈运动，内生肌酐产生的量比较稳定。血肌酐主要由肾小球滤过，肾小管排泌较少，所以，在控制外源肌酐摄入的情况下，血肌酐浓度主要反映肾小球滤过功能。当肾实质损伤时，肾小球滤过功能下降，血肌酐升高。

（1）参考值：全血肌酐：88.4 ～ 176.8μmol/L。血清或血浆肌酐：男性，53 ～ 106μmol/L；女性，44 ～ 97μmol/L。

（2）临床意义：当肾小球滤过功能下降至正常人的 1/3 时，血肌酐才明显升高。因此，血肌酐不是检测肾功能的敏感指标。检测的临床意义是：①评估肾功能损害程度：Cr 升高程度与慢性肾衰竭程度成正比。肾衰竭代偿期，Cr 常低于 178μmol/L；肾衰竭失代偿期，Cr 为 178 ～ 445μmol/L；肾衰竭期，Cr 常高于 445μmol/L。②鉴别肾前性与肾实质性少尿：肾前性少尿，血肌酐升高一般不高于 200μmol/L；肾实质性少尿，血肌酐升高可达 200μmol/L 以上。

3. 内生肌酐清除率（Ccr）测定　内生肌酐清除率是指肾脏在单位时间内将若干毫升血浆中的内生肌酐全部清除的能力，通常以毫升 / 分（mL/min）来表示。反映肾小球滤过功能的主要指标是肾小球滤过率（GFR），即单位时间内肾小球滤过的血浆液体量。体内肌酐有外源性和内生性两类。外源性肌酐来自食物蛋白；内生性肌酐是体内肌酸代谢产物，其生成量稳定。肌酐绝大部分经肾小球滤过，几乎不被肾小管排泌和重吸收，所以在严格控制饮食和肌肉活动相对稳定的情况下，Ccr 基本就等于 GFR。

（1）方法：试验前连续 3 日进食低蛋白饮食（每日 < 40g），禁食肉类食物（无肌酐饮食），避免剧烈运动。于第 4 日晨起 8 点排空膀胱，而后收集尿液至次晨 8 点，共 24h 尿液（标本中加入 4 ～ 5mL 甲苯）；第 4 日任何时间内采血 3mL（抗凝），与 24h 尿液同时送检。

（2）计算 Ccr：首先测定血、尿肌酐浓度。

24hCcr= 尿肌酐浓度（μmol/L）×24h 尿量（L）/ 血肌酐浓度（μmol/L）

每分钟 Ccr= 尿肌酐浓度（μmol/L）× 每分钟尿量（mL/min）/ 血肌酐浓度（μmol/L）

因每分钟排尿能力与肾大小有关，后者与体表面积成正比，为排除个体差异，可计算矫正清除率。

矫正清除率 = 实际清除率 ×1.73（m²）/ 受试者体表面积

受试者体表面积（m²）=0.0061× 身高（cm）＋ 0.0128× 体重（kg）–0.1529

（3）参考值：成人（体表面积按 1.73m² 计算）80 ～ 120mL/min。

（4）临床意义：①是判断肾小球滤过功能的敏感指标。当 GFR 降低至正常值50%、Ccr 降至 50mL/min 时，血肌酐、血尿素氮仍在正常范围内。②评估肾功能损害程度。Ccr 80 ～ 51mL/min 为肾功能不全代偿期，Ccr 50 ～ 20mL/min 为肾功能不全失代偿期，Ccr 19 ～ 10mL/min 为肾衰竭期，Ccr < 10mL/min 为肾衰竭终末期。③指导临床治疗。Ccr 30 ～ 40mL/min 应限制蛋白质摄入；肾衰竭时，凡经肾代谢或排泄的药物，可根据 Ccr 降低程度来减少用药剂量和（或）用药次数。

（二）肾小管功能试验

1. 浓缩稀释试验

（1）参考值：24 小时尿量 1000 ～ 2000mL，昼尿量 / 夜尿量为 3 : 1 ～ 4 : 1，夜尿量 < 750mL；尿液最高比重 > 1.018，最高比重与最低比重之差 > 0.009。

（2）临床意义：①尿比重增高：多见于脱水、休克、急性肾小球肾炎等导致的肾小球滤过率减少，而肾小管重吸收功能相对正常时。②尿比重降低：多见于慢性肾小球肾炎、慢性肾盂肾炎以及高血压病损害肾小管时，由于肾小管重吸收功能下降，出现尿量增加、夜尿增多和尿液比重降低，晚期可发生尿比重低而固定。

2. 血浆二氧化碳结合力（CO_2CP）测定

（1）参考值：22 ～ 31mmol/L（50vol% ～ 70vol%）。

（2）临床意义：① CO_2CP 降低：见于各种原因的代谢性酸中毒（如各种原因所致的急慢性肾功能不全、糖尿病酮症酸中毒、饥饿性酮中毒、休克、剧烈腹泻、肠瘘等丢失大量碱性肠液）以及癔症等过度通气，二氧化碳排出过多而发生的呼吸性碱中毒。② CO_2CP 增高：见于慢性肺源性心脏病、慢性阻塞性肺气肿等导致的呼吸性酸中毒以及幽门梗阻、妊娠反应等所致的代谢性碱中毒。

三、血脂检查

1. 血清总胆固醇（TC）测定

（1）参考值：合适水平：< 5.2mmol/L；边缘水平：5.23 ～ 5.69mmol/L；升高 > 5.72mmol/L。

（2）临床意义：① TC 增高：见于动脉硬化、冠心病、甲状腺功能减退症、糖尿病、肾病综合征、胆总管阻塞、长期高脂饮食等。② TC 降低：见于急性重型肝炎、肝硬化等。

2. 血清甘油三酯（TG）测定

（1）参考值：0.56 ～ 1.7mmol/L（酶法）。

（2）临床意义：① TG 增高：见于冠心病、动脉粥样硬化、原发性高脂血症、肥胖症、糖尿病、肾病综合征、阻塞性黄疸等。② TG 降低：见于甲状腺功能亢进症、肝功能严重低下等。

3. 高密度脂蛋白胆固醇（HDL–C）测定

（1）参考值：① 1.03 ～ 2.07mmol/L；合适水平：＞1.04mmol/L；减低：≤ 0.91mmol/L。②电泳法：30% ～ 40%。

（2）临床意义：HDL–C 具有抗动脉粥样硬化作用，与 TG 呈负相关，也与冠心病发病呈负相关。HDL–C 明显降低，多见于冠心病、急性心肌梗死、动脉粥样硬化、糖尿病、肝炎、肝硬化等。

4. 低密度脂蛋白胆固醇（LDL–C）测定

（1）参考值：合适水平：≤ 3.12mmol/L；边缘水平：3.15 ～ 3.61mmol/L；升高＞3.64mmol/L。

（2）临床意义：LDL–C 与冠心病发病呈正相关，LDL–C 升高是动脉粥样硬化和冠心病发生的潜在因素。

四、血糖检查

1. 空腹血糖测定

（1）参考值：空腹血糖（葡萄糖氧化酶法）：血浆 3.9 ～ 6.1 mmol/L（70 ～ 110mg/L）。

（2）临床意义

生理性变化：血糖升高见于餐后 1 ～ 2 小时，或高糖饮食，以及剧烈运动、情绪激动等，常为一过性；血糖降低见于饥饿、长时间大量剧烈运动等。

病理性变化：①血糖升高：见于糖尿病、甲状腺功能亢进症、嗜铬细胞瘤、肾上腺皮质功能亢进以及应激性高血糖等，以糖尿病最多见。②血糖降低：见于胰岛细胞瘤或腺癌、胰岛素注射过量等。

2. 口服葡萄糖耐量试验（OGTT）

（1）适应证：①无糖尿病症状，空腹血糖或随机血糖有异常，但尚未达到糖尿病诊断标准；或有持续性尿糖者。②无糖尿病症状，但有糖尿病家族史者。③有糖尿病症状，但空腹血糖未达到糖尿病诊断标准者。④有巨大胎儿史的妇女。⑤其他：妊娠或甲状腺功能亢进症患者出现尿糖，或原因不明的肾脏病患者等。

（2）方法：采用 WHO 推荐的口服 75g 葡萄糖标准，分别检测空腹血糖、服糖后 0.5、1、2、3 小时的血糖和尿糖。

（3）正常参考值：空腹血糖＜ 6.1mmol/L；服糖后 0.5 ～ 1 小时血糖上升达高峰，一般在 7.8 ～ 9.0mmol/L，峰值＜ 11.1mmol/L；服糖后 2 小时血糖＜ 7.8mmol/L；服糖后 3 小时血糖降至空腹水平；各检测时间点尿糖均阴性。

（4）临床意义：主要用于糖尿病诊断和糖耐量情况判断等。如果口服葡萄糖后血糖峰值＞11.1mmol/L，即可诊断为糖尿病。如果空腹血糖＜7.0mmol/L，服糖后2小时血糖在7.8～11.1mmol/L，并且血糖达到高峰的时间延长至1小时以后，血糖恢复正常的时间延长至2～3小时，同时伴有尿糖阳性，称为糖耐量减低。糖耐量降低多见于2型糖尿病、肥胖症、甲状腺功能亢进症等。

3. 血清糖化血红蛋白（GHb）检测

（1）参考值：HbA1c 4%～6%，HbA1 5%～8%。

（2）临床意义：血清糖化血红蛋白水平与血糖浓度、高血糖持续时间成正比，可反映测定前2～3个月的平均血糖水平，是糖尿病诊断和疗效评价、监控的重要指标。

五、心脏标志物检查

1. 血清肌酸激酶（CK）测定

（1）参考值：酶偶联法（37℃）：男性38～174U/L，女性26～140U/L。

肌酸显色法：男性15～163U/L，女性3～135U/L。

（2）临床意义：①心脏疾患：急性心肌梗死（AMI）发病后3～8小时开始增高，10～36小时达高峰，72～96小时恢复正常，是AMI早期诊断的敏感指标之一。在AMI病程中，如CK再次升高，往往说明心肌再梗死，病毒性心肌炎时CK活性也明显升高。②其他：进行性肌营养不良、各种原因的骨骼肌损伤，甚至肌内注射、心导管术、电复律等，也可引起CK活性升高。

2. 肌酸激酶同工酶测定

肌酸激酶同工酶有CK-MM（主要存在于骨骼肌和心肌）、CK-MB（主要存在于心肌）和CK-BB（主要存在于脑、前列腺、肺以及肠等组织中）三个亚型。

（1）参考值：琼脂糖凝胶电泳法：CK-MM活性94%～96%。CK-MB活性＜5%。CK-BB极少或0。

（2）临床意义：①CK-MB升高：主要见于急性心肌梗死、心肌炎、心导管检查等。②CK-MM升高：主要见于多发性肌炎、肌肉外伤、急性心肌梗死等。③CK-BB活性升高：见于脑出血、脑外伤、脑梗死，以及肺、肠、胆囊、前列腺等部位的肿瘤。

3. 乳酸脱氢酶及其同工酶测定

见肝脏疾病常用实验室检查。

4. 心肌蛋白检测

心肌蛋白包括心肌肌钙蛋白（cTn）和肌红蛋白（Mb）。在心肌损伤或坏死时，它们释放入血，成为诊断心肌损伤或坏死的标志物。心肌肌钙蛋白又分为三个亚型，其中较为重要的是心肌肌钙蛋白T（cTn-T）和I（cTn-I），两者对诊断心肌梗死的灵敏度和特异性明显高于CK-MB和LDH1，尤其以cTn-I特异性更高。

六、电解质检查

1. 血清钾测定

（1）参考值：3.5～5.5mmol/L。

（2）临床意义：①血清钾增高：见于急慢性肾功能不全及肾上腺皮质功能减退等导致的肾脏排钾减少；或摄入、注射大量钾盐，超过肾脏排钾能力；或严重溶血、组织损伤、代谢性酸中毒等使钾大量释放到细胞外液。②血清钾降低：见于长期低钾饮食、禁食、厌食等导致的钾盐摄入不足；或严重呕吐、腹泻或胃肠减压、应用排钾利尿剂、肾上腺皮质激素等引起的钾丢失过多；以及钾在体内分布异常，如大量应用胰岛素、碱中毒、家族性周期性麻痹等。

2. 血清钠测定

（1）参考值：135～145mmol/L。

（2）临床意义：①血清钠增高：临床较少见。可因过多输入含钠盐的溶液等引起。②血清钠降低：临床较多见。如幽门梗阻，呕吐，腹泻，胃肠道、胆道、胰腺手术后造瘘、引流等使胃肠道失钠过多；或见于慢性肾功能不全、长期大量使用利尿剂等排钠过多；以及大量出汗、摄入不足等。

3. 血清氯化物测定

（1）参考值：95～105mmol/L。

（2）临床意义：①血清氯化物降低：血清氯离子变化与钠离子变化基本呈平行关系，低钠血症常伴随低氯血症。但当大量损失胃液时，主要表现为低氯血症，失钠很少；而大量丢失肠液时，则主要表现为低钠血症，失氯较少。②血清氯化物增高：见于过量补充含氯溶液（如氯化钠或氯化钙溶液等）以及肾功能不全、尿路梗阻、心力衰竭等所致的肾脏排氯减少。

4. 血清钙测定

（1）参考值：2.25～2.58mmol/L。

（2）临床意义：①血清钙降低：见于钙需求量增加而摄入不足（如孕妇等）；维生素D缺乏，钙吸收障碍；以及肾小管重吸收减少、甲状旁腺功能减退使成骨作用增加等。②血清钙增高：见于摄入钙过多及静脉用钙过量，甲状旁腺功能亢进症、多发性骨髓瘤、骨转移癌及骨折后溶骨作用增强等。

5. 血清铁测定

（1）参考值：亚铁嗪显色法：男性11～30μmol/L，女性9～27μmol/L。

（2）临床意义：①血清铁增高：见于再生障碍性贫血、溶血性贫血、反复输血、肝细胞损害以及铁剂治疗时摄入过多等。②血清铁降低：见于幼儿生长期，女性妊娠、哺乳期等摄入不足；月经过多、消化性溃疡、恶性肿瘤等铁丢失过多。

6. 血清总铁结合力（TIBC）测定

（1）参考值：成年男性 50 ～ 77μmol/L；成年女性 54 ～ 77μmol/L。

（2）临床意义：①TIBC 增高：见于转铁蛋白合成增加（如缺铁性贫血等）、转铁蛋白释放增加（如急性肝炎等）。②TIBC 减低：见于转铁蛋白合成减少（如慢性肝病、肝硬化等）、转铁蛋白丢失增加（如肾病综合征、慢性炎症等）。

7. 血清转铁蛋白饱和度（TS）检测

（1）参考值：33% ～ 55%。

（2）临床意义：①TS 升高：见于铁利用障碍，如再生障碍性贫血等。②TS 减低：见于缺铁性贫血、慢性感染性贫血等。

七、其他酶学检查

1. 淀粉酶（AMS）测定

（1）参考值：血清：600 ～ 1200U/L，30 ～ 220U/L；尿液：＜ 5000U/24h，6.5 ～ 48.1U/h。

（2）血清淀粉酶升高的临床意义：①急性胰腺炎：血、尿 AMS 明显升高。血清 AMS 多于发病后 6 ～ 12 小时开始升高，12 ～ 72 小时达高峰，3 ～ 5 天恢复正常。尿 AMS 于起病后 12 ～ 24 小时开始升高，3 ～ 10 天恢复到正常。②慢性胰腺炎：血、尿 AMS 活性一般不增高，但如急性发作则可中等度增高。③其他：胆囊炎、胆石症、胰腺癌、胰腺外伤以及流行性腮腺炎、胃肠穿孔等，血、尿 AMS 轻度升高。

2. 脂肪酶（LPS）测定

（1）参考值：比色法：＜ 79U/L；滴度法：＜ 1500U/L。

（2）临床意义：LPS 增高常见于胰腺炎，特别是急性胰腺炎时，发病 4 ～ 8 小时开始升高，24 小时达到高峰，可持续 10 ～ 15 天，并且 LPS 增高常与 AMS 平行，但升高的时间更早，持续时间更长，升高程度更大，所以病程后期监测 LPS 更有利于观察病情变化和判断预后。

3. 酸性磷酸酶（ACP）测定

（1）参考值：0.9 ～ 1.9U/L。

（2）临床意义：ACP 增加主要用于诊断前列腺癌，其他前列腺疾病如前列腺炎、前列腺肥大，ACP 也可增加，肝炎、肝硬化、骨肿瘤、溶血性贫血和血小板减少症也可见 ACP 增高。

第四节　血液免疫学检查

一、甲状腺激素检查

（一）三碘甲状腺原氨酸和甲状腺素测定

1. 参考值：TT$_3$：1.6～3.0nmol/L；TT$_4$：65～155nmol/L。

2. 临床意义　TT$_4$的检测是判断甲状腺功能最基本的筛查试验，但会受到甲状腺激素结合球蛋白（TBG）的影响，TT$_4$升高主要见于甲亢、甲状腺激素不敏感综合征、先天性甲状腺激素结合球蛋白增多症、高雌激素状态、妊娠、口服避孕药等；降低主要见于甲减、缺碘性甲状腺肿、低甲状腺激素结合球蛋白血症、垂体功能减退等。TT$_3$是目前所知活性最强的甲状腺激素，其活性是TT$_4$的3～5倍，是诊断甲亢最敏感的指标，尤其是T$_3$型甲亢，仅有TT$_3$增高，TT$_4$不增高。甲亢进行治疗后直至甲状腺功能恢复正常，TT$_3$方降至正常水平，因此TT$_3$又可作为判断甲亢疗效的指标。TT$_3$降低可见于肢端肥大症、应用糖皮质激素等。

（二）游离三碘甲状腺原氨酸和游离甲状腺素测定

1. 参考值　FT$_3$：6.0～11.4pmol/L；FT$_4$：10.3～25.7pmol/L。

2. 临床意义　FT$_3$、FT$_4$是进入组织细胞中真正发挥生理作用的激素，并且FT$_3$、FT$_4$不受甲状腺激素结合球蛋白的影响，敏感性和特异性均明显高于TT$_3$和TT$_4$，直接反映甲状腺功能状态，因此，FT$_3$、FT$_4$的检测比TT$_3$、TT$_4$更有价值。

（三）促甲状腺激素（TSH）测定

1. 参考值　2～10mU/L。

2. 临床意义　TSH是反映下丘脑–垂体–甲状腺轴功能的指标，FT$_3$、FT$_4$联合TSH检测是评价甲状腺功能的首选指标。TSH增高见于原发性甲减、异位TSH综合征、垂体TSH不恰当分泌综合征、腺垂体功能亢进以及应用多巴胺拮抗剂、含碘药物等。TSH降低见于甲亢、亚临床甲亢、库欣综合征、腺垂体功能减退以及过度应用糖皮质激素等。

二、感染性免疫检查

（一）血清免疫球蛋白检测

免疫球蛋白是一组具有抗体活性的球蛋白，有 IgA、IgD、IgE、IgG、IgM 五种类型，它们主要存在于血液和体液中，有抗病毒、抗菌、溶菌、抗毒素、抗寄生虫感染以及其他免疫作用。免疫球蛋白的变化可能是一些疾病发生的原因，也可能是另一些疾病发生的结果。免疫球蛋白的测定，有助于一些疾病的诊断。

1. 免疫球蛋白减低 见于各类先天性和获得性体液免疫缺陷病、联合免疫缺陷者以及长期使用免疫抑制剂者，此时血液中五种类型免疫球蛋白均有降低。

2. 免疫球蛋白增高

（1）单克隆性增高 表现为五种免疫球蛋白中仅有某一种免疫球蛋白增高而其他免疫球蛋白不增高或可降低，主要见于免疫增殖性疾病。如：①原发性巨球蛋白血症时，表现为 IgM 单独明显增高。②多发性骨髓瘤时可分别见到 IgG、IgA、IgD、IgE 增高，并据此分为 IgG、IgA、IgD 和 IgE 型多发性骨髓瘤。③过敏性皮炎、外源性哮喘及某些寄生虫感染可表现为 IgE 增高。

（2）多克隆性增高 表现为 IgG、IgA、IgM 均增高。常见于各种慢性感染、慢性肝病、肝癌、淋巴瘤以及系统性红斑狼疮、类风湿关节炎等自身免疫性疾病。

（二）血清补体系统检测

补体存在于血清中，是许多免疫球蛋白发挥作用不可缺少的条件。补体广泛参与机体抗微生物防御反应以及免疫调节，也参与介导免疫病理的损伤性反应，是体内具有重要生物学作用的效应系统。检查血清补体，有助于一些疾病的诊断和鉴别诊断。血清补体检查包括总补体溶血活性（CH_{50}）测定和补体 C_3 测定。

1. CH_{50} 测定

（1）参考值：50 ～ 100kU/L（试管法）。

（2）临床意义：① CH_{50} 增高：见于各种急性炎症、组织损伤和某些恶性肿瘤，妊娠时亦可升高。② CH_{50} 减低：临床意义更大，主要见于补体成分大量消耗，如血清病、链球菌感染后肾小球肾炎、系统性红斑狼疮、自身免疫性溶血性贫血、类风湿关节炎、病毒性肝炎、同种异体移植排斥反应等。

2. 血清 C_3 测定

（1）参考值：0.8 ～ 1.5g/L。

（2）临床意义：① C_3 增高：C_3 作为急性时相反应蛋白，在各种急性炎症、传染病早期、某些恶性肿瘤（以肝癌最明显）患者及排异反应时增高。② C_3 减低：可作为肾脏病诊断与鉴别诊断依据，如急性肾炎、链球菌感染后肾炎、狼疮性肾炎

血清 C_3 均减低。

（三）C 反应蛋白（CRP）检测

1. 参考值 正常为阴性。

2. 临床意义

（1）CRP 升高见于各种急性化脓性炎症、菌血症、组织坏死、恶性肿瘤等的早期。

（2）可作为细菌感染与非细菌感染、器质性病变与功能性改变的鉴别指标，一般非细菌性感染、功能性改变者 CRP 正常。

（四）细菌感染检查

1. 抗链球菌溶血素"O"（ASO，简称抗"O"）试验

（1）参考值：阴性（LAT）。

（2）临床意义：ASO 增高见于链球菌感染后急性肾小球肾炎、活动性风湿热、风湿性关节炎以及近期皮肤、上呼吸道等部位发生的 A 群链球菌感染。

2. 伤寒和副伤寒沙门菌免疫测定

（1）肥达反应：以伤寒和副伤寒沙门菌菌液为抗原（菌体"O"抗原和鞭毛"H"抗原），检测患者血清中有无相应抗体的凝集试验，抗体效价 O > 1：80 及 H > 1：160 有诊断价值，若持续超过参考值或较原效价升高 4 倍以上更有意义。

（2）菌体 IgM 测定：阴性或者滴度 < 1：20，IgM 抗体一般在发病 1 周后开始升高。

（五）病毒感染检查

1. 乙型肝炎病毒（HBV）标志物检测

（1）HBsAg 及抗 –HBs 测定：HBsAg 具有抗原性，不具有传染性，但因其常与 HBV 同时存在，所以常作为传染性标志之一。HBsAg 是感染 HBV 的标志，其多少与 HBV 的生成量相平行。如肝功能正常仅 HBsAg 阳性可能是 HBV 携带者或肝功能已恢复正常而 HBsAg 尚未阴转，HBsAg 阳性还见于急性乙肝潜伏期或急性乙肝患者。抗 –HBs 是一种保护性抗体，可阻止 HBV 穿过细胞膜进入新的肝细胞，一般在发病后 3 ～ 6 个月才出现，可持续多年。抗 –HBs 阳性，见于注射过乙型肝炎疫苗或曾感染过 HBV，目前 HBV 已被清除者，对 HBV 已有了免疫力。

（2）HBcAg 及抗 –HBc 测定：HBcAg 存在于 Dane 颗粒核心和受感染的肝细胞核中，一般情况下，血液中测不到游离的 HBcAg。HBcAg 阳性提示患者血清中有感染的 HBV 存在，HBcAg 含量愈高，表示 HBV 复制愈活跃，传染性强，预后较差。

抗 –HBC 不是中和抗体，而是反映肝细胞受到 HBV 侵害的可靠指标，主要有

IgM 和 IgG 两型。抗 –HBcIgM 是机体感染 HBV 后在血液中出现最早的特异性抗体，滴度较高，但持续时间较短，病愈后 6～18 个月即可消失。抗 –HBcIgM 阳性，特别是滴度较高时，常支持急性乙型肝炎的诊断，并且是 HBV 在体内持续复制的指标。慢性乙型肝炎或 HBV 携带者，只要体内有 HBV 复制，抗 –HBcIgM 也常阳性。抗 –HBcIgM 转阴，提示乙型肝炎逐渐恢复。

抗 –HBcIgG 在机体感染 HBV 后 1 个月左右开始升高，能反映抗 –HBc 总抗体的情况。其阳性高滴度，表明患有乙型肝炎且 HBV 正在复制；抗 –HBcIgG 阳性低滴度，则是 HBV 既往感染的指标，可在体内长期存在，在流行病学调查中有重要意义。

（3）HBeAg 及抗 –HBe 测定：HBeAg 阳性表示有复制，传染性强。抗 –HBe 多见于 HBeAg 转阴的患者，它意味着 HBV 大部分已被清除或抑制，HBV 生成减少，是传染性降低的一种表现。抗 –HBe 并非保护性抗体，它不能抑制 HBV 的增殖。

HBsAg、HBeAg 及抗 –HBc 阳性俗称"大三阳"，提示 HBV 正在大量复制，有较强的传染性；HBsAg、抗 –HBe 及抗 –HBc 阳性俗称"小三阳"，提示 HBV 复制减少，传染性已降低。

2.TORCH 试验主要包括风疹病毒、巨细胞病毒、弓形虫和单纯疱疹病毒的抗体检测

（1）风疹病毒（RUV）：病毒可通过胎盘垂直传播感染胎儿，可使新生儿五官、心脏和智力受损，致畸致残率高达 80%，感染后最先出现的是 IgM 抗体，2 周后才产生 IgG 抗体，未感染者，应均为阴性。若 IgM 抗体阳性提示近期感染，对是否终止妊娠有临床指导意义。若仅有 IgG 抗体，且滴度低则提示为既往感染。

（2）巨细胞病毒（CMV）：致畸率仅次于风疹病毒，主要引起中枢神经系统损害，是先天性和围手术期感染最常见的病原体之一。IgM 抗体阳性提示活动性感染。细胞培养或 PCR 技术检测病毒 DNA 核酸可直接检测 CMV 的感染。

（3）弓形虫（TOX）：对胎儿出生后的智力发育影响较大。IgM 抗体提示现症感染，IgG 抗体一般提示既往感染，也可直接涂片镜检虫体。

（4）单纯疱疹病毒（HSV）：Ⅰ 型和 Ⅱ 型均有一定的致畸率，IgM 抗体为近期感染，IgG 抗体多为既往感染。

（六）性传播疾病免疫检查

1.衣原体抗体检测 人类衣原体感染主要包括沙眼衣原体、鹦鹉热衣原体和肺炎衣原体感染，其中沙眼衣原体（CT）是性传播疾病最主要的病原体之一。女性可引起尿道炎、阴道炎、宫颈炎和盆腔炎，与不孕症有关，男性可引起尿道炎、前列腺炎和附睾炎等生殖系统疾病。

（1）参考值：沙眼衣原体的 IgM 抗体效价≤1∶32，IgG 抗体效价≤1∶512。

（2）临床意义：IgM 抗体阳性提示 CT 近期感染，有利于早期诊断，IgG 抗体阳性提示既往感染，一般在发病 6～8 周出现，持续时间较长。

2. 支原体感染 主要有肺炎支原体、解脲支原体、人型支原体和生殖道支原体，其中解脲支原体是非淋球菌性尿道炎的主要致病菌之一，核酸检测是其快速、敏感、可靠的检测方法。

3. 梅毒螺旋体抗体测定 包括非特异性螺旋体抗体试验和特异性螺旋体抗体试验。

（1）非特异性螺旋体抗体试验：①快速血浆反应素试验（RPR）阴性；②不加热血清反应素试验（USR）阴性；③性病研究实验室试验（VDRL）阴性。

（2）特异性螺旋体抗体试验：①梅毒螺旋体血凝试验（TPHA）阴性；②荧光螺旋体抗体吸收试验（FTA-ABS）阴性。③ELISA；④免疫印迹试验。

世界卫生组织（WHO）推荐用 RPR、VDRL 进行筛查试验，阳性者用 TPHA、FTA-ABS、ELISA 和免疫印迹试验做确认试验。

4. 淋球菌血清学及 DNA 测定

（1）参考值：协同凝集试验阴性；PCR 定量阴性。

（2）协同凝集试验特异性强、敏感性高、可操作性强，PCR 可做确诊试验。

5. 人类免疫缺陷病毒（HIV）抗体及 RNA 测定

（1）筛查试验：包括 ELISA 和快速蛋白印迹法，敏感度高，但存在假阳性，需进行确诊试验。

（2）确诊试验：蛋白印迹试验和 RNA 核酸检测，对早期诊断和肯定诊断具有非常重要的意义。

三、肿瘤标志物检查

（一）血清甲胎蛋白（AFP）测定

1. 参考值 ＜25μg/L［放射免疫法（RIA）或 ELISA 法］。

2. 临床意义

（1）AFP 是目前诊断原发性肝细胞癌最特异的标志物，诊断阈值为血清 AFP ＞300μg/L，但也有少数原发性肝癌患者 AFP 不增高。

（2）生殖腺胚胎性癌（如卵巢癌、睾丸癌等）、胃癌、胰腺癌等，血清 AFP 也可增加。

（3）病毒性肝炎、肝硬化患者 AFP 也可升高（常低于 300μg/L）。

（4）妊娠 3～4 个月 AFP 开始升高，7～8 个月达高峰（多低于 400μg/L），以后下降。孕妇血清或羊水中 AFP 异常升高提示胎儿有神经管畸形可能。

（二）癌胚抗原（CEA）测定

1. 参考值　血清 CEA < 5μg/L（ELISA 法和 RIA 法）。

2. 临床意义

（1）CEA 明显升高主要见于结肠癌、胰腺癌、乳腺癌等。动态观察 CEA 浓度有助于判断疗效及预后。

（2）用于鉴别原发性和转移性肝癌，原发性肝癌中不超过 9% 的患者 CEA 升高，而转移性肝癌 CEA 阳性率高达 90%，且绝对值明显增高。

（3）CEA 轻度增高也可见于溃疡性结肠炎、胰腺炎、肝硬化、肺气肿、支气管哮喘等。

（三）前列腺抗原（PSA）测定

1. 参考值　t-PSA < 4.0μg/L，f-PSA < 0.8μg/L，f-PSA/t-PSA > 0.25。

2. 临床意义　当 t-PSA 及 f-PSA 水平增高，尤其是 t-PSA 处于 4.0 ~ 10.0μg/L，而 f-PSA/t-PSA 比值 < 0.1，提示前列腺癌，需进行前列腺穿刺活检明确诊断。前列腺癌行手术切除术后，t-PSA 水平常明显降低，若无明显降低或再次升高，则提示肿瘤转移或复发。此外，前列腺炎、前列腺肥大增生以及直肠指检、前列腺按摩也会使 PSA 血清浓度升高，应注意鉴别。

（四）糖链抗原 199（CA199）测定

1. 参考值　< 3.7 万 U/L。

2. 临床意义　胰腺癌、胆道癌症、胃癌、直肠癌和结肠癌，CA199 水平均明显升高，是胰腺癌的首选辅助诊断指标，连续监测有利于观察病情进展和手术疗效，也是评估预后和判断有无复发的良好指标。此外，急性胰腺炎、胆汁淤积性胆管炎、肝炎和肝硬化等，CA199 也可有不同程度的增高，应与恶性肿瘤进行鉴别。

（五）癌抗原 125（CA125）测定

1. 参考值　< 3.5 万 U/L。

2. 临床意义　CA125 升高用于辅助诊断卵巢癌，早期诊断和复发诊断的敏感性可达 50% ~ 90%，行有效治疗后，CA125 可明显降低。其他恶性肿瘤如宫颈癌、乳腺癌以及胃肠道肿瘤，CA125 也有一定的阳性率，妊娠早期 CA125 也可升高。

（六）神经元特异性烯醇化酶（NSE）测定

1. 参考值　< 15μg/L。

2. 临床意义　小细胞肺癌的 NSE 水平显著高于肺鳞癌、肺腺癌等非小细胞肺癌的 NSE 水平，可用于鉴别诊断，并可监测小细胞肺癌放疗和化疗的效果。神经母细胞瘤、嗜铬细胞瘤、甲状腺髓样瘤 NSE 水平也可升高。正常红细胞存在 NSE，因此检测时应注意避免溶血。

四、自身抗体检查

（一）类风湿因子（RF）检查

1. 参考值 正常人为阴性，血清稀释度＜1∶10。

2. 临床意义 RF 阳性主要见于类风湿关节炎（阳性率约为70%），还可见于系统性红斑狼疮、硬皮病、干燥综合征、皮肌炎、结节性多动脉炎以及结核、传染性单核细胞增多症等。少数正常人 RF 呈弱阳性反应。

（二）抗核抗体（ANA）测定

1. 参考值 IFA 法为阴性，血清滴度＜1∶40。

2. 临床意义 未经治疗的系统性红斑狼疮95%以上为阳性反应，但缺乏特异性，与其他疾病（如药物性狼疮、混合性结缔组织病、原发性胆汁性肝硬化、全身性硬皮病、多发性肌炎等）导致的阳性不容易区别。

（三）抗双链 DNA（dsDNA）抗体测定

1. 参考值 正常为阴性。

2. 临床意义 抗 dsDNA 抗体阳性见于活动期系统性红斑狼疮，对诊断 SLE 有较大的特异性；类风湿关节炎、慢性肝炎、干燥综合征等亦可出现阳性。

（习题）

第七章 常用器械检查

第一节 X线检查

一、总论

X线在医学领域应用广泛，尤其是随着放射医学和计算机技术的发展，电子计算机体层成像（CT）、磁共振成像（MRI）已经用于临床，X线不仅用于帮助疾病的诊断，而且用于恶性肿瘤等疾病的治疗。

（一）X线检查方法

X线检查的方法有普通检查、特殊检查和造影检查三大类。

1. 普通检查 包括透视和摄影。

（1）透视：为常用的检查方法，其优点是可以从不同角度、动态地观察人体器官的活动；缺点是不能显示微细病变，也不能留下永久记录，不利于复查对比。

（2）摄影：也是X线检查的常用方法，优点是影像清晰，对比度及清晰度均较好，并可留作客观记录，便于复查对比；缺点为不能动态观察，并且检查范围受胶片大小的局限。

2. 特殊检查 包括体层摄影、软线摄影、间接摄影、高千伏线摄影等。体层摄影多用于明确平片上难以显示、重叠较多和处于较深的病变，常用于显示病变内部结构有无破坏、空洞和钙化，边缘是否锐利以及病变的确切部位及范围，显示气管、支气管腔有无狭窄、阻塞或扩张等。

3. 造影检查 是将造影剂引入器官内或其周围，使其产生明显对比以显示其形态与功能的方法。造影剂分高密度造影剂和低密度造影剂。常用的高密度造影剂有钡剂和碘剂，钡剂主要用于食管及胃肠道造影，有机碘水剂一般用于血管、胆道和泌尿系造影，碘化钠溶液仅用于泌尿系和胆道的逆行造影，碘化油常用于支气管、瘘道、子宫输卵管造影；低密度造影剂：如空气、氧气、二氧化碳等，常用于蛛网膜下腔、关节囊、胸腔等造影。

（二）X线检查的选择原则

安全、经济、简便、实用是最基本的选择原则，所以应首先考虑透视，其次为摄片，必要时做特殊检查或造影检查。

二、呼吸系统的放射检查

（一）呼吸系统常用 X 线检查方法

1. 普通检查

（1）胸部透视：适用于肺、胸膜腔、胸膜、肋骨、膈肌的病变检查。可动态、多轴位地观察，了解病变与周围组织的关系。

（2）胸部摄片：适用于肺、胸膜腔、胸膜、肋骨、膈肌的病变检查。

2. 特殊检查

（1）体层摄影：包括病灶断层和支气管断层。病灶断层用于观察病灶的形态、大小、密度及组织结构、边缘及其病灶与周围组织的关系；支气管断层用于观察支气管管腔的形态、大小。

（2）高电压摄影（高千伏摄影）：在常规摄片不能明确诊断时使用，有助于发现常规摄片不能发现的病变。

3. 支气管造影

（1）适应证：①原因不明的咯血。②临床考虑支气管扩张而平片无阳性改变。③临床考虑肺癌而平片、断层无阳性改变。④明确肺结核、肺脓肿患者是否合并有支气管扩张。⑤了解肺不张时支气管腔的情况。

（2）禁忌证：①全身衰弱。②年龄过大。③心、肺、肾、肝功能不良者。④急性肺感染。⑤肺结核进展期。⑥ 7 ～ 10 日发生大咯血者。

4. CT 是诊断呼吸系统疾病最好的检查方法。

（二）呼吸系统常见病的 X 线表现

1. 慢性支气管炎（简称慢支） 早期病情较轻，X 线无异常。典型慢支 X 线表现为两肺肺纹理增多、增粗，扭曲紊乱，至肺野外带。有时可见到肺间质纤维化的网状形；并发感染时可见散在斑片影；病久者多并发肺气肿。

2. 阻塞性肺气肿 分为局限性肺气肿和弥漫性肺气肿两类。

（1）局限性肺气肿：多为异物、肿瘤或慢性炎症所致，X 线表现为局限性的肺透亮度增加，伴有肺纹理稀疏。

（2）弥漫性肺气肿：主要由于慢性支气管炎、支气管哮喘、尘肺等引起。X 线表现为：①两肺肺透亮度增加，两肺纹理稀疏。②膈肌下降，活动度降低。③胸廓前后径增大，肋骨呈水平状，肋间隙增宽。

3. 肺心病 除原发病表现外，X线主要表现有：①右下肺动脉增宽，直径≥15mm。②肺动脉段突出≥3mm。③右心室肥大。④气管横径与右下肺动脉横径之比≥1.07。其中，右下肺动脉增宽≥15mm是肺心病早期诊断的主要依据。

4. 支气管扩张（简称支扩） 胸部摄片可见肺纹理增多紊乱，甚至呈囊状、网状、蜂窝状。但不能因此做出诊断，明确诊断需进行支气管造影或胸部CT检查。支气管造影或胸部CT不仅可以明确诊断，而且可以明确病变部位、范围以及扩张形态。支气管扩张分为囊状扩张、柱状扩张和混合型扩张三种类型。囊状支扩X线表现为沿支气管可见葡萄状密度增高影；柱状支扩X线可见支气管呈柱状密度增高；混合状支扩兼有囊状、柱状支扩的X线表现。

5. 大叶性肺炎 是由肺炎双球菌引起的急性肺泡炎症，X线表现分为充血水肿期、实变期、实变消散期三期。

（1）充血水肿期：X线表现为肺纹理增强或见边缘模糊的小片状密度增高影。

（2）实变期：X线可见肺野出现均匀性密度增高的片状阴影，如病变累及肺叶的一部分，则边缘模糊，如果累及整个段或叶则边缘清晰，形状和叶、段的轮廓一致，增高的阴影内可见支气管气像，即含气支气管影。

（3）实变消散期：实变区的密度从边缘开始逐渐减退，表现为散在大小不等和分布不均匀的斑片影，进一步吸收可留下少量索条影或全部吸收，偶可发生机化形成机化性肺炎。

6. 小叶性肺炎（支气管肺炎） X线表现如下。

（1）常见于两肺下野中、内带，早期肺纹理增强。

（2）病变支气管及周围间质的炎变表现为肺纹理增多、增粗和模糊，小叶性渗出与实变则表现为沿肺纹理分布的斑片状模糊致密影，密度不均。

（3）小片可融合成大片状密度增高影。

7. 间质性肺炎 是指以肺间质为主的肺部炎症。X线表现如下：

（1）常同时累及两肺，以肺门及中下肺野显著。

（2）两肺纹理增强，边缘模糊，有磨玻璃样阴影或见网格状阴影。

（3）严重者可伴有小叶实变，表现为小片状密度增高影。

（4）可见肺门及纵隔淋巴结肿大。

（5）发生细支气管的部分阻塞时，可表现为弥漫性肺气肿。

8. 肺脓肿 分为急性肺脓肿和慢性肺脓肿两种。

（1）急性肺脓肿X线表现：①肺内大片状密度增高影。②大片影中心密度较高，边缘密度较低。③大片影内可见空洞。④空洞内可有液平面。

（2）慢性肺脓肿X线表现：①肺内见单发或多发厚壁空洞。②空洞内可见液平面。③空洞内可有分房。④空洞周围可见索条影。⑤空洞内外壁清楚。

9.肺结核 肺结核X线分为四型：原发型肺结核（Ⅰ型）、血行播散型肺结核（Ⅱ型）、继发性肺结核（Ⅲ型）、结核性胸膜炎（Ⅳ型）。

（1）原发型肺结核（Ⅰ型）：多见于儿童、青年。X线表现为原发综合征和胸内淋巴结结核两种形式。原发综合征是由肺内结核原发灶、结核性淋巴管炎、结核性淋巴结炎三者构成。X线表现：①肺内结核原发灶：肺上、中野，靠近胸膜处片状密度增高影，其密度较低，边缘模糊。②结核性淋巴管炎：连接小片状密度增高影与肺门的一条或数条索条状密度增高影。③结核性淋巴结炎：纵隔旁或肺门团块状密度增高影（肿大的淋巴结），三者构成哑铃状图形。胸内淋巴结结核（又称支气管旁淋巴结结核）X线表现为：①肺门或纵隔圆形或椭圆形密度增高影。②其边缘锐利或模糊，有时呈分叶状，为数个淋巴结融合而成。

（2）血行播散型肺结核（Ⅱ型）：临床分为：急性粟粒型肺结核、亚急性或慢性血行播散型肺结核。

急性粟粒型肺结核的X线表现：①可见两肺大小、密度、分布均匀一致的粟粒状病灶影。②病灶大小相等，直径2mm左右，边缘清楚。③正常肺纹理常不能显示。④病变恶化时，病灶可融合成小片状或大片状密度增高影。由于病灶密度较小，X线容易穿透，因此，只有摄胸部平片才能发现，透视极易漏诊。

亚急性或慢性血行播散型肺结核X线表现：①病灶分布在两肺上、中野。②病灶大小不等。③病灶密度不同，呈结节状密度增高影。

（3）继发性肺结核（Ⅲ型）：为成年人最常见的肺结核，包括浸润型肺结核、慢性纤维空洞型肺结核、结核球等。

浸润型肺结核X线表现为：①多发生在肺上野。②病灶可呈片状、斑点、索条状密度增高影以及钙化灶。③病灶可多种形式并存，可大可小，渗出、支气管播散、结核球、硬结钙化、空洞等多种性质的病灶可同时存在。

慢性纤维空洞型肺结核X线表现：①病灶多发生在肺上中野，范围广泛。②病灶可呈片状、斑点、索条状密度增高影以及钙化灶。③病灶可多种形式并存，渗出、增殖、播散、纤维、空洞等多种性质的病灶可同时存在，尤其病灶内存在多发空洞。④肺门上提，肺纹理受牵拉呈垂柳状。⑤同侧或对侧肺下野可见散在多发小片状密度增高影（支气管播散）。⑥两肺可见局限性肺气肿。⑦可见胸膜肥厚粘连。

（4）结核性胸膜炎（Ⅳ型）：可与肺内病变同时存在或单独存在，多见于儿童或青少年。临床分为干性结核性胸膜炎和渗出性结核性胸膜炎（即胸腔积液）两类。干性结核性胸膜炎无阳性X线表现；渗出性结核性胸膜炎的X线表现见胸腔积液。

10. 肺癌　起源于支气管黏膜上皮细胞、腺上皮细胞和肺泡上皮细胞的恶性肿瘤。按病变的部位临床分为：中心型肺癌、周围型肺癌、弥漫型肺癌。

（1）中心型肺癌：指发生于主支气管、肺叶支气管、肺段支气管（即肺段以上，包括肺段）的肺癌。中心型肺癌早期平片无异常发现，其典型X线表现为：①直接征象：肺门肿大和肺门肿块。②间接征象：包括阻塞性肺气肿、阻塞性肺炎、阻塞性肺不张。③转移征象：淋巴转移引起肺门和/或纵隔淋巴结肿大；骨骼转移引起周围骨质破坏，如肋骨、胸椎等；胸膜转移导致血性胸腔积液大量产生；心包转移引起心包积液等。

中心型肺癌支气管断层X线表现为：①支气管内息肉样软组织影。②支气管腔不规则或环形狭窄。③支气管腔呈锥状或鼠尾状狭窄及阻塞。④管腔截断现象，断端平直或呈杯口状。

（2）周围型肺癌：指发生于肺段以下，细支气管以上的肺癌。X线表现：①肺野内团块状密度增高影。②其密度较均匀，有时有钙化。③块影边缘不规则，可有分叶、长短毛刺、凹脐。④胸膜凹陷征。⑤块影内可有空洞。空洞表现为偏心性，厚壁，内壁凹凸不平。⑥转移征象，淋巴转移引起纵隔的淋巴结肿大；骨骼转移引起周围骨质破坏，如肋骨、胸椎等；胸膜转移导致血性胸腔积液大量产生；心包转移引起心包积液等。

（3）弥漫型肺癌X线表现：①一肺或两肺的弥漫病变，大小不等，边界不清的结节影或斑片影。②可融合成大片絮状影。

11. 肺转移瘤（肺转移癌）

（1）血行转移X线表现：①病灶发生在两肺中外带，也可局限在一侧肺野。②病灶常多发，呈棉球状密度增高影，大小不等。③中下肺野广泛粟粒状转移。④中下肺野多数小片影，类似支气管肺炎。⑤某些转移瘤内可形成薄壁或厚壁的空洞。⑥骨肉瘤转移瘤内可有钙化或骨化。

（2）淋巴转移X线表现：①肺门和/或纵隔淋巴结肿大。②自肺门向外呈放射状分布的索条状影。③沿索条状影可见微细的串珠状小致密点影。④肺外带纹理常呈网状。

（3）直接蔓延X线表现：指附近器官的恶性肿瘤，直接侵犯肺（纵隔、胸膜、胸壁），出现大小不等的恶性转移肿瘤。

12. 胸腔积液的X线表现

（1）游离性胸腔积液：①少量胸腔积液：X线表现为肋膈角变钝，液体随体位而变化。②中等量及大量胸腔积液X线表现：患侧胸中下部呈均匀性致密影，其上缘形成自外上斜向内下的凹面弧形，同侧膈和心缘下部被积液遮蔽；患侧肋间隙增宽，膈肌下降，气管纵隔向健侧移位。

（2）局限性胸腔积液：包括：包裹性积液、叶间积液、肺下积液。①包裹性积液：X线表现为靠近胸壁向肺野突出的半圆形或梭形致密影，边缘光滑锐利，其上、下缘与胸壁夹角呈钝角，病灶在透视下其内有波动感。②叶间积液：X线可见沿水平裂或斜裂的梭形致密影，边缘锐利。③肺下积液：X线表现为膈肌升高，"膈圆顶"最高点在外1/3，改变体位有液体流出。

13. 气胸　指各种原因导致空气进入胸膜腔内。X线表现：①靠近外侧胸壁纵向透光影。②透光影中无肺纹理。③可见肺压缩缘。④透视下可见纵隔摆动。

14. 液气胸　空气和液体在胸膜腔内并存。X线表现：气胸的表现，宽大液平面。

15. 肺不张　指支气管完全阻塞后，肺内气体消失，密度增高的改变。按阻塞的部位不同分为：一侧性肺不张和肺叶不张。

（1）一侧性肺不张的X线表现：①患侧肺密度增高。②纵隔向患侧移位。③膈肌升高。④肋间隙变窄。⑤健侧代偿性气肿。

（2）肺叶不张X线表现：①肺叶缩小。②肺叶密度增高。③叶间裂向心性移位。④膈肌升高。⑤纵隔可向患侧轻度移位。⑥肺不张周围代偿肺气肿。

16. 肺水肿　分为间质性肺水肿和肺泡性肺水肿。

（1）间质性肺水肿：X线表现为肺部出现各种间隔线，即Kerley线。①KerleyA线：多见于上叶，长为5～6cm、宽为0.5～1mm的斜行线状影，自肺野外带引向肺门，常见于急性左心衰竭早期，同时伴有肺门血管模糊不清，肺纹理增粗等。②KerleyB线：最常见，为肋膈角区长为2～3cm、宽为1～3mm的横行水平线状影，多见于慢性左心功能不全。③KerleyC线：多见于肺下野，呈网格状，常见于重度肺静脉高压，可伴有胸腔积液。

（2）肺泡性肺水肿：X线表现（亦称实质性肺水肿），①两肺广泛分布的边缘模糊的斑片状密度增高影。②严重者两肺大片状密度增高影，聚集于肺门区，呈"蝶翼状"。③片影短期内变化较大。主要见于急性肺水肿。

三、循环系统X线检查

（一）循环系统常用X线检查方法

1. 普通检查

（1）心脏透视：可从不同角度动态观察心脏、大血管的形态、大小、搏动及其与周围结构的关系。

（2）心脏摄片：①后前位像（即心脏正位像）。②心脏右前位像（心脏第一斜位像）：吞食硫酸钡。③心脏左前位像（心脏第二斜位像）。④心脏侧位像（左侧位像）：吞食硫酸钡。

2. 特殊检查　包括间接摄影、记波摄影。

3. 心血管造影检查　包括右心造影、左心造影、主动脉造影、冠状动脉造影。方法是从周围动脉插入特制塑型的导管先至升主动脉，然后分别进入左、右冠状动脉开口处，注入造影剂，行选择性造影。冠状动脉造影（冠造）是检查冠状动脉分布情况、有无冠状动脉缺血及缺血部位、范围、程度的最客观方法，对一些心血管疾病的诊断和鉴别诊断有重要意义，也是冠状动脉搭桥术或血管成形术前必须进行的检查。

4. 心脏 CT 检查

5. 心脏 MRI 检查

（二）循环系统常见疾病的 X 线表现

1. 风湿性心脏瓣膜病二尖瓣狭窄　X 线表现为：

（1）心脏呈梨形。

（2）肺动脉段凸出。

（3）左心耳增大。

（4）心右缘见"双重阴影"或"双心弧"阴影。

（5）肺门影增大、模糊，肺纹理增多、紊乱、模糊。

（6）可见 KerleyB 线。

（7）可见含铁血黄素沉着。

（8）左侧位像可见胸骨后间隙变小，心前缘与胸骨接触面增大；食管吞钡见左房压迹增大、增深，食管向后移位和脊柱重叠。

2. 风湿性心脏瓣膜病二尖瓣关闭不全　X 线表现为：①左心室增大，左下心缘延长，向左下方突出。②左侧位像可见心后间隙变小、消失。

3. 高血压性心脏病　高血压性心脏病是指由于长期动脉血压增高引起的心脏改变。X 线主要表现为：①主动脉球凸出。②心腰凹陷。③左心室增大，心尖向左下延伸。④靴形心。

4. 心包积液　当心包积液超过 300ml 时，可见如下 X 线改变：①心脏各个弧段消失。②心界向两侧扩大，呈烧瓶状。③心脏外形随体位改变而发生变化；卧位时上纵隔增宽。④透视下心脏搏动减弱或消失。⑤肺纹理减少。

5. 缩窄性心包炎　X 线表现为：①心脏边缘僵硬、不规则，心缘各个弧段分界不清，外形可呈多种形态改变。②心包钙化，呈线条状、片状、蛋壳状，这是缩窄性心包炎的特征性 X 线表现。③透视下心脏搏动减弱甚至消失。④上腔静脉扩张，上纵隔增宽。⑤左房压力高时可见肺瘀淤血征象。⑥可伴有胸腔积液或胸膜增厚、粘连表现。

四、消化系统 X 线检查

（一）消化系统常用 X 线检查方法

1. 普通检查

（1）腹部透视：立位透视适用于诊断肠梗阻、胃肠穿孔。

（2）腹部摄片：立位摄片适用于诊断肠梗阻、胃肠穿孔、胆系阳性结石等。

2. 胃肠道造影

（1）钡餐透视：①适应证：适用于食管静脉曲张、食管癌、消化性溃疡、消化道肿瘤等的诊断和鉴别诊断。②禁忌证：胃肠道穿孔、肠梗阻、上消化道大出血。

（2）钡灌肠：①适应证：肠梗阻、肠套叠、肠扭转、结肠息肉、结肠癌、溃疡性结肠炎等。②禁忌证：大量便血。

3. 胆系造影　检查胆系疾病，如结石、肿瘤。方法有：①口服胆囊造影。②静脉胆道造影。③术后 T 形管造影。④ ERCP（内窥镜逆行性胆胰管造影）。⑤ PTC（经皮肝穿刺胆道造影）。

4.CT 检查　用于检查消化腺（肝脏、胰腺、脾脏）和胆系疾病。方法有平扫检查和增强扫描检查。

5.MRI 检查　检查消化腺（肝脏、胰腺、脾脏）和胆系疾病。

（二）消化系统常见疾病 X 线表现

1. 胃溃疡　好发生于胃小弯，X 线表现如下：

（1）直接征象：龛影是胃溃疡的直接征象。表现为突出于胃轮廓外的乳头状、囊袋状或锥状龛影，边缘光滑整齐，密度均匀，底部平整，直径一般小于 2cm；龛影周围水肿形成环形透光带或见狭颈征；并可见周围黏膜向龛影聚集。

（2）间接征象：①痉挛切迹：多见于龛影对面的胃大弯和胃窦部。②胃分泌增加：可见空腹滞留液。③胃蠕动增强或减弱，张力可增加或减低，排空可加速或减慢，此外龛影处可有不同程度的压痛。这些间接征象在溃疡好转或愈合时，随之减弱或消失。较大的龛影愈合后可留一些瘢痕，使局部胃壁平坦蠕动减弱，较小的溃疡愈合后可不留瘢痕。

2. 十二指肠溃疡　好发于十二指肠球部，X 线表现如下：

（1）直接征象：龛影是十二指肠溃疡直接征象。表现为十二指肠球部圆形或椭圆形龛影，边缘光滑整齐，龛影周围环形透光带，可见放射状黏膜纠集。有的不出现龛影，而表现为十二指肠球部固定的变形，也可以诊断溃疡存在。

（2）间接征象：①激惹征象：表现为钡剂不能停留，迅速排出。②球部固定压痛。③幽门痉挛或导致梗阻。④胃分泌增多和胃张力及蠕动方面的改变。

3. 食管静脉曲张 见于肝硬化失代偿期门静脉高压时。X 线表现：

（1）早期食管静脉曲张发生于食管下段，X 线表现为：黏膜皱襞稍增粗、增宽或略有迂曲，有时因皱襞显示不连续而如虚线状，管壁边缘稍不整齐。

（2）中期典型 X 线表现为：食管中下段黏膜皱襞明显增宽、迂曲呈蚯蚓状或半球状充盈缺损，管边缘呈锯齿状。

（3）晚期病变范围逐渐向上发展，除有静脉曲张表现外，还可见食管张力降低、管腔明显扩张、蠕动减弱，钡剂排空延迟。

4. 食管癌 病理分为增生型、浸润型、溃疡型三种类型。X 线表现：①黏膜皱襞改变：正常皱襞消失、中断、破坏，代之以杂乱不规则的影像。②管腔狭窄：在浸润型食管癌，可见环状狭窄，狭窄范围较局限，边缘较整齐，与正常区分界清楚。钡剂通过受阻，其上方食管扩张。管腔狭窄可见于各型食管癌的进展期，范围较大，轮廓不规则，不对称，管壁僵硬。③腔内充盈缺损：癌瘤向腔内凸出，形成不规则、大小不等的充盈缺损，此为增生型食管癌的主要表现，常造成管腔狭窄。④溃疡型食管癌可见一较大的轮廓不规则的长形龛影，其长径与食管纵轴一致，周围有不规则的充盈缺损。⑤病变处食管局限性僵硬。

5. 胃癌 胃癌是常见的消化道肿瘤，好发年龄为 40～60 岁，好发部位为胃窦、胃小弯和贲门区，分为蕈伞型、浸润型、溃疡型三种类型。主要 X 线表现如下：

（1）充盈缺损：胃腔内出现形状不规则的充盈缺损，多见于蕈伞型胃癌。

（2）胃腔狭窄、胃壁僵硬、蠕动消失：多发生于浸润型，也可见于蕈伞型。

（3）龛影：见于溃疡型，特点是龛影位于胃轮廓之内，形状不规则，多成半月状，内缘不整齐，龛影周围绕以宽窄不一的透明带，即环堤，轮廓不规则而锐利，其中常见结节状或指压迹状充盈缺损，以上表现常称为半月综合征。

（4）黏膜皱襞破坏、消失或中断，形状固定不变。

（5）癌瘤区蠕动消失。

6. 胃良性溃疡与恶性溃疡的 X 线鉴别 见表 7-1。

表 7-1 胃良、恶性溃疡的 X 线鉴别

	良性溃疡	恶性溃疡
龛影形状	圆形或椭圆形，边缘光滑整齐	不规则，扁平，有多个尖角
龛影大小	一般直径小于 2cm	一般直径超过 2cm
龛影位置	凸出于胃轮廓外	位于胃轮廓之内

	良性溃疡	恶性溃疡
龛影周围和口部	黏膜水肿的表现如黏膜线、项圈征、狭颈征等，黏膜皱襞向龛影集中直达龛口	指压迹样充盈缺损，有不规则环堤，皱襞中断、破坏
附近胃壁	柔软，有蠕动波	僵硬，峭直，蠕动消失
龛影底部	较平坦	凹凸不平

7. 胃肠穿孔 立位或侧卧位腹部透视或平片可以帮助诊断有无胃肠穿孔，但不能确定穿孔发生的部位（胃、十二指肠或结肠）；另外，未见膈下游离气体，也不能完全除外胃肠穿孔。

胃肠穿孔的主要 X 线表现：腹腔内有低密度的游离气体影（立位出现在膈下），呈线条状或新月状密度减低影，随体位而变化。

8. 肠梗阻 肠梗阻分为机械性、动力性和血运性三种。机械性肠梗阻又分为单纯性和绞窄性两种。单纯性肠梗阻只有管腔狭窄、闭塞而无血运障碍；机械性肠梗阻者管腔闭塞和血运障碍并见。动力性肠梗阻包括麻痹性肠梗阻和痉挛性肠梗阻两种。肠梗阻的典型 X 线表现为：

（1）立位或侧卧水平位摄片可见梗阻部位以上肠管积气、扩张。

（2）扩张肠管内见宽大、呈阶梯状分布的液平面，随体位变化而发生改变。

9. 胆石症 根据 X 线是否显影分为阳性结石和阴性结石。

（1）腹平片 X 线表现：①阴性结石，不显影。②阳性结石者，在右上腹可见大小不等、形态不一的点状、颗粒状、块状密度增高影。腹部侧位像可见密度增高影在脊柱之前。

（2）胆道造影 X 线表现：当 X 线平片未发现阳性结石，而临床又高度怀疑有胆道结石时，可采用胆道造影检查。造影可见胆囊或胆管内充盈缺损，胆囊内的充盈缺损可随体位的变化而变化。

10. 胆道蛔虫症

（1）钡餐透视：在十二指肠降部显示有边缘光滑的可弯曲的条状密度减低影（蛔虫没有钻入胆总管部分）或十二指肠大乳头处钝圆形密度减低影。

（2）腹部平片：可见胆道积气，其内有弯曲的长条状软组织影。

11. 溃疡性结肠炎 病因不清，青壮年多见，病变好发于远端结肠，逐步侵犯全部结肠，甚至侵犯末端回肠。钡剂灌肠 X 线表现：

（1）结肠内见多发的、大小不等的龛影。

（2）结肠的边缘毛糙，典型者呈锯齿状。

（3）结肠黏膜迂曲、紊乱。

（4）结肠袋变浅或消失。

（5）结肠管腔狭窄。

五、泌尿系统 X 线检查

（一）泌尿系统常用 X 线检查方法

1. 普通检查　腹部摄片。用于观察肾的大小和形态、泌尿系阳性结石及钙化。

2. 造影检查　方法有：静脉肾盂造影（排泄性尿路造影）；逆行性尿路造影，包括逆行性膀胱造影和逆行性肾盂造影；腹主动脉造影与选择性肾动脉造影。

3. CT 检查

（1）平扫检查。

（2）增强扫描检查。

4. MRI 检查

（二）泌尿系统常见疾病的 X 线表现

1. 泌尿系结石　包括肾、输尿管、膀胱或尿道内结石。在腹部平片上显影的称为阳性结石，不显影的为阴性结石。

（1）肾结石的腹部平片表现：阳性结石时可见肾区内圆形、椭圆形、桑椹状、鹿角状密度增高影，密度不均或分层；腹部侧位像肾结石与脊柱重叠。阴性结石造影可见肾区内圆形、椭圆形、桑椹状、鹿角状充盈缺损，充盈缺损随体位可变化。

（2）输尿管结石的腹部平片表现：结石多发生在输尿管的三个狭窄处，阳性结石时可见椭圆形或长条状的纵轴与输尿管纵轴相一致密度增高影；阴性结石造影可见输尿管内圆形、椭圆形充盈缺损，纵轴与输尿管纵轴相一致。

（3）膀胱结石的腹部平片表现：阳性结石时，可见耻骨联合上方居盆腔中线部位的圆形、椭圆形或分层状的大小不等的密度增高影，可随体位变化而移动；阴性结石时造影可发现膀胱内充盈缺损影，随体位变化而位置改变。

（4）尿道结石：多发生于男性尿道狭窄处，多为阳性结石。尿道平片 X 线可见结石多呈椭圆形的密度增高影，结石的纵轴与尿道的纵轴相一致。

2. 泌尿系结核　泌尿系结核多继发于肺结核，病变主要侵犯肾脏，然后蔓延至输尿管和膀胱，多为单侧。

（1）肾结核 X 线表现：①腹部平片无明显变化，少数可见肾区内云絮状钙化。②静脉肾盂造影可见：肾盂、肾盏边缘不整，呈虫蚀样改变；肾实质内可看到与肾盂、肾盏相连的团块状造影剂密度增高影；肾盂、肾盏受压变形或移位。

（2）输尿管结核 X 线表现：①腹部平片无明显变化，少数可见输尿管点、条状钙化。②尿路造影可见：输尿管边缘毛糙、不规则，走行僵硬，输尿管粗细不均。

（3）膀胱结核 X 线表现：①腹部平片无明显变化，少数可见膀胱壁点、条状钙化。②尿路造影可见：膀胱壁边缘毛糙、不规则，典型者呈锯齿状；膀胱壁僵硬，形态不规整；膀胱体积变小，形态不整。

3. 肾癌

（1）腹部平片 X 线表现：①常可见肾影增大或一部分增大。②肾边缘可局限性凸出。③肾脏边缘不规则。④肾脏中心或边缘可有钙化。

（2）泌尿系造影 X 线表现：①肾小盏杯口不规则加深扩大。②"手握球征"：肿块压迫小盏杯口与穹隆，使两者形成一浅的长弧形。③"蜘蛛足征"：肿块压迫肾盏，使其普遍变细、变长、分离及侵蚀变形。④充盈缺损：肿块从一侧侵及肾盂使其形成充盈缺损，且往往使肾盂积水。⑤肾盂、肾盏移位。

六、骨与关节

（一）骨关节病常用 X 线检查方法

1. 透视检查　除了某些骨折或关节脱位复位时需要在透视下进行外，现已很少应用。

2. 摄片检查　是骨关节系统最常用的影像学检查方法。摄片不仅能显示病变的范围和程度，而且对于一些病变可做出定性诊断，特别是对钙化和骨皮质破坏的显示以及对病变的跟踪随访很有价值。正位及侧位是骨关节系统最常用的两个摄片位置，此外根据不同的位置和临床需要，还可摄斜位、切线位和轴位片。摄片范围应包括骨关节周围软组织；检查四肢长骨一端的病变时，应包括邻近关节；两侧对称的骨关节有时需同时投照，以利于观察对比。

（二）骨关节常见病的基本 X 线表现

1. 骨性关节炎　关节软骨退行性变，软骨表面不光滑、变薄，且可碎裂，游离于关节腔内，承重部分完全消失，使关节面骨皮质暴露。骨皮质硬化，于边缘形成骨赘。

（1）四肢关节（髋与膝关节）退行性骨关节病的 X 线表现：关节软骨破坏，而使关节间隙变窄，关节面变平，边角锐利或有骨赘突出，软骨下骨质致密，关节面下方骨内出现圆形或不规则形透明区。前者为退行性假囊形成，后者为骨内纤维组织增生所致。晚期除上述表现加重外，还可见关节半脱位和关节内游离骨体，但多不造成关节强直。

（2）脊椎小关节和椎间盘退行性变的 X 线表现：脊椎小关节改变包括上下关节

突变尖、关节面骨质硬化和关节间隙变窄。椎间盘退行性变表现为椎体边缘出现骨赘，相对之骨赘可连成骨桥；椎间隙前方可见小骨片，但不与椎体相连，为纤维环及邻近软组织骨化后形成；髓核退行性变则出现椎间隙变窄，椎体上下骨缘硬化。

2. 骨折 X线表现为锐利而透亮的骨折裂缝，骨小梁、骨皮质中断；四肢管状骨骨干骨折常见有横形、纵形、斜形、螺旋形和粉碎形等骨折线；骨端关节内松质骨骨折常见T形、Y形和嵌压骨折线；颅骨骨折常见塌陷或星状骨折线；椎体骨折常见压缩变形；完全骨折经常有断端位移；细微或不完全骨折有时候看不到明确的骨折线，而表现为骨皮质皱褶、成角、凹陷、裂痕，松质骨骨小梁中断、折屈。儿童青枝骨折常见于四肢长骨干，似嫩柳枝折断时外皮相连；除了骨折断端有移位、成角、重叠、缩短表明有错位外，如发现两端的皮质厚度不同、骨干粗细不一、髓腔宽窄不等时，都证明骨折端发生旋转错位。

3. 急性化脓性骨髓炎 X线表现：①软组织肿胀：在发病后2周内，可见肌肉间隙模糊或消失，皮下组织与肌肉间分界模糊。②发病2周后，干骺端骨松质中出现骨质破坏区，边缘模糊；骨质破坏向骨干延伸，范围扩大，小的破坏区融合而形成大的破坏区；骨皮质周围出现骨膜增生，新生骨广泛时可形成包壳。③死骨形成：可见沿骨长轴形成的长条形死骨，可引起病理性骨折。

4. 慢性化脓性骨髓炎 是急性化脓性骨髓炎未得到及时而充分治疗的结果，X线可见明显的修复，即：在骨破坏周围有骨质增生硬化现象；骨膜的新生骨增厚，并同骨皮质融合，呈分层状，外缘呈花边状；骨干增粗，轮廓不整，骨密度增高，甚至骨髓腔发生闭塞；仍可见骨质破坏和死骨。

5. 骨关节结核 骨结核多继发于肺结核，儿童和青年多见，发病部位以椎体、骺和干骺端为多，X线主要表现为骨质疏松和骨质破坏，部分可出现冷脓肿。

（1）骺、干骺端结核：骺和干骺端是长骨结核的好发部位。X线早期可见骨质疏松；在骨松质中可见局限性类圆形、边缘较清楚的骨质破坏区，邻近无明显骨质增生现象；骨质破坏区有时可见碎屑状死骨，密度不高，边缘模糊，称之为"泥沙"状死骨；骨膜反应轻微；病变发展破坏骺可侵入关节，形成关节结核，但很少向骨干发展；若病灶破坏骨皮质、骨膜，穿破软组织可形成瘘管，引起继发感染。

（2）关节结核：分为两种类型：①继发于骺、干骺端的结核称为骨型关节结核。骨型关节结核X线表现较为明显，即：在骺、干骺端结核征象的基础上，又有关节周围软组织肿胀、关节间隙不对称性狭窄或关节骨质破坏等。②结核菌经血行累及滑膜的称为滑膜型结核。这种类型关节结核以髋关节和膝关节常见，早期X线表现为关节囊和关节软组织肿胀，密度增高，关节间隙正常或增宽，周围骨骼骨质疏松；病变进展侵入关节软骨及软骨下骨质时，X线可见关节面及邻近骨质模糊及有虫蚀样不规则破坏，这种破坏多在关节边缘，而且上下两端相对应存在；再进一步发展，则关节软骨破坏导致关节间隙变窄，甚至消失；骨端可相互融合，发生关节畸形；因长期废用，患肢骨质疏松与萎缩。

（3）脊椎结核：脊柱结核是骨关节结核中最常见者，好发于儿童及青年，以腰椎最多，病变累及相邻的两个椎体，附件较少受累，临床上常有脊柱活动受限，局部冷痛，冷脓肿和窦道形成。

X线表现：①椎体骨质破坏，呈楔形变。②椎间隙变窄或消失。③椎旁脓肿。④病变部位脊柱后突畸形。

6. 骨肿瘤 分为原发性和转移性两种类型。原发性骨肿瘤又分为良性与恶性。X线检查不仅可以发现骨肿瘤的存在与否，还可帮助鉴别肿瘤的良恶，诊断是原发性还是转移性。

骨肿瘤可发生在几乎全身各处骨骼，不同骨肿瘤好发年龄和部位不同。一般原发骨肿瘤好发于长骨；转移瘤好发于躯干骨与四肢骨近侧的近端；骨巨细胞瘤好发于长骨骺部；骨肉瘤好发于长骨干骺部等。

（1）骨巨细胞瘤（又称破骨细胞瘤）：多见于20～40岁的青壮年，股骨下端、胫骨上端以及桡骨远端多发，良性多见，部分肿瘤可以是恶性。

X线平片可见：在病变骨干骺端偏侧性、膨胀性的骨质破坏透亮区，呈圆形、分叶状或椭圆形，骨皮质变薄向外膨出，边界清楚；透亮区内可见数量不等的骨嵴分隔成的小房征，少数破坏区无骨嵴，称为溶骨型。当肿瘤边缘出现筛孔状或虫蚀状骨破坏，骨嵴残缺紊乱，环绕骨干出现软组织肿块影时，提示恶性骨巨细胞瘤。

（2）骨肉瘤：多见于青少年，11～25岁的男性较多，好发于股骨下端、胫骨上端及肱骨上端，是最常见的原发性恶性肿瘤。主要临床症状为局部进行性疼痛、肿胀和功能障碍，局部皮肤发热并有浅静脉怒张。

X线主要表现为骨髓腔内不规则的骨破坏和骨增生，骨皮质破坏，骨膜增生和骨膜新生骨的再破坏，软组织肿块以及软组织肿块中的云絮状、斑块状肿瘤骨形成影等，肿瘤骨存在是诊断的重要依据。

根据X线表现的不同，骨肉瘤分为溶骨型、成骨型和混合型三种类型，混合型最多见。①溶骨型骨肉瘤：以骨质破坏为主要表现，可见病变部位不规则的大片状或斑片状溶骨性骨质破坏，边界不清；增生骨膜组织容易被肿瘤再破坏；由于溶骨严重，因而容易发生病理性骨折。②成骨型骨肉瘤：以肿瘤骨形成为主要X线表现，可见大片致密的骨质硬化改变，称为象牙质变；骨膜增生明显，骨皮质破坏；软组织中可见肿瘤骨（无骨小梁结构的硬化骨影）形成。③混合型骨肉瘤：兼有以上二者的骨质改变。

（3）骨转移瘤：是常见的恶性骨肿瘤，原发肿瘤（如乳癌、甲状腺癌、前列腺癌、肾癌、肺癌及鼻咽癌等）细胞通过血行转移至胸椎、腰椎、肋骨和股骨上段，以及髋骨、颅骨和肱骨等处，主要临床表现为进行性骨痛、病理骨折和截瘫。

根据 X 线表现的不同，将骨转移瘤分为溶骨型、成骨型和混合型三种，以溶骨型最多见。病变多发生在髓腔，易发生病理性骨折。

7. 椎间盘突出症　X 线平片可见：椎间隙均匀或不对称性狭窄，特点是后宽前窄；椎体边缘，尤其是后缘出现骨赘，系因椎间盘退行性变所致；脊椎排列变直或有侧弯现象。椎间盘结构属软组织密度，X 线不能直接观察，仅靠椎间隙和椎体骨质改变等间接征象推测病变的存在。

七、常见脑血管疾病的 CT 表现

1. 脑出血　主要病因是高血压、动脉硬化、脑血管畸形等。血肿演变分为急性期、吸收期和囊变期，吸收期多自发病后第 3 ～ 7 天，囊变期一般开始于发病 2 个月以后。其 CT 表现如下：

（1）急性期血肿呈圆形、椭圆形或不规则形密度增高影，边界清楚。

（2）密度增高影周围环形密度减低影（水肿带）。

（3）局部脑室受压移位。

（4）血液进入脑室或蛛网膜下腔时，可见脑室内或蛛网膜下腔内有积血影。

（5）吸收期可见血肿周围变模糊，水肿带增宽，血肿缩小、密度降低，小的血肿可以完全吸收。

（6）较大血肿在囊变期吸收后，常留下大小不等的囊腔，同时伴有不同程度的脑萎缩。

2. 蛛网膜下腔出血 CT 表现　脑沟、裂、池内密度增高影，脑沟、裂、池增大，严重者周围脑组织受压移位（少见）。

3. 脑梗死　多见于动脉硬化、各种原因的脑栓塞等。分为缺血性脑梗死、出血性脑梗死（梗死的同时伴有出血）、腔隙性脑梗死三种。

（1）缺血性脑梗死 CT 表现：①发病 12 ～ 24 小时，CT 无异常所见；少数病例在血管闭塞 6 小时即可显示大范围低密度区。②脑质内病变区域见片状密度减低影，边缘模糊或锐利（范围大的锐利），其部位、范围与闭塞血管供血区一致，皮质与髓质同时受累，多呈三角形或扇形，边界不清，密度不均，在等密度区内散在较高密度的斑点影代表梗死区内脑质的相对无损害区。③2 ～ 3 周，病变处密度越来越低，最后变为等密度而不可见。

（2）出血性脑梗死 CT 表现：在密度减低的脑梗死灶内，见到不规则斑点状或片状高密度出血灶影；由于占位效应，脑室轻度受压，中线轻度移位；2～3周，病变处密度逐渐变低。

（3）腔隙性脑梗死CT表现：①发病12～24小时，CT无异常所见。②典型者可见小片状密度减低影，边缘模糊。③无占位效应。

第二节　心电图检查

一、心电图常用导联及心电图机的使用

（一）心电图常用导联

1. 标准导联　是最早使用的双极肢导联，反映两个肢体之间的电位差。标准导联有3个，分别是：

（1）Ⅰ导联：左上肢与心电图机正极相连，右上肢与其负极相连。

（2）Ⅱ导联：左下肢与心电图机正极相连，右上肢与其负极相连。

（3）Ⅲ导联：左下肢与心电图机正极相连，左上肢与其负极相连。

2. 加压单极肢导联　有以下3个，分别是：

（1）加压单极右上肢导联（aVR）：探查电极置于右上肢并与心电图机正极相连；左上、下肢连接在一起，构成无干电极并与心电图机负极相连。

（2）加压单极左上肢导联（aVL）：探查电极置于左上肢，右上肢与左下肢连接在一起构成无干电极。

（3）加压单极左下肢导联（aVF）：探查电极置于左下肢，左、右上肢连接在一起构成无干电极。

3. 胸导联　胸导联属单极导联，所测的是探查电极所在部位的电位变化。常用的胸导联有6个，分别是：

（1）V_1导联：胸骨右缘第4肋间。

（2）V_2导联：胸骨左缘第4肋间。

（3）V_3导联：V_2与V_4连线的中点。

（4）V_4导联：第五肋间与左锁骨中线相交处。

（5）V_5导联：左腋前线与V_4水平线相交处。

（6）V_6导联：左腋中线与V_4水平线相交处。

（二）心电图机的使用方法

1. 接通电源。

2. 正确连接探查电极　先将探查电极连接部位皮肤涂抹导电糊或生理盐水，以减少干扰。之后，接探查电极。探查电极的连接方法是：红色接右上肢，黄色接左上肢，黑色接右下肢，绿色接左下肢，白色按标识接胸部各导联。

3. 检查是否为标准电压（1mV）、标准纸速（25mm/s）。

4. 嘱被检查者平静呼吸数分钟后，按压起动开关自动描记心电图，或通过手动开关调节至所需导联后描记心电图。

二、心电图的临床应用价值

心电图检查是临床诊断疾病，尤其是心血管疾病的重要方法之一。心电图的主要应用范围和价值如下：

1. 分析与鉴别各种心律失常。心电图是检查心律失常最精确的方法，不但可帮助确诊体格检查中所发现的异常，而且可确诊体格检查无法发现的病变。

2. 确诊心肌梗死及急性冠状动脉供血不足。心电图可确定心肌梗死的有无、病变部位、范围、演变及分期，帮助诊断有无心肌缺血以及缺血部位等。

3. 协助诊断慢性冠状动脉供血不足、心肌炎及心肌病。

4. 判定有无心房、心室肥大，从而协助某些心脏病的诊断。

5. 协助诊断心包疾病，如急性心包炎。

6. 观察某些药物对心肌的影响，包括治疗心血管病的药物（如强心苷、抗心律失常药物）及对心肌有损害的药物。

7. 对某些电解质紊乱（如血钾、血钙的过高或过低）不仅有助于诊断，而且有助于指导治疗及判断疗效。

8. 心电监护已广泛应用于心脏外科手术、心导管检查、人工心脏起搏、电击复律、心脏复苏及其他危重病症的抢救，可及时发现心率及节律变化、心肌供血情况等，从而做出相应处理。

但心电图检查也存在局限性，表现在：①心电图对心脏病的病因不能做出诊断。②心电图正常也不能排除心脏病变存在。如轻度的心脏瓣膜病或某些心血管疾病的早期可能病变未达一定程度而心电图正常，双侧心室肥大时因电压互相抵消而心电图正常。③心电图不正常也不能肯定有心脏病。因为影响心电图改变的原因很多，如内分泌失调、电解质紊乱、药物作用等都可引起心电图异常，偶发早搏亦常见于健康人。④某些心电图改变并无特异性，故只能提供诊断参考。如左心室肥大可见于高血压性心脏病、主动脉瓣疾病、左房室瓣关闭不全，亦可见于冠心病。⑤心电图亦不能反映心脏的储备功能。

三、心电图各波段的测量方法及其正常范围

（一）心电图各波段的测量方法

1. 心电图记录纸的组成　心电图记录纸是由许多边长为1mm的正方形小格组成。纸的横向距离代表时间，即每小格（1mm）代表0.04秒；纵向距离代表电压，即每小格（1mm）代表0.1mV。常规心电图的纸速为25mm/s；定准电压为1mV。

2. 心率的计算　测量P-P间距或R-R间距，以秒为单位，除60后所得值即为心率。心律不齐者，需连续测量5～10个P-P间距或R-R间距，取其平均值，然后计算心率。心电图心率计算公式：心率（次/分）=60/P-P（或R-R）间距平均值（秒）。另外，心率也可通过测得P-P（或R-R）间距平均值后，查表获得。

3. 心电图各波段的测量方法

（1）各波振幅（电压）的测量方法：测量向上的波应自等电位线的上缘垂直测量到波的顶端；测量向下的波应自等电位线的下缘垂直测量到波的底端。若为双向P波，上下振幅的绝对值之和为其电压数值。

（2）各波时间的测量方法：选择波形比较清晰的导联，从波的起始部内缘测量到其终末部内缘。若为双向P波，应该测量2个方向总的时间。

（3）室壁激动时间（VAT）的测量方法：从QRS波群的起点测量到R波顶点与等电位线垂线相交点之间的距离。若R波有切迹或有R'波，则以最后的R'波顶点为准。一般只测量V$_1$和V$_5$导联。

（4）各间期的测量方法：①P-R间期：选择有明显P波或R波的导联（如Ⅱ导联），自P波起始点测量到QRS波群起始点。②Q-T间期：多选择T波较清楚、Q-T间期最长的导联，从QRS波群起始点测量到T波的终点。

（5）S-T段移位的测量方法：测量S-T段抬高的程度，应自等电位线上缘垂直测量到S-T段上缘；测量S-T段下移的程度，应自等电位线的下缘垂直测量到S-T段的下缘。S-T段移位的测量应选择基线较为平直的导联，一般应与T-P段相比较，如T-P段不明显，可与P-R段比较。斜行向上的S-T段，以J点作为判断S-T段移位的依据；斜行向下的S-T段则以J点后0.08秒处作为判断S-T段移位的依据。

（6）12导联同步心电图记录的测量方法：除下列各波段时间和间期的测量有所不同外，其余方法同上。①测量P波和QRS波群的时间，从12导联同步心电图中最早的P波起始点测量到最晚的P波终点，从最早的QRS波群起始点测量到最晚的QRS波群终点。②测量P-R间期，从12导联同步心电图中最早的P波起始点测量到最早的QRS波群起始点。③测量Q-T间期，从12导联同步心电图中最早的

QRS 波群起始点测量到最晚的 T 波终点。

4. 心电轴的测量方法及其临床意义　　心电轴是平均心电轴的简称，它是心脏激动过程中全部瞬间综合向量形成的总向量。

（1）心电轴的测量方法：心电轴的测量方法有 3 种，分别为目测法、振幅法、查表法。目测法，即根据Ⅰ、Ⅲ导联 QRS 波群的主波方向进行判断。如果Ⅰ、Ⅲ导联 QRS 波群的主波方向均向上，则电轴不偏；若Ⅰ导联 QRS 波群的主波方向向上，而Ⅲ导联 QRS 波群的主波方向向下，则心电轴左偏；若Ⅰ导联 QRS 波群的主波方向向下，而Ⅲ导联 QRS 波群的主波方向向上，则为心电轴右偏；如果Ⅰ、Ⅲ导联 QRS 波群的主波方向均向下，则为心电轴极度右偏。

（2）心电轴的临床意义：正常心电轴一般在 0 度～ 90 度。电轴从 +90 度顺时针方向转动至 –90 度范围为心电轴右偏；从 +30 度逆时针方向转动至 –90 度范围为心电轴左偏。心电轴轻度、中度左偏或右偏不一定是病态。左心室肥大、大量腹水、肥胖、妊娠、横位心脏等，可使心电轴左偏。右心室肥大、广泛心肌梗死、肺气肿、垂直位心脏等，可使心电轴右偏。

（二）心电图各波段的正常范围

1. P 波　　P 波代表左、右心房去极时的电位和时间的变化。正常 P 波在多数导联呈钝圆形，有时可有轻微切迹，但切迹双峰之间的距离 < 0.04 秒。正常 P 波在 aVF 导联倒置，Ⅰ、Ⅱ、V_3～ V_6 导联直立，其余导联（Ⅲ、aVL、V_1、V_2）可直立、低平、双向或倒置。正常 P 波的时间 ≤ 0.11 秒；其电压在肢导联 < 0.25mV，胸导联 < 0.2mV。

P 波在 aVR 导联直立，Ⅱ、Ⅲ、aVF 导联倒置时，称为逆行型 P′波，表示激动自房室交界区逆行向心房传导。P 波时间 > 0.11 秒，且切迹双峰间的距离 ≥ 0.04 秒，提示左心房肥大；P 波电压在肢导联 ≥ 0.25mV、胸导联 ≥ 0.2mV，常表示右心房肥大。P 波低平无病理意义。

2. P–R 间期　　P–R 间期代表心房去极开始至心室开始去极的时间，相当于激动自窦房结发出后经心房、房室交界区、房室束、左右束支、浦肯野纤维传到心室肌的时间。成年人心率在正常范围时，P–R 间期为 0.12 ～ 0.20 秒。P–R 间期受年龄和心率的影响，年龄小或心率快时 P–R 间期较短，年龄大或心率慢时 P–R 间期较长。

P–R 间期超过正常最高值者称为 P–R 间期延长，见于Ⅰ度房室传导阻滞。P–R 间期 < 0.12 秒，而 P 波形态、方向正常，见于预激综合征；P–R 间期 < 0.12 秒，且伴有逆行型 P 波时，见于房室交界区心律。

3. QRS 波群　　QRS 波群代表左、右心室去极过程电位和时间的变化。

（1）QRS 波群时间：正常成人 QRS 波群时间为 0.06 ～ 0.10 秒；婴儿与幼童为 0.04 ～ 0.08 秒，并随年龄增加而逐渐接近成人。正常成人，V_1 导联 VAT ＜ 0.03 秒，V_5 导联 VAT ＜ 0.05 秒。QRS 波群时间或 VAT 延长，见于心室肥大、心室内传导阻滞及预激综合征。

（2）QRS 波群形态与电压：正常人 V_1、V_2 导联为 rS 型，R/S ＜ 1，R_{V1} ＜ 1.0mV，反映右心室壁去极的电位变化，如超过此值可能为右心室肥大。V_5、V_6 导联呈 qR、qR_S、R_S 型，R/S ＞ 1，R_{V5} ＜ 2.5mV，反映左心室壁去极的电位变化，如超过这些值可能为左心室肥大。V_3、V_4 导联为过渡区图形，呈 RS 型，R/S 比值接近于 1。正常人的胸导联，自 V_1 至 V_5 R 波逐渐增高至最大，S 波逐渐变小甚至消失。如果过渡区图形出现于 V_1、V_2 导联，表示心脏有逆钟向转位；如果过渡区图形出现在 V_5、V_6 导联，表示心脏有顺钟向转位。在 aVR 导联，QRS 波群主波向下，可呈 QS、Qr、rS 或 rSr'型，R_{aVR} ＜ 0.5mV，如超过此值可能为右心室肥大。aVL 及 aVF 导联，QRS 波群形态不定，可呈 qR、qRs 或 Rs 型等，但 R_{aVL} ＜ 1.2mV，R_{aVF} ＜ 2.0mV，如超过此值可能为左室肥大。在标准导联，QRS 波群的波形变化也很大，但 II 导联上 QRS 波群主波向上，I、III 导联上 QRS 波群的形态随 QRS 平均心电轴而变化。

如果 6 个肢体导联中，每个 QRS 波群中向上及向下波电压的绝对值之和都小于 0.5mV 或（和）每个胸导联 QRS 波群中向上及向下波电压的绝对值之和都小于 0.8mV 称为低电压。个别导联的 QRS 波群振幅很小并无病理意义。低电压除可见于少数正常人外，多见于肺气肿、心包积液、全身水肿、心肌梗死、心肌病、黏液性水肿、缩窄性心包炎等。

（3）Q 波：正常人除 aVR 导联可呈 QS 或 Qr 型外，其他导联 Q 波的振幅不得超过同导联 R 波的 1/4，时间＜ 0.04 秒。正常情况下，V_1、V_2 导联不应有 Q 波，但可呈 QS 型，V_3 导联极少有 Q 波。超过正常范围的 Q 波称为异常 Q 波，常见于心肌梗死。

4. J 点　QRS 波群的终末与 S-T 段起始的交接点称为 J 点。J 点大多在等电位线上，通常随着 S-T 段的偏移而发生移位。

5. S-T 段　正常 S-T 段多为一等电位线，有时亦可有轻微偏移，但在任何导联 S-T 段下移不应超过 0.05mV；S-T 段抬高在 V_1 ～ V_3 联不超过 0.3mV，其他导联均不应超过 0.1mV。

S-T 段下移超过正常范围见于心肌缺血、心肌损害、洋地黄作用、心室肥厚及束支传导阻滞等。S-T 段上抬超过正常范围且弓背向上见于急性心肌梗死，弓背向下的抬高见于急性心包炎。S-T 段上抬亦可见于变异型心绞痛和室壁膨胀瘤。

6. T 波　T 波是 T 向量环在各导联轴上的投影，代表心室快速（晚期）复极时的电位改变。正常 T 波是一个不对称的宽大而光滑的波；T 波直立时升支比降支稍长，倒置时降支比升支稍长，总之是前支较长、后支较短的波形。正常情况下，T 波的方向与 QRS 波群主波方向一致，即 aVR 导联倒置，Ⅰ、Ⅱ、$V_4 \sim V_6$ 导联直立，其余导联的 T 波可以直立、双向或倒置，但若 V_1 导联 T 波直立，V_2、V_3 导联 T 波就不应倒置。在 R 波为主的导联中，T 波电压不应低于同导联 R 波的 1/10。

在 QRS 波群主波向上的导联中，T 波低平、双向或倒置见于心肌缺血、心肌损害、低血钾、低血钙、洋地黄效应、心室肥厚及心室内传导阻滞等。T 波高耸见于急性心肌梗死早期和高血钾。

7. Q-T 间期　Q-T 间期代表心室去极和复极所需时间的总和。Q-T 间期与心率快慢密切相关，心率越快，Q-T 间期越短；心率越慢，Q-T 间期越长。心率在 60 ～ 100 次 / 分时，Q-T 间期的正常范围为 0.32 ～ 0.44 秒。由于 Q-T 间期受心率影响很大，所以常用校正的 Q-T 间期（QT_C）。QT_C 就是 R-R 间期为 1 秒（心率 60 次 / 分）时的 Q-T 间期。一般女性的 Q-T 间期较男性稍长。Q-T 间期延长常见于心肌损害、心肌缺血、心室肥大、心室内传导阻滞、心肌炎、心肌病、低血钙、低血钾、Q-T 间期延长综合征以及药物（如奎尼丁、胺碘酮）作用等。Q-T 间期缩短见于高血钙、高血钾、洋地黄效应。

8. U 波　U 波是 T 波后 0.02 ～ 0.04 秒出现的一个低平波，波形圆钝，在胸导联上（尤其 V_3）较清楚。U 波的方向与 T 波方向一致，但在胸导联全部是直立的。U 波电压较小，肢导联一般在 0.05mV 以下，V_3 导联上最高，有时可达 0.2 ～ 0.3mV。U 波与 T 波之间有等电位线，称 T-U 段；在病理情况下，U 波可与 T 波相连接或融合，因而不易与有切迹或双向的 T 波区别。U 波增高最常见于低血钾。

四、心室肥大、心肌缺血及常见心律失常的心电图特征

1. 左心室肥大的心电图表现　① QRS 波群电压增高的表现：$R_{V5} > 2.5mV$；$R_{V5} + S_{V1} > 4.0mV$（男）或 3.5mV（女）；$R_I > 1.5mV$；$R_{aVL} > 1.2mV$；$R_{aVF} > 2.0mV$；$R_I + S_{III} > 2.5mV$。② QRS 时间延长达 0.10 ～ 0.11 秒，V_5 导联 VAT > 0.05 秒。③ ST-T 改变：V_5 或以 R 波为主的导联上，S-T 段下移、T 波低平或倒置。④心电轴左偏，但一般不超过 -30 度。

左室高电压为诊断左心室肥大的基本条件，其他 3 项可作为辅助指标。一般说来，具备上述条件越多、超过正常范围越大，诊断可靠性越大。

仅有 QRS 波群电压增高表现而无其他任何阳性指标者，称为左室高电压，可见于左心室肥大，也可见于青年人或经常体力锻炼者。仅有 V_5 导联或以 R 波为主导联 S-T 段下移 > 0.05mV，T 波低平、双向或倒置者，为左心室劳损，可由多种

病因引起。如同时有 QRS 波群电压增高及 ST–T 改变者，称为左室肥大伴劳损。

左心室肥大常见于高血压性心脏病、左房室瓣关闭不全、主动脉瓣病变、冠心病、心肌病等。

2. 右心室肥大的心电图表现 ① QRS 波群电压增高：$R_{V1} > 1.0mV$，$R_{V1} + S_{V5} > 1.2mV$，$R_{aVR} > 0.5mV$。② QRS 波群形态改变：$V_1 R/S > 1$，$V_5 R/S < 1$，aVR R/Q > 1 或 R/S > 1。③心电轴右偏，尤其是 > ＋110 度者。④ V_1 导联 VAT > 0.03 秒，但 QRS 波群时间并不延长。⑤右侧胸导联（如 V_1、V_3R）出现 S–T 段压低及 T 波低平、双向或倒置。

上述指标中 QRS 波群电压增高和形态改变以及电轴右偏是诊断右心室肥大的可靠条件，其他各项仅具有参考意义。心电图诊断明显右心室肥大的准确性较高，但早期发现还有一定困难。

右心室肥大心电图常见于慢性肺源性心脏病、左房室瓣狭窄、房间隔缺损及肺动脉瓣狭窄等，亦可见于正常婴幼儿。

3. 急性心肌缺血的心电图表现

（1）典型心绞痛：面对缺血区的导联上出现 S–T 段水平型或下垂型下移 ≥ 0.1mV，T 波低平、双向或倒置，时间一般小于 15 分钟。

（2）变异型心绞痛：常于休息或安静时发病，发作时间较长、程度较重，使用硝酸甘油无效。心电图可见 S–T 段抬高，常常伴有 T 波高耸，对应导联 S–T 段下移。

（3）无痛性心肌缺血：临床无症状，心电图检查发现一过性 ST–T 改变。

4. 慢性冠状动脉供血不足的心电图表现

（1）S–T 段改变：在 R 波占优势的导联上，S–T 段呈水平型或下垂型压低，≥ 0.05mV。

（2）T 波改变：表现为低平、双向（尤其是先负后正）或倒置。

5. 急性心肌梗死的心电图表现 心肌梗死是持久而严重的心肌急性缺血所引起的部分心肌坏死。按病理分布范围可分为透壁性和心内膜下心肌梗死两类。透壁性心肌梗死较常见，其坏死累及心壁的 1/2 ～ 2/3，心电图上常有"坏死型"Q 波；心内膜下心肌梗死则限于心内膜下的内层心肌，心电图上常无病理性 Q 波。近年来，根据心电图上有无"坏死型"Q 波，分为有 Q 波心肌梗死及无 Q 波心肌梗死。心肌梗死多发生于心室肌（尤其是左心室），根据梗死部位心肌受损的程度分为 3 个区域：中心坏死区，坏死区周围的严重损伤区，最外周的缺血区。心肌梗死的基本图形有：

（1）缺血性 T 波改变：早期（缺血发生在内膜下肌层时）表现为面向缺血区导

联上出现两支对称的巨大直立高耸 T 波；当缺血发展至外膜下肌层时，面向缺血区导联上出现两支对称的倒置 T 波，称为"冠状 T 波"。

（2）损伤型 S-T 段改变：表现为心电图相应导联上 S-T 段弓背向上的抬高。

（3）坏死型 Q 波改变：表现为面对梗死区导联上 Q 波加深 ≥ 1/4R、增宽 ≥ 0.04s，R 波振幅降低，甚至消失而呈 QS 型。

6. 窦性心动过速的心电图表现

（1）具有窦性心律的特点，即：①窦性 P 波（P 波在 Ⅰ、Ⅱ、aVF 导联 $V_3 \sim V_6$ 直立，aVR 导联倒置）。②P-R 间期 ≥ 0.12 秒。

（2）心率在 100 ～ 160 次 / 分。

7. 室性过早搏动（简称室早）的心电图表现

（1）提早出现的 QRS-T 波群，其前无提早出现的异位 P′ 波。

（2）提早出现的 QRS 波群宽而畸形，时间 ≥ 0.12 秒。

（3）T 波方向与 QRS 波群主波方向相反。

（4）有完全性代偿间期，即室早前后两个窦性 P 波的时距等于两个窦性 P-P 间距。

8. 阵发性室上性心动过速（简称阵发性室上速）的心电图表现

（1）相当于一系列连续很快的房性或交界性早搏（连续 3 次或以上），其频率大多数为 160 ～ 250 次 / 分，节律一般绝对规则。

（2）QRS 波群形态基本正常，QRS 时间 ≤ 0.10 秒；伴室内差异性传导时，QRS 波群增宽、畸形。

（3）ST-T 可无变化，但发作时可见 ST 段下移和 T 波倒置。

（4）如能确定房性 P′ 波存在，且 P′-R 间期 ≥ 0.12 秒，则称为房性心动过速。如能确定逆行性 P′ 波存在，P′-R 间期 < 0.12 秒或 R-P′ 间期 < 0.20 秒，则称为房室交界性心动过速。

9. 室性心动过速（简称室速） 是指 3 个或 3 个以上连续出现的室性早搏，频率大于 100 次 / 分时所形成的异位心律。心电图表现如下。

（1）连续 3 个或 3 个以上的室性早搏，频率 ≥ 100 次 /min。R-R 大致相等，室律可略有不齐。

（2）QRS 波群宽大、畸形，时间 ≥ 0.12 秒。

（3）T 波方向与 QRS 波群主波向相反。

（4）P 波与 QRS 波群之间无固定关系，而各有其固定的规律性，即 P-P 间距相等、R-R 间距相等。

（5）偶见心室夺获或室性融合波。这是判断室性心动过速的最可靠依据。

10. 心房颤动（简称房颤） 是一种常见的心律失常。可以是阵发性，也可以是持续性。心电图表现：

（1）P 波消失，代之以一系列大小、形态及间距均不等的心房颤动波（f 波），f 波的频率为 350～600 次/分。f 波在 V_1 导联最清楚，其次为 Ⅱ、Ⅲ、aVF 导联。

（2）R-R 间距绝对不规则。心室率多在 120～180 次/分。

（3）QRS 波群形态正常。有时因发生心室内差异性传导而出现 QRS 波群增宽畸形。

11. 心室颤动（简称室颤） 室颤是心室肌不规则的乱颤，是最严重的心律失常，也是猝死的常见原因。其心电图表现如下：

（1）QRS-T 完全消失，代之以形状不一、大小不等、节律极不规则的心室颤动波。

（2）室颤波的频率为 250～500 次/分。颤动波由粗变细，最终变为等电位线。

12. 房室传导阻滞 房室传导阻滞是指激动从心房传到心室的过程中异常延迟，部分或所有激动不能通过传导组织到达心室。根据其表现的不同分为以下几种：

（1）Ⅰ度房室传导阻滞：指房室交界区的相对不应期延长而引起的房室传导时间延长，但每个心房激动都能传入心室。心电图表现为：①窦性 P 波之后均伴有 QRS 波群。②P-R 间期延长，P-R 间期 ≥ 0.21 秒。

（2）Ⅱ 房室传导阻滞：指房室交界区的不应期延长，心房激动有一部分落在不应期之内，不能传入心室；另一部分落在不应期之外，可以传入心室。心电图上表现为有的 P 波后面有 QRS 波群，有的 P 波后面没有 QRS 波群（心室脱漏）。传导阻滞的程度可用房室传导比例表示，P 波与 QRS 波群可呈 3：2、4：3、5：4 等不同传导比例。3：2 房室传导表示 3 次心房激动只有 2 次传入心室，有 1 次心房激动未能下传。Ⅱ度房室传导阻滞可分为两型。①Ⅱ度Ⅰ型（又称莫氏Ⅰ型或文氏现象），心电图表现为：P 波规律地出现；P-R 间期逐渐延长，直到一个 P 波后无 QRS 波群，脱落后的第一个 P-R 间期又缩短，如此周而复始，这种现象称为房室传导的文氏现象。②Ⅱ度Ⅱ型（又称莫氏Ⅱ型），心电图表现为：P 波规律地出现，P-R 间期恒定。恒定的 P-R 间期时间可以正常，也可以是延长的。下传的 QRS 波群形态正常或增宽、畸形。房室传导比例可呈 3：2、4：3 等。

（3）Ⅲ度房室传导阻滞：表现为①P 波和 QRS 波群完全无关而各有其固定的规律性，即 P-P 间距相等，R-P 间距相等。②P 波频率高于 QRS 波群频率。③QRS 波群形态取决于心室起搏点位置的高低。如起搏点位于希氏束分叉以上，则 QRS 波群形态正常，心室率 40～60 次/分。若起搏点位于希氏束分叉以下，则 QRS 波群增宽、畸形，心室率常在 40 次/分以下。起搏点的位置越低，QRS 波群增宽、畸形越显著，室率越慢且越不稳定，越容易发生心室颤动或心室停顿。

第三节　超声波检查

一、超声检查在临床诊疗中的作用

1.超声诊断学属影像学范畴，具有直观、动态、方便、快捷、无创、可反复检查等优势。其原理是利用超声传播的特性，从人体各部位组织器官声阻抗值的变化或运动状态变化获得诊断信息，结合其他临床资料综合分析做出诊断。二维超声显示平面图形，三维超声显示立体图像，彩色多普勒超声不仅能够显示病变形态、范围及与周围脏器的关系，还可显示脏器及病灶的血流动力学状况。随着超声技术的不断发展，应用范围更加广泛，床旁超声、术中超声、腔内超声、经食管超声、超声造影、冠脉内超声、超声介入治疗等在临床诊疗过程中起着越来越重要的作用。

2.超声诊断的内容是脏器和病灶的物理特性，不同于病理学诊断。同一病变的不同阶段，超声图像表现可不相同，而不同疾病由于物理性质相似，超声图像则有可能相似或相同。因此，有些病变通过超声检查即可明确诊断，如结石、早孕、先天性心脏病、静脉血栓等；有些病变则只能通过观察病变大小、位置、形态，进行物理性质的描述与病因推断，为临床诊断提供参考。

3.超声检查的主要用途

（1）检测实质性脏器的大小、形态、边界及内部回声，如肝脏、脾脏、肾脏、胰腺、子宫、卵巢的各径线值，并了解其外形和内部结构情况等。

（2）检测某些囊性器官（如胆囊、膀胱、胃等）的形态、走向及功能状态。

（3）检测心脏、大血管和外周血管的结构、功能及血流动力学状态，包括对各种先天性和后天性心脏病、血管畸形及闭塞性血管病等的诊断。

（4）检测各种局灶性病变的物理特性，鉴别局灶性病变是囊性还是实性，部分还可鉴别病变的良、恶性。

（5）检测积液（包括胸腔积液、腹腔积液、心包积液、胆汁淤积、肾盂积液及脓肿等）的存在与否，估计积液量。

（6）某些器官病变治疗后的动态随访。

（7）引导穿刺、活检及导管插入，即介入性超声的应用。

二、超声适应证及常见病超声表现

（一）腹部超声

腹部超声的检查内容包括肝、胆、胰、脾，除用于常规查体外，腹部超声还用于有关脏器病变的辅助诊断。一般要求检查前禁食 8 小时以上，以使胆囊充盈并排除胃肠气体干扰；评价胆囊收缩功能时，需在空腹和脂餐后分别进行超声检查。

1. 肝脏超声检查适应证

（1）右上腹部疼痛不适者。

（2）肝脏肿大者。

（3）肝功能异常，疑有肝硬变者。

（4）原因不明的黄疸。

（5）原因不明的发热，怀疑肝脓肿者。

（6）疑有肝原发性或转移性肿瘤。

（7）肝囊性病变，如肝囊肿、多囊肝、肝包虫病等。

（8）腹部外伤，怀疑肝脏受损。

（9）肝脏病变的追踪观察。

（10）肝脏穿刺活检及介入性治疗。

2. 肝脏常见病超声表现

（1）脂肪肝：超声可见：①肝脏轻度或中度增大，包膜光滑，边缘变钝。②近场肝实质回声弥漫性增强细腻，呈"云雾状"，远场回声衰减。③肝内管道结构显示不清，血流信号减少。

（2）肝囊肿：超声可见：①肝内可见无回声区，大小、数目不等。②多呈圆形或椭圆形，囊腔透声好，囊壁光滑，侧壁回声失落，后方回声增强。③囊腔内无血流信号。较大囊肿可使周边血管受压移位。④多囊肝表现为肝脏形态失常，囊肿弥漫性分布，大小、形态不规则，常伴有多囊肾。

（3）肝硬化：超声可见：①早期肝脏增大，晚期肝脏不同程度萎缩，形态不规则，肝表面凹凸不平或呈锯齿状。②肝实质回声增强增粗，结节样回声弥漫性分布。③肝内血管分布失常，粗细不均，门静脉高压形成时可见门静脉增宽。④可伴有脾肿大、腹水。

（4）肝癌：超声可见：①原发性肝癌：分为巨块型、结节型、弥漫型三种类型。巨块型超声可见病灶巨大，常在 10cm 以上，形态不规则，边缘不清晰，回声不均匀，周边多有低回声晕；结节型一般 < 5cm，单发或多发，内部回声不均，边界较清晰，较小结节多为低回声；弥漫型超声可见肝实质回声增粗紊乱，结节弥漫

分布，大小不等，肝内血管扭曲变细，走行异常，常伴门脉癌栓。②转移性肝癌：具有多形性的特点，来源脏器不同，声像图表现亦不同。可见高回声、低回声、混合回声、中心液化或钙化、牛眼征等。

3. 胆系超声检查适应证

（1）右上腹疼痛向右肩背部放射，墨菲征阳性者。

（2）腹部剧痛，怀疑结石嵌顿或胆道蛔虫。

（3）疑有胆道系统结石、炎症、肿瘤者。

（4）不明原因黄疸的鉴别诊断。

（5）疑有胆道先天发育异常者。

4. 胆系常见病超声表现

（1）慢性胆囊炎：超声可见：①炎症较轻者可无明显声像图改变。②多数患者见胆囊壁增厚毛糙，回声增强，囊内透声差，多伴有结石。③脂餐试验可检查胆囊收缩功能。④胆囊变形或萎缩，囊腔变小，显示不清。

（2）胆囊结石：超声可见：①胆囊内可见一个或多个强回声团，后方多伴有声影，可随体位变化向重力方向移动。②结石嵌顿时，胆囊颈部可见结石影，不移动，胆囊增大，透声差，胆汁淤积。③充满型结石看不到完整胆囊及结石轮廓，囊内胆汁无回声区减少或消失，仅见胆囊前壁的弧形强回声带伴宽大声影。④泥沙样结石表现为多个细小强回声光点沉聚于胆囊低位，后方有声影，改变体位时像泥沙样流动。

5. 脾脏超声检查适应证

（1）左上腹不适或扪及包块。

（2）某些肝硬化患者。

（3）某些感染性疾病，如伤寒、副伤寒、疟疾、血吸虫病等。

（4）疑有恶性疾病，如白血病、淋巴瘤。

（5）疑有脾脏囊性或实性占位。

（6）腹部外伤，怀疑脾破裂。

6. 脾肿大超声表现 ①脾脏厚度＞4cm或最大长度＞11cm。②脾实质回声增强或减低，边缘圆钝。③脾门处血管内径增宽。

7. 胰腺超声检查适应证

（1）急慢性中上腹部疼痛。

（2）不明原因的黄疸。

（3）胰腺囊性病变。

（4）怀疑胰腺肿瘤。

8. 急性胰腺炎超声表现 ①胰腺弥漫性肿大，以前后径增大为主。②胰腺回声减低，如有出血坏死则回声不均。③胰腺边缘模糊，与周围组织分界不清。④严重时，胰腺周围可见无回声区，甚至出现胸腹水。

（二）泌尿系统及男性前列腺超声

内容包括双肾、输尿管、膀胱、男性前列腺。检查前嘱被检查者大量饮水，使膀胱充盈便于检查。只查双肾时不必饮水。

1. 肾脏超声检查适应证

（1）不明原因的腰痛、水肿。

（2）急慢性肾炎及肾区叩击痛阳性者。

（3）肾功能异常者。

（4）病因不明的肉眼或镜下血尿。

（5）反复发作的泌尿系感染。

（6）疑有肾结石、肿瘤、外伤及先天性肾发育异常者。

（7）移植肾。

（8）超声引导下肾穿刺活检。

2. 肾脏常见病超声表现

（1）肾积水：超声可见：①轻度积水：无回声区仅局限于肾盂内，肾窦分离1～2cm。肾外形及肾实质无明显改变。②中度积水：肾盂肾盏明显扩张，宽度＞2cm，无回声区域呈烟斗状或手套状，肾体积轻度增大。③重度积水：无回声区域巨大，形态不规则，肾脏体积明显增大，肾实质受压变薄。

（2）肾结石：肾结石好发部位为肾集合系统，可单发或多发。超声可见：①点状或团块状强回声，大小一般为0.5～0.8cm，后方可见声影。②结石如引起梗阻，可见局部肾盂或肾盏扩张，强回声周围见无回声区。

3. 输尿管超声检查适应证

（1）急慢性腰腹部疼痛。

（2）不明原因的血尿。

（3）疑有输尿管结石者。

4. 输尿管结石超声表现 输尿管结石好发于输尿管3个狭窄部，以下段最常见，多为单发。超声可见：①输尿管内强回声光团与管壁分界清楚，后方伴声影。②结石上方输尿管扩张，肾盂积水。③患侧输尿管于膀胱开口处喷尿现象减弱或消失。

5. 膀胱超声检查适应证

（1）排尿困难或尿急、尿频、尿痛者。

（2）无痛性血尿者。

（3）不明原因的盆腔肿块。

（4）疑有膀胱结石、肿瘤、异物者。

6. 膀胱常见病超声表现

（1）膀胱肿瘤：好发于三角区。超声可见：①膀胱内实性团块呈乳头状或菜花样。②肿物与膀胱壁紧贴或有蒂相连，不移动。③膀胱壁局部增厚、回声不清或连续中断。④肿物基底部或增厚的膀胱壁可探及异常血流信号。

（2）膀胱结石：超声可见膀胱内强回声光团，后方伴声影，并随体位变化而移动。

7. 前列腺超声检查适应证

（1）中老年男性排尿困难或有尿频、尿急、夜尿次数增多、尿线细、淋漓不尽者。

（2）疑有前列腺增生、前列腺炎、前列腺癌者。

8. 前列腺增生超声表现　超声可见：①前列腺增大，形态失常，呈类圆形。②前列腺轮廓清晰，内部回声增强不均，可见增生结节。③内外腺之间可见弧形排列的强回声。④包膜增厚、完整。

（三）妇科超声检查

妇科超声检查的内容包括子宫、双侧附件和盆腔。注意事项：①检查前需大量饮水，充盈的膀胱可推开肠管减少气体干扰，还可作为透声窗使子宫附件清楚显示。②检查时间最好选在月经前期。③经阴道超声不需憋尿，能更清晰显示子宫、卵巢的解剖细节，但较大的盆腔肿物及未婚者、阴道畸形者不适用。

1. 子宫超声检查适应证

（1）月经不调，包括量多、量少、提前、错后、淋漓不尽、闭经等。

（2）妇科检查子宫增大。

（3）痛经。

（4）不明原因的下腹部包块。

（5）确认宫内节育器及其位置是否正常。

（6）计划生育人流或药流前。

（7）不孕症。

（8）阴道异常排液。

（9）不规则阴道出血，绝经后阴道出血。

2. 子宫常见病超声表现

（1）子宫肌瘤：可单发或多发，较大或多发肌瘤可导致子宫增大，形态失常。

超声可见：①子宫肌瘤以低回声为主，较大肌瘤内可见旋涡状回声，后方回声衰减。②肌瘤内可见无回声区或钙化灶。③肌壁间肌瘤位于肌层内；黏膜下肌瘤位于宫腔；浆膜下肌瘤向子宫外突出。④肌瘤周边可见血流包绕。

（2）子宫腺肌病：多见于后位子宫，后壁多发。超声可见：①子宫增大呈球形，宫腔线前移。②肌壁回声不均，可见多个细小无回声区，经期无回声区增大。③彩色多普勒提示肌壁血流丰富。

3. 子宫附件（卵巢及输卵管）超声检查适应证

（1）不明原因的盆腔肿块、下腹部疼痛、月经失调、阴道排液、出血者。

（2）不孕患者进行卵泡监测。

4. 子宫附件常见病超声表现

（1）卵巢囊肿：①滤泡囊肿：超声可见子宫一侧无回声区，壁薄，边界清晰，后壁回声增强，一般＜5cm，多可自行消失。②黄体囊肿：超声可见卵巢内无回声区，大小不等，囊壁薄，透声好，随月经周期可自行消失。妊娠黄体囊肿一般＜4cm，孕3个月左右可自行消失。③卵巢子宫内膜异位症囊肿（巧克力囊肿）：位于子宫一侧或双侧，圆形或椭圆形，大小随月经周期变化，囊壁厚，与子宫紧贴，内充满细点状回声，部分可见分隔。

（2）囊性畸胎瘤：①附件区囊性肿物圆形或椭圆形，因内部可含有牙齿、骨骼、毛发、脂肪等物质，故超声图像错综复杂。②除一般囊肿的超声特点外，独特超声特征包括：脂液分层征、瀑布征、面团征等。③无回声区内明显增强的光点、光团，并伴有声衰减或声影。

（3）卵巢癌：超声可见：①附件区囊实性肿物，形态不规则，壁厚，边缘模糊。②内部回声杂乱，强弱不均，可见分隔或乳头状突起。③肿瘤内部动脉血流阻力指数降低，RI＜0.5。④可伴有盆腹腔积液。

（四）产科超声

注意事项：妊娠早期检查需适度充盈膀胱，中晚孕不需充盈膀胱。

1. 产科超声检查适应证

（1）闭经疑有妊娠者。

（2）血、尿 HCG 阳性或疑有异位妊娠（宫外孕）者。

（3）有闭经史又出现阴道出血及下腹部疼痛。

（4）诊断早、中、晚妊娠，判断孕龄。

（5）观察胎儿生长发育。

（6）筛查胎儿畸形。

（7）常规产前检查。

（8）超声引导羊水穿刺或绒毛膜活检。

2. 异位妊娠超声表现 95% 异位妊娠发生于输卵管。超声可见：①子宫体积增大，内膜增厚，宫腔内未见胎囊。②一侧附件区可见包块，未破时包块内可见胎囊、胎芽或胎心，已破时仅可见不均匀中低回声包块，与周围结构分界不清。③子宫直肠窝或盆腹腔可见液性暗区。

（五）浅表器官超声

包括眼球、乳腺、甲状腺、浅表淋巴结、肌肉软组织、阴囊、睾丸等。

1. 眼球超声检查适应证

（1）视物不清或眼外伤者。

（2）眼球、眼轴测量。

（3）疑有眼内及球后占位性病变者。

2. 甲状腺超声检查适应证

（1）不明原因的颈部肿大不适或心慌手颤、烦躁、消瘦者。

（2）不明原因的颈部硬结。

（3）鉴别甲状腺囊性或实性结节，单发或多发结节。

（4）协助临床鉴别良恶性肿物。

3. 甲状腺常见病超声表现

（1）甲状腺功能亢进症：超声可见：①甲状腺弥漫性、对称性增大，形态规整，包膜光滑。②甲状腺回声均匀减低，或可见多数细小无回声区。③彩色多普勒显示甲状腺血管扩张，血流丰富呈"火海征"。

（2）结节性甲状腺肿：超声可见：①双叶甲状腺不对称性增大，峡部增厚，表面不光滑，腺体回声不均。②甲状腺内可见多个大小不等、形状不规则的结节，无明显包膜。③结节回声强度不一，合并囊性变时可见无回声区，合并钙化时可见强回声及声影。④结节内部及周边可及动脉血流信号。

4. 乳腺超声检查适应证

（1）乳腺周期性胀痛硬结。

（2）哺乳期乳房红肿热痛。

（3）乳房局部扪及无痛性肿块。

（4）鉴别乳腺肿块的良恶性。

（5）男性乳腺发育或肿块。

5. 乳腺常见病超声表现

（1）乳腺增生：超声可见：①双侧乳腺腺体层增厚，结构紊乱，回声不均，内可见多个大小不等、可相互融合的条索状或圆形低回声，可伴导管扩张。②囊性增生可见腺体内多个大小不等的无回声区。

（2）乳腺癌：好发于乳房外上象限。超声可见：①多呈低回声。②病灶形态不规则，边界不清，边缘有毛刺或呈蟹足样，无明显包膜，后方可见声衰减。③腺体内可见簇状微小钙化灶。④病灶中心液化坏死时，可见不均匀低回声或无回声区。⑤出现转移时腋下可及肿大淋巴结。

（六）心脏超声

又称超声心动图、心脏超声多普勒。可直观心脏形态，各房室大小，有无异常通道（如房间隔缺损、室间隔缺损等）、心肌厚度，瓣膜形态及运动情况，相邻大血管形态及血流动力学改变，评价心脏收缩及舒张功能。

1. 心脏超声检查适应证

（1）心悸不宁、喘憋气促、唇甲发绀，疑为心脏病变所致者。

（2）X线提示心影扩大者。

（3）心脏听诊发现心律不齐或杂音，疑有心脏瓣膜病变者。

（4）疑有先天性心脏病（如房间隔缺损、室间隔缺损等）者。

（5）有风湿热、高血压病、冠心病、先天性心脏病、心肌病、肺心病病史者。

（6）进行性或顽固性心力衰竭。

（7）肿瘤患者出现胸闷憋气，怀疑心包转移、心包积液者。

（8）心脏疾病术前检查及术后疗效评价。

2. 心脏常见病超声表现

（1）风湿性心脏病（二尖瓣狭窄）：超声可见：①左心房扩大，多伴有心房纤颤及左心耳血栓。②二尖瓣前后叶瓣尖增厚、粘连，瓣口开放受限，瓣口面积<$2.5cm^2$。③舒张期二尖瓣前向血流速增快。④中重度狭窄可合并右心室扩大，肺动脉增宽，肺动脉压增高。

（2）风湿性心脏病（二尖瓣关闭不全）：超声可见：①二尖瓣瓣叶增厚、回声增强，收缩期瓣叶对合欠佳。②多普勒检查左心房内可见收缩期血流反流引起的湍流信号。③可见左心房扩大。

（3）心肌梗死：超声可见：①急性心梗可见左室扩大，梗死心肌运动幅度减低或消失，收缩增厚减低。陈旧心梗可见梗死心肌变薄，回声增强，运动消失或矛盾运动。②心功能减低。③心梗合并室壁瘤时可见局部心肌变薄外凸，以心尖部多见。④心梗后乳头肌功能不全或腱索断裂时，可见二尖瓣关闭不全，血液反流表现。⑤可伴有心包积液、梗死区域附壁血栓。

（七）周围血管超声

一般来说，下肢肿胀、沉重，考虑静脉病变；皮温减低、间歇性跛行考虑动脉病变。

1.颈动脉超声 检测范围包括颈总动脉、颈内动脉起始端、颈外动脉起始端、椎动脉颅外段。可评价动脉硬化程度，管腔狭窄程度，粥样硬化斑块性质，预测中风危险。超声检查适应证：

（1）头晕头痛，脑梗、偏瘫者。

（2）有高血压、高血脂、糖尿病病史者。

（3）颈动脉粥样硬化、狭窄或闭塞患者或可疑者。

（4）椎动脉闭塞性疾病患者或可疑者。

2.颈动脉粥样硬化超声表现 ①颈动脉壁增厚，回声增强，内-中膜厚度≥0.12cm。②粥样硬化斑块多见于颈总动脉近分叉处及颈内动脉起始段，突入管腔。硬斑呈高回声，后方伴声影；软斑呈低回声，无声影。③管腔狭窄处可见血流束变细，色彩杂乱明亮，血流速异常增快。④管腔完全闭塞时，无法探及血流信号。

3.四肢血管超声 包括上肢动脉，深、浅静脉；下肢动脉，深、浅静脉。超声检查适应证：

（1）沿血管走行部位出现红肿疼痛硬结。

（2）腹、盆腔术后或长期卧床突发下肢肿痛者。

（3）下肢肿胀沉重，朝轻暮重，或肢体发凉，间歇性跛行者。

（4）下肢慢性溃疡者。

（5）糖尿病足。

（6）血滤患者之动静脉瘘。

（7）双上肢血压、脉搏不对称。

（8）怀疑脉管炎、大动脉炎、动脉硬化闭塞症、深浅静脉血栓形成者。

4.四肢血管常见病超声表现

（1）下肢深静脉瓣功能不全 超声可见：①原发性：静脉管壁光滑不厚，加压管腔可闭合，血流通畅。乏氏试验或挤压远端肢体时，静脉管腔内可及反向血流，反流时间≥1秒。②继发性：继发于深静脉血栓形成，管壁增厚不光滑，管腔内有血栓回声，瓣膜受损，功能受限。

（2）静脉血栓形成 超声可见：①急性期：静脉内径增宽，管腔内可见无回声或低回声，探头加压管腔不能闭合，无血流信号。②慢性期：静脉内径缩窄，管壁增厚毛糙，管腔内血栓回声增强，瓣膜增厚扭曲，活动僵硬，功能不全。③血栓机化再通时可见细束血流沿一侧管壁走行或从中心迂曲穿行。

（3）下肢动脉硬化闭塞症 超声可见：①动脉管壁增厚，回声增强，内膜增厚毛糙，大量粥样硬化斑块附着于管壁。②动脉管腔呈不规则狭窄或节段性闭塞。③狭窄段血流变细迂曲，流速增快。狭窄远端频谱形态失常，呈单峰低阻型。④闭塞段动脉腔内无血流信号，周围可探及侧支血流。⑤远心端动脉血流速减低。

第四节　肺功能检查

肺功能检查是针对呼吸生理各个环节进行检测的基本方法。对于了解患者呼吸功能状况、明确有无呼吸功能障碍及呼吸功能障碍的类型及程度、确定呼吸疾病的受损部位以及帮助疗效判定、判断预后等都有重要作用。本节简要介绍通气功能检查及其临床应用。

一、肺功能检查适应证

1. 了解呼吸功能的基本状态。

2. 明确肺功能障碍的有无及其程度和类型，判断疾病预后。

3. 对呼吸功能不全患者进行监护。

4. 胸腹部手术前准备。

5. 区别心源性和肺源性病变。

6. 判定药物治疗效果。

二、肺容量及其改变的临床意义

（一）肺容量的组成

包括潮气量、补吸气量、补呼气量、残气量、功能残气量、深吸气量、肺活量和肺总量。正常值根据被检查者年龄、性别、体表面积由仪器自动生成。

（二）肺容量改变的临床意义

1. 潮气量（VT）　平静呼吸时，每次吸入或呼出的气体容量。潮气量增加见于发热性疾病、剧烈运动等；减少见于呼吸肌功能不全。

2. 补吸气量（IRV）　平静吸气后再用力吸入的最大气量，反映气道的通畅度和呼吸肌力、胸廓弹性。补吸气量减少见于限制性通气障碍，如胸膜肥厚、肺间质纤维化等。

3. 补呼气量（ERV）　平静呼气后能继续呼出的最大气量。补呼气量减低见于肥胖、腹水、妊娠等。

4. 残气量（RV） 用力呼气后残留肺内的气量。残气量增加提示肺内充气过度，见于胸廓和肺组织弹力减退或气道阻力增加，如慢性阻塞性肺疾病、支气管哮喘；残气量减少见于限制性肺疾病，如肺间质纤维化、气胸、胸膜肥厚、胸廓畸形、胸腔积液等。

5. 功能残气量（FRC） 平静呼气后残留在肺内的气量。功能残气量增高见于胸廓和肺弹性减退或气道阻力增加，如肺气肿、支气管哮喘等；功能残气量减少见于肺水肿、肺纤维化、间质性肺炎等限制性肺疾病。

6. 肺活量（VC） 尽力吸气后缓慢而完全呼出的最大气量，包括潮气量、补吸气量、补呼气量。肺活量反映肺和胸廓的顺应性、呼吸肌强度，是肺功能检测中简单易行又很有价值的参数。肺活量减低见于胸廓及肺扩张受限，气道阻塞，肺组织损害，膈肌活动受限，如大量胸腔积液、肺水肿、气胸、胸膜炎、肺间质纤维化、肺部肿瘤及肺切除、脊柱与胸廓畸形等。

7. 肺总量（TLC） 深吸气至最大限度时肺内所含气量，由肺活量和残气量组成。肺总量减少见于限制性胸肺疾患及呼吸肌力减弱，如：弥漫性肺间质纤维化、肺不张、肺水肿、肺占位性病变、肺炎、胸腔积液、重症肌无力等。

三、通气功能测定

（一）通气功能测定主要项目及临床意义

1. 每分钟静息通气量（VE） 静息状态下每分钟呼出气体总量。每分钟静息通气量＞10L/分表示通气过度，＜4L/分表示通气不足。

2. 最大通气量（MVV） 单位时间内最大的呼吸气量。实测值比预计值＞80%属基本正常。最大通气量降低见于气道阻塞或呼吸肌力降低，如肺间质纤维化、大量胸腔积液、慢性阻塞性肺疾病、重症肌无力、类风湿脊柱炎等。

3. 用力肺活量（FVC） 指以最快的速度所作的呼气肺活量。可以反映较大气道的呼气阻力，是诊断慢性阻塞性肺疾病的良好指标。第一秒用力呼气量与用力肺活量之比＜70%提示阻塞性通气障碍，如支气管哮喘、肺气肿等。该比值增加提示限制性通气障碍。

（二）通气功能障碍分类

1. 限制性通气障碍 指肺容积扩张受限引起的通气障碍，常见于肺间质病变、肺占位病变、胸膜病变等。

2. 阻塞性通气障碍 指气道病变引起的气流阻塞，如支气管哮喘、慢性阻塞性肺疾病（COPD）。

3. 混合性通气障碍　兼有以上两种类型特点。

四、呼吸衰竭的动脉血气分析特点

1. 呼吸衰竭是一个综合征，由影响肺功能的多种因素所致。气道、肺、胸膜、呼吸中枢、呼吸肌等部位发生的病变均可引起呼吸衰竭。

2. 动脉血气分析是判断呼吸衰竭最客观的指标。呼吸衰竭的诊断标准为：在海平面、平静呼吸空气的条件下，动脉血 $PaO_2 < 60mmHg$，伴有或不伴有 $PaCO_2 > 50mmHg$。按照动脉血气分析的特点，将呼吸衰竭分为两种类型：Ⅰ型呼吸衰竭和Ⅱ型呼吸衰竭。Ⅰ型呼吸衰竭的主要特点是缺氧突出，动脉血 $PaO_2 < 60mmHg$，而二氧化碳分压正常或降低，主要见于 ARDS、SARS、急性中毒、溺水等；Ⅱ型呼吸衰竭时缺氧与二氧化碳潴留同时存在，表现为动脉血 $PaO_2 < 60mmHg$，同时伴有 $PaCO_2 > 50mmHg$，主要见于慢性阻塞性肺疾病，部分患者由于长期缺氧，机体已经有所耐受，因此，可以在家中休养、治疗。

第五节　电子胃镜检查

电子胃镜可通过镜头清晰观察食管、胃、十二指肠结构及黏膜形态，发现细小病变，并对可疑病变部位多点取材进行病理学诊断，是确诊上消化道疾病的最佳方法。

一、适应证

1. 原因不明的上消化道出血、上腹部不适、灼热、胀痛、消化不良、吞咽受阻、黑便、贫血、消瘦等。

2. 有上消化道症状，经其他检查（包括 X 线）不能确诊者。

3. 良恶性溃疡的鉴别。

4. 疑为早期胃癌需确诊者。

5. 观察临床疗效、病情需要随访复查者。

二、禁忌证

1. 严重高血压，心、肺功能不全及全身状态差不能耐受检查者。

2. 胃、十二指肠穿孔急性期。

3. 急性腐蚀性食管炎、胃炎，严重食管静脉曲张者。

4. 严重脊柱成角畸形。

5. 精神病或严重智力障碍不能配合者。

三、检查前注意事项

1. 检查前禁食 8 小时以上。

2. 检查肝功能及乙肝表面抗原，以防交叉感染。

3. 与上消化道钡餐检查相隔 3 天以上，以免钡剂清除不净，影响检查效果。

四、常见病的胃镜表现

1. 慢性胃炎

（1）浅表性胃炎：可见胃黏膜表面片状或点状充血水肿，花斑样改变，常有灰白或黄白黏液附着，或伴有小片糜烂出血，黏膜皱襞增厚湿润，反光增强。

（2）萎缩性胃炎：可见黏膜粗糙、皱襞萎缩平坦，黏膜变薄，色泽灰白，黏膜下血管显露，可伴有增生性病变或糜烂出血点。

2. 消化性溃疡

（1）胃溃疡：①多发于胃窦部，其次为胃体与胃窦移行区的小弯侧。②溃疡形态呈圆形或卵圆形，直径多在 2cm 以内。③活动期可见溃疡面覆有黄白色厚苔，周边黏膜充血水肿，隆起呈堤状。④愈合期溃疡面变浅缩小，黏膜皱襞向溃疡集中。⑤瘢痕期可见溃疡面消失，遗留红色瘢痕，日久变为白色凹陷直至完全消失。

（2）十二指肠溃疡：①好发于十二指肠球部。②可见黏膜充血水肿，皱襞增厚，糜烂部位见出血斑点，绒毛模糊不清。③球部变形。

3. 胃癌　①好发于胃窦部，其次为贲门、胃体部，直径 1 ～ 4cm。②镜下可见多种形态学变化，病变部位高低不平，呈块状、结节状、菜花状。③黏膜充血水肿，糜烂溃疡，边缘不规则，溃疡底部凹凸不平，被以污秽苔及分泌物。④触之容易出血。

（习题）